中国食文化丛书



# 养生国膳

——药膳同功健康饮食大智慧

主　　编　刘现林
编　　著　冯宏来
荣誉主编　张国玺
执行主编　张仁庆

中医古籍出版社

图书在版编目（CIP）数据

养生国膳：药膳同功健康饮食大智慧/刘现林，冯宏来编著．－北京：中医古籍出版社，2011.8

（中国食文化丛书）

ISBN 978－7－5152－0041－5

Ⅰ.①养… Ⅱ.①刘…②冯… Ⅲ.① 食物养生－食谱 Ⅳ.①R247.1②TS972.161

中国版本图书馆CIP数据核字（2011）第131355号

**养生国膳**

**药膳同功健康饮食大智慧**

主　　编　刘现林　　编　　著　冯宏来
荣誉主编　张国玺　　执行主编　张仁庆

---

责任编辑　徐小鹏
封面设计　陈永龙　张韶云
出版发行　中医古籍出版社
社　　址　北京东直门内南小街16号（100700）
印　　刷　三河市燕郊天华印刷装订有限公司
开　　本　710mm×1000mm　1/16
印　　张　15.75　彩插12
字　　数　240千字
版　　次　2011年8月第1版　2011年8月第1次印刷
书　　号　ISBN 978－7－5152－0041－5
定　　价　29.80元

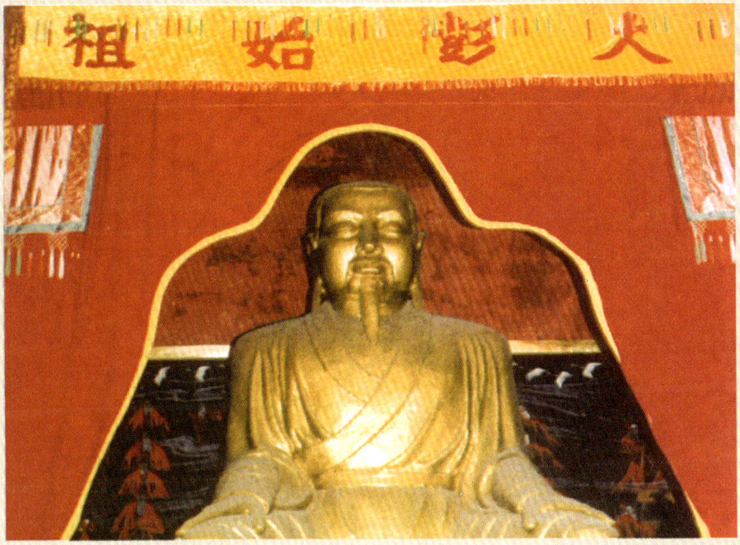


**中国厨圣——彭祖**

彭祖，生于夏代，距今已有4300多年的历史，他为颛顼帝之玄孙，姓钱名铿，到殷代未年已有八百多岁。他善于养生，倡导美食、健康、中医中药、养生、房中术等观念。因献雉鸡羹于尧帝而被封之于彭城。他创造发明的《羊方藏鱼》《天下第一羹》等名菜流传至今，是中国烹饪界名副其实的始祖。

张仁庆　摄于　江苏省铜山县彭祖纪念馆

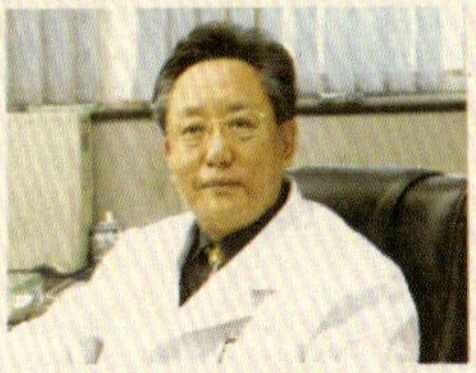

张国玺教授

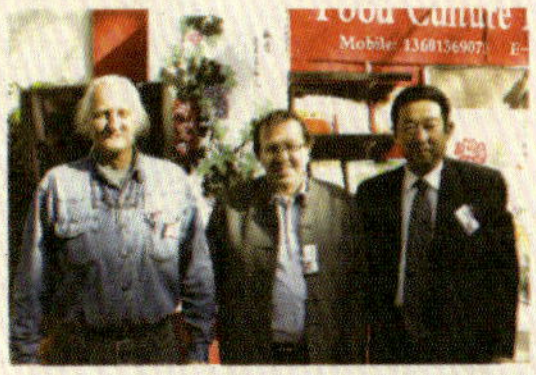

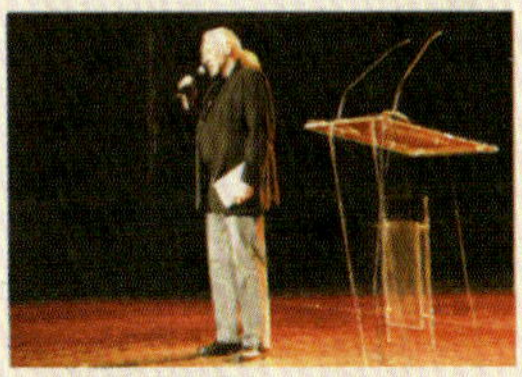

法国作家Philippe Roman用诗歌赞颂美食

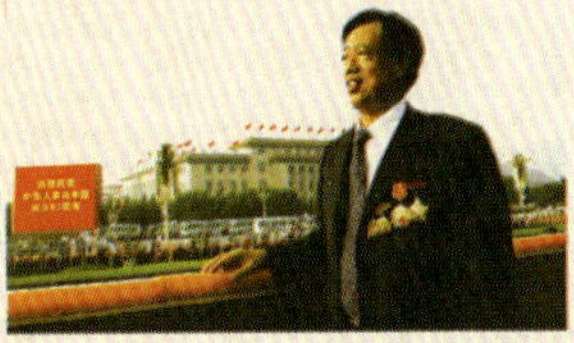

高级顾问张玉玺先生

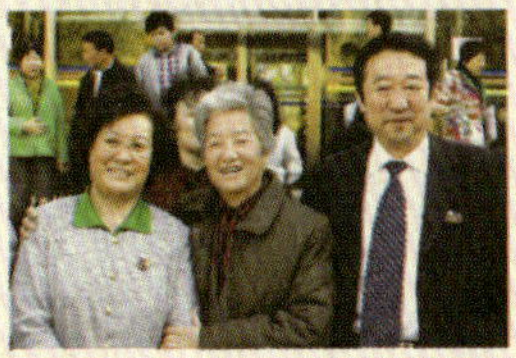

李艳芳会长、王捍峰局长与作者

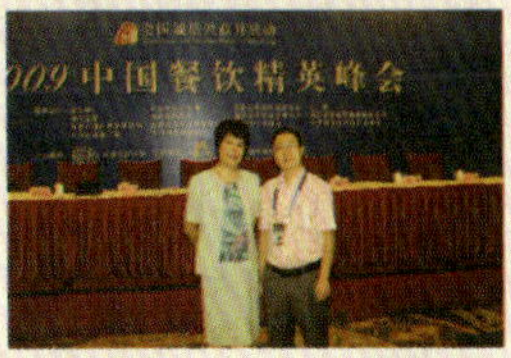

中国烹饪协会常务副会长杨柳与作者

# 张国玺教授简历

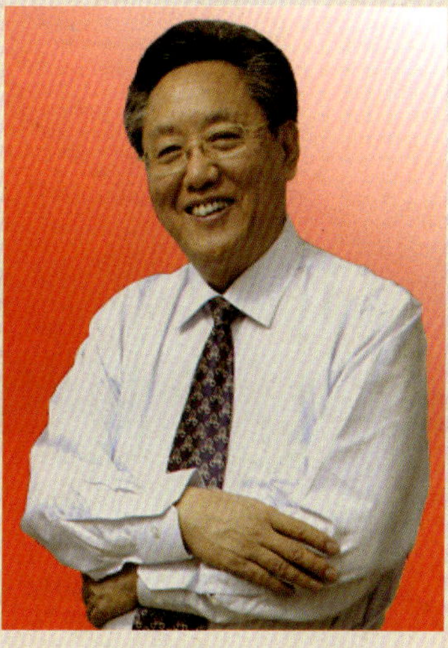

张国玺教授，现任中国中医科学院西苑医院老年医学研究所研究员、养生康复科主任，并担任中华中医药学会首席健康科普专家、中国老年保健协会首席健康教育专家、中华医学会老年医学分会常务委员、中国中西医结合学会养生学与康复医学专业委员会常务委员及《保健医苑》杂志副主编、《药物与人》《家庭医药》等杂志编委。

张国玺教授从事老年医学及养生保健方面的研究工作近30年，在老年医学及养生保健等方面颇有建树，编著并已出版的有《做自己的健康管家》《养生八法》等30余部学术专著及科普著作，发表学术论文及科普文章500余篇，荣获多项科技成果奖及中华中医药学会授予的“全国首届百名中医药科普专家”、“全国优秀中医健康信使”、“全国中医药科学普及金话筒奖”及中华医学会老年医学分会等单位授予的“中华老年医学首席中青年知名专家”等荣誉称号。

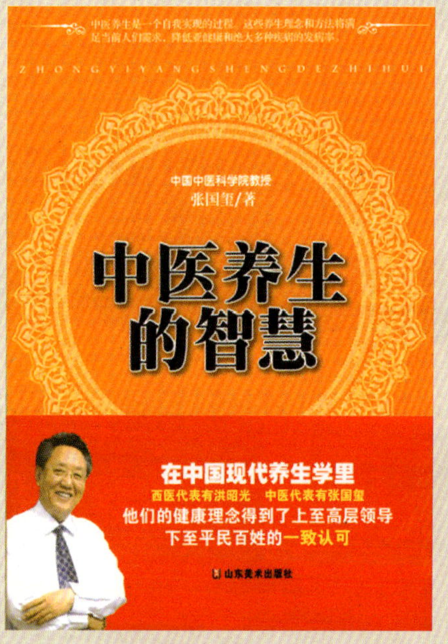


近年来，张国玺教授主要从事中国传统养生保健方面的研究和科普宣传教育工作，在中央电视台的《健康之路》、北京电视台《健康生活》、辽宁电视台的《健康一身轻》、山东电视台《活到99》及北京广播电台《老年之友》等栏目中进行养生保健方面的讲座及科普宣传，受到广泛的好评。

# 冯宏来先生简历

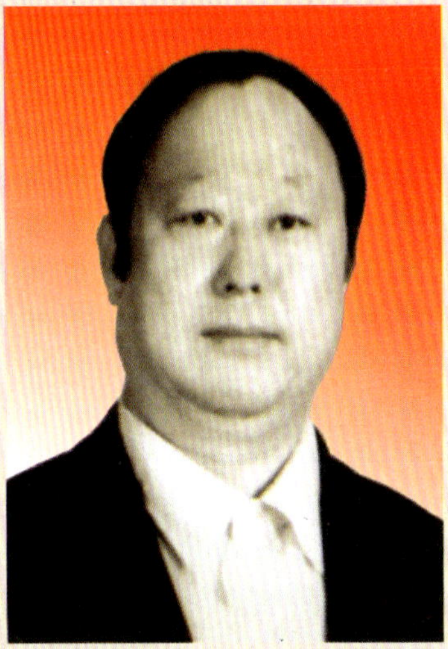

冯宏来先生，一名闫德泉，笔名苏达。1938 年生，曾任人民铁道报主任记者、调研员，中国曲艺家协会会员、中国文字著作权协会会员、中国文物学会会员，著有《京剧百家谱》、《曲苑七色花》、《美食家》、《明星悲欢录》、《灯下笔耕录》、《南口风云录》、《我与京剧艺术》、《京张铁路世纪情》等专著。其传略辞条详见《中华人物辞海》《当代艺术界名人录》和《中国百科专家人物传集》等辞书。

他认真探索和传承、挖掘祖国的传统文化，利用退休后的时间编写了多本竹枝词，此书中的百首竹枝词是冯老师多年研究成果的结晶，是对传统文化与饮食养生的探索和发展。具有极高的学术价值和实用价值。

中国食文化丛书编委会

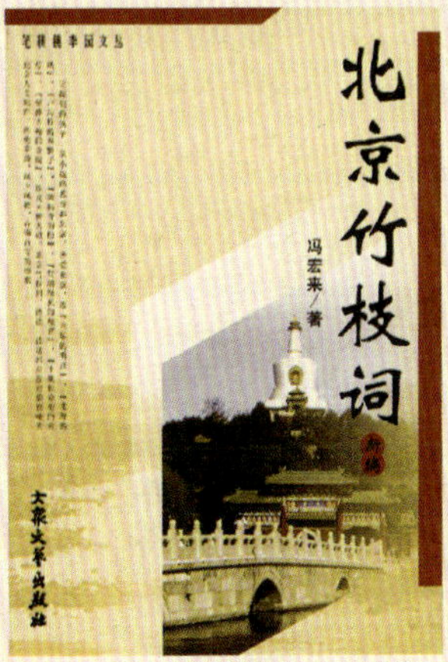


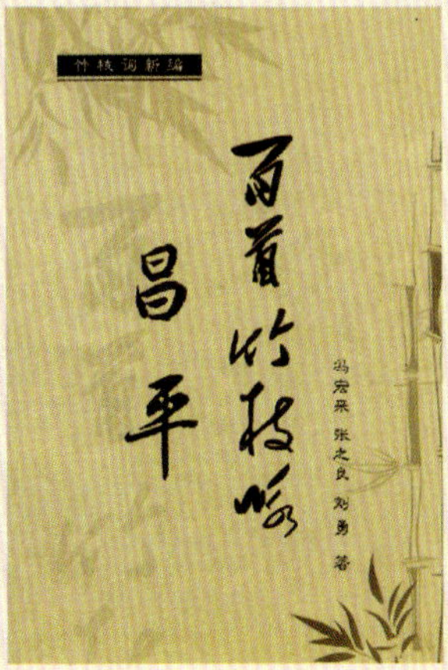


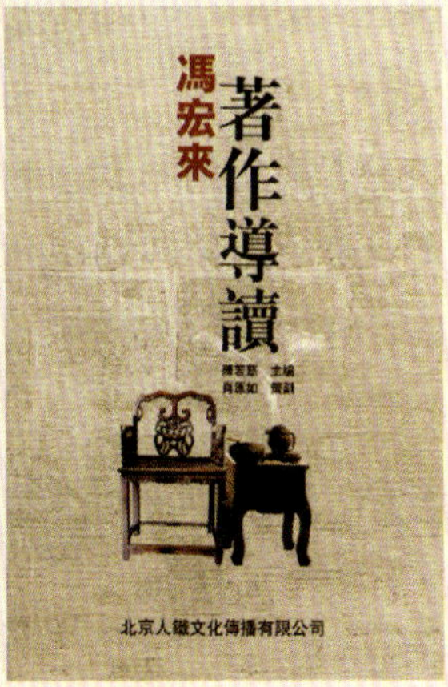

# 李艳芳会长简历

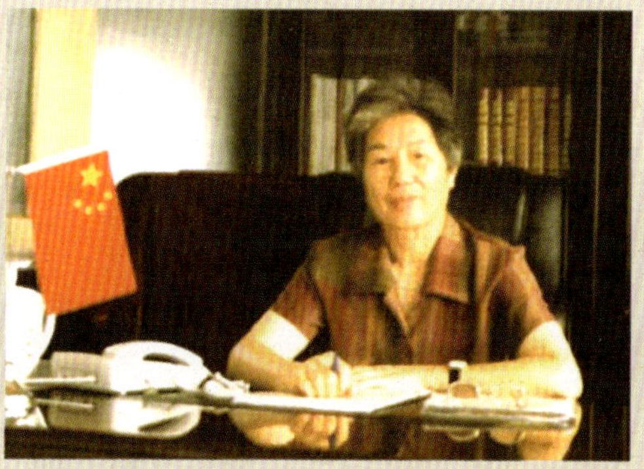

李艳芳　主任医师

中国老年保健协会副会长
中国健康管理协会副会长
中国健康产业发展委员会副主席
中国保健协会科普分会主任委员
中国保健食品杂志专家编委会委员
国家人口和计划生育委员会调研员

从事优生和老年保健事业18年之久，曾主编出版了《如何自我保健》、《养生堂专家谈健康》、《优生、优育、优教》、《母子保健手册》、《避孕节育常识》、《实用优生手册》、《实用残疾预防》（获优秀图书奖）、《生育心理学》、《学做爸爸妈妈》，和钱信忠老部长共同主编了《健康是财富》《助您健康长寿》《助您走健康之路》，并参与编写了《人口与计划生育词典》等20多个版本的科普读物。

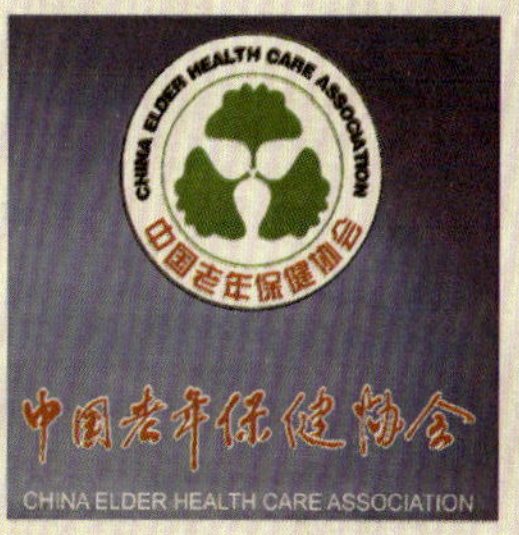


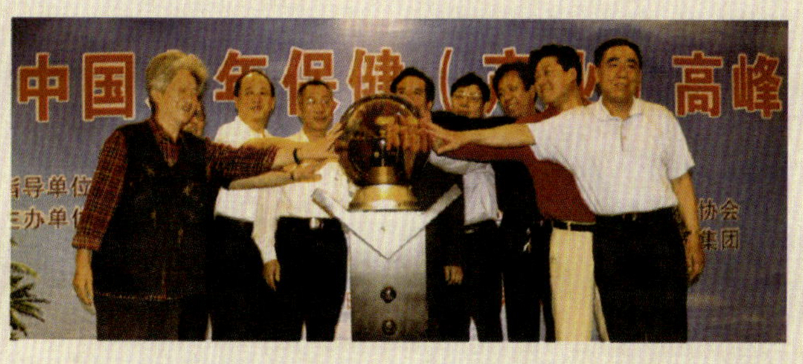

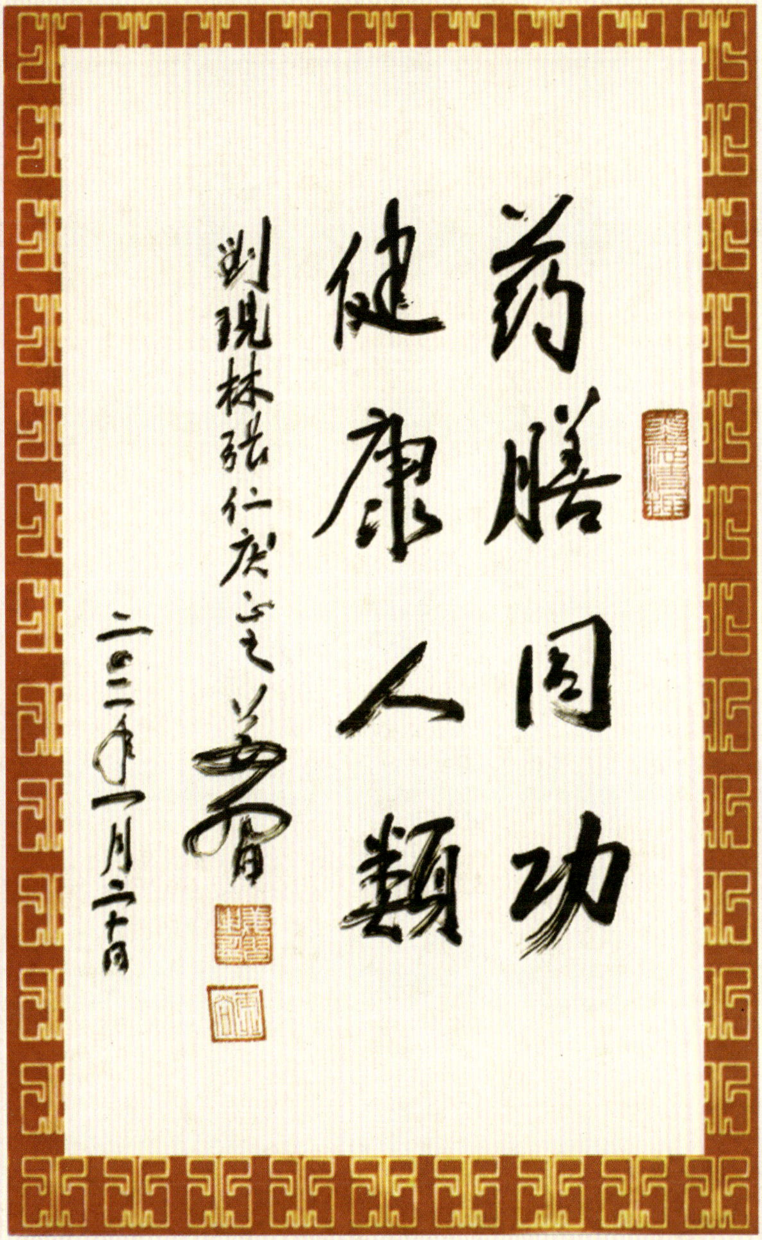


中国烹饪协会名誉会长、世界美食联合会名誉会长、原商业部副部长姜习先生（88 岁）为本书题字

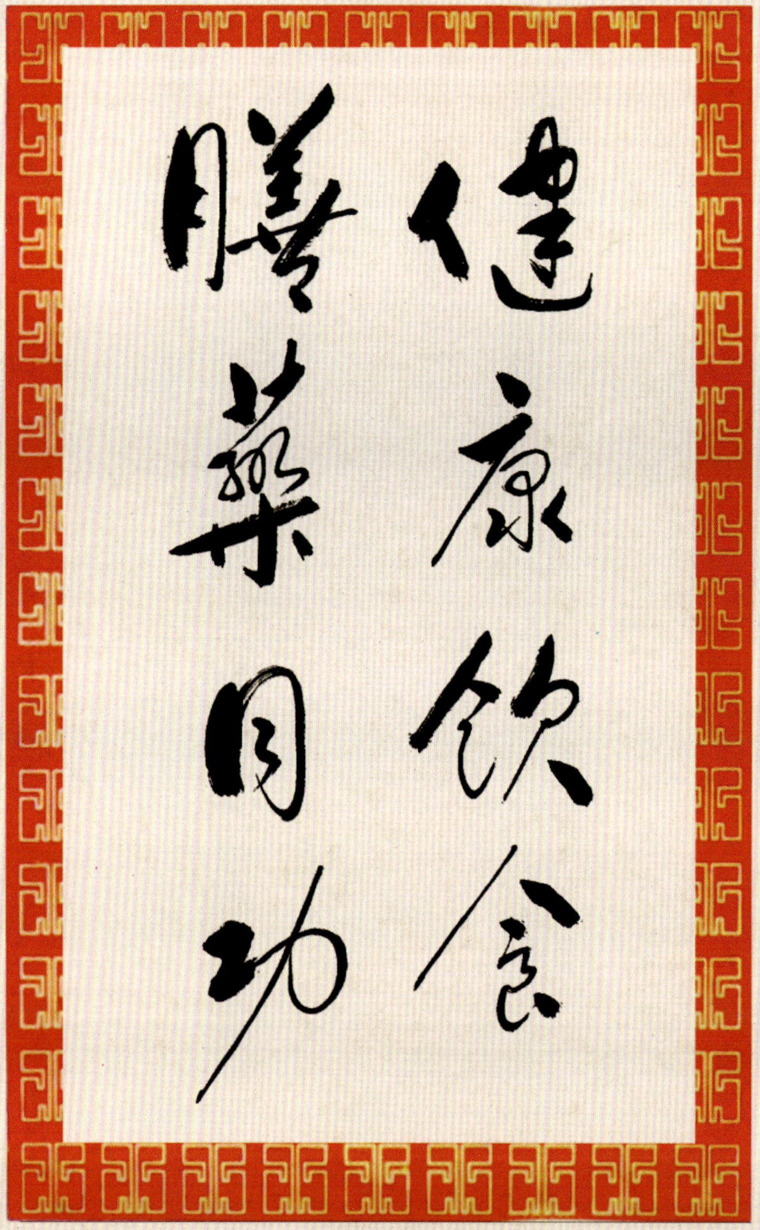


著名军旅书法家、抗美援朝老战士（85 岁）史大伟先生为本书题字

# 中国食文化丛书编委会
## 高级编委名单

（按姓氏笔画为序）

## 内容提要

人生之贵在于健康，健康之道在于饮食，饮食之法在于合理，饮食之本在于原料。我们已经进入养生时代，养生是社会的需求，人类的追求！养生不是神话，也不神秘，科学饮食，规律起居，精神康怡，不恼不气，就是养生的基础。通过养生摆脱疾病的困扰，健康快乐每一天！

食药同源，食药一体，凡食皆药，养生饮食是本书的主题。本书介绍了养生的基本知识和食品原料对养生保健的功效价值，以诗歌体（竹枝词）的形式写出百种常用原料的性能、功效，使读者耳目一新。既朗朗上口，又易记易懂，为您的健康生活起到指导作用。书中许多内容出自中医专家之手，是一本当代养生的经典之作。

# 前　言

国家将人口寿命提高 1 岁作为十二五规划中的重要内容，写入政府工作报告和计划中，由此可以看出国家对人类健康的重视程度。健康养生是新世纪人类追求的目标。在改革开放初期的八十年代人们追求吃得好，以将军肚为美；九十年代物质生活提高了，人们讲究购车买房；新世纪的今天，人类开始注重健康养生。健康是保障一个国家人口质量的基本要素，健康是每个人的第一财富，健康的获得不仅需要客观干预，更需要主观努力，需要掌握维护健康的科学知识以指导人们走健康之路，从而提高生命质量。

当今，人们的健康意识在不断地提高，不再仅仅限于崇尚健康，愈来愈多的人投入维护健康的实际行动，这是与不断接受健康教育、健康信息的传播、健康知识的宣传普及分不开的。

将人们应该知道的，但尚不清楚的健康生活方式教给民众，是对健康的有力的保障。人类的健康受各种因素的影响：既有生物的因素，也有社会的的因素；既受个人行为的影响，也受群体行为的影响。自 20 世纪 10 年代加拿大学者从预防医学角度提出影响健康的四大因素是“行为和生活方式、环境、生物学和卫生服务”以来，受到了各国学者的一致认可。然而，按照四大因素进行分析，显然不够全面，至少应加上心理因素。

健康生活方式可以参照下列方法：合理营养、三餐按时、口味清淡、细嚼慢咽、常吃蔬菜、食物多样、干稀搭配、开窗通风、讲究卫生、饮水充足、保证睡眠、劳逸结合、坚持午休、生活规律、起居有常、户外运动、常晒太阳、远离烟酒、情绪稳定、遇事不急、心情愉悦、善待自己、关心他人、家庭和睦、衣着舒适、勤洗常换、注重维护室内外环境等。

健康生活方式主要包括合理膳食、适量运动、戒烟限酒、心理平衡四个方面。健康的生活方式合理饮食是首位，今年由中国文化丛书编委会与湖北武汉厨林美食餐饮管理公司联合编缉出版的《养生国膳》一书，将会为人类探索科学饮食，为食物养生保健探索出新的道路，开阔更大的养生市场，造福人类。

2011年1.23

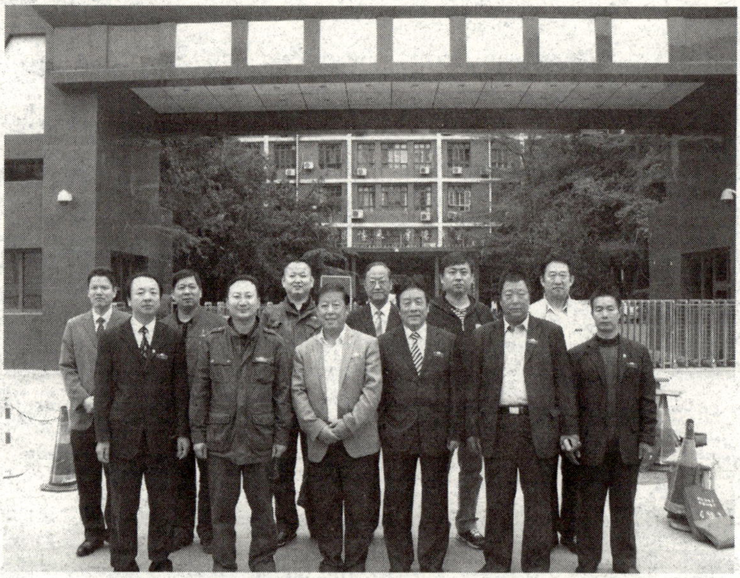

中国食文化丛书编委会织了16位高级编委参加了中国药膳大师、国家级药膳评委培训班

# 序

养生是一个系统、复杂的过程，总体包括：心理健康、良好情趣、合理膳食、科学饮食、居住环境、天人合一、空气清洁、调整气息、增强体质、按时作息、戒烟少酒。平衡节制等十二个方面。

饮食养生的重点是膳食合理、科学饮食，而饮食、养生首先要坚持以下五项原则：

## 一、营养卫生

饮食的最终行为是入口，吃进体内。吃的目的是增加营养、补充热量、修复损耗、增强体质。因此营养卫生十分重要，如果吃了不卫生、没营养的食物而危害身体，还不如不吃。例如：腐烂变质的食物，污染有害的食物等。坚持食品安全，吃出健康。

## 二、膳食合理

全面营养，荤素搭配；节制暴饮暴食，坚持吃七成饱。水果、蔬菜、牛奶、饮水及时合理，养成良好的饮食习惯。了解食物相须、相使、相畏、相杀、相恶、相反等相克、相宜知识。

## 三、科学饮食

主要表现在烹调加工、制做食品、烹调工艺成品方面。炖煮、汤羹、烹饪技术，以色、香、味、形俱全，火侯适中，营养、美味，盛器干净卫生，量化标准要准确为宜。我们现在许多烹饪工作者或家庭主妇在烹调时没有掌握和运用量化标准，常以少许、大约来加调味品和主副料，造成不良的后果，在运用功效明显的植物性原料时，量化标准更为重要。

## 四、“三因制宜”

即因人而宜，因时而宜，因地而宜：

1. 因人就是讲我们每个人有各自的生命特征和生理特点，天下没有两片相同的树叶，也没有两个完全相同的人。人有男、女、老、少，血型有

A、B、O、AB，体质有酸性强、弱，碱性体质有强、弱之分，家庭有生活习惯之分，所以各自的口味，爱好不同，应因人而宜。“适口者珍”适合人的体征，适合个人的口味，适合人的生理需要，就会起到养生、健康饮食的目的。

2. 因时而宜包括三个方面：

A. 一年四季，四时八节，对季节要适应，根据不同季节合理饮食。

B. 一天 24 小时，早、中、晚是人类饮食的常规，按时饮食。

C. 从幼年到少年、青年、中年、老年时光在变，体质也在变化，因此根据人类不同的时光段科学饮食。

3. 因地而宜：我们有句俗话叫：一方水土养一方人。我国地域辽阔，有南北、东西之分，每个地区都有当地的土特产品和食品。以本地资源为主要开发，研究饮食、吃出健康、吃出美味。

## 五、天人合一

天人合一包括：吃神造的，不吃人造的。国外专家将自然界按季节生长的东西称为神造的。加工食品，反季蔬菜、瓜果是人造的。人造的食物，有人为的因素对健康不利。例如：西瓜、黄瓜是寒性、凉性的食物，自然界在农历的六、七月份才能采摘，而此时的季节正是炎热季节，食用后可以清热解暑，散发体内的热量，起到抗暑降温的作用。而反季的瓜果在寒冬腊月就上市，我们在严寒的季节，体内需要补充热量，而它会散发热量，降低体温，起到雪上加霜的作用。一年四季，什么季节吃什么？什么季节用什么方法烹调，对养生有直接的作用。天人合一的另一种概念是生态平衡，天生万物，生生不息，人与自然、人与动物、人与外界要有爱心和善心，去对待自然，节能减排，低碳生活。

授道解惑，授之以渔，不是具体到每道菜，每个人去怎样做，怎样吃。我们在此书中将科学的方法、养生的理念、食物的作用、各种食物的分类等科学知识介绍给读者。具体怎样掌握和运用，还要靠自身去发挥。从中摸到规律性的东西，健康快乐每一天！

作者

二〇一一年春节于北京

# 目　　录

# 第一编 概 述

## 中国传统饮食养生概论

中国中医科学院西苑医院 张国玺研究员

### 一、传统饮食养生保健方法的概念

#### （一）什么是传统饮食养生保健法

**传统饮食养生保健法，是在中医理论指导下，研究食物的性能，应用饮食来保养生命、维护健康、延年益寿，或辅助药物防治疾病、预防疾病复发的养生方法。**

我国最早的中医经典著作《黄帝内经》中指出：人体需要以“五谷为养，五果为助，五畜为益，五菜为充，气味合而服之，以补精益气。”本段论述的意思是说，人体需要五谷杂粮的滋养，干鲜果品的辅助，禽鱼肉蛋类食品的补益以及各种蔬菜的营养补充，根据各种食物的气味进行合理地搭配食用，具有补精益气的作用。就是说，人们在进食时一定要注意饮食品种的多样化与合理搭配，才能使得饮食的营养均衡而有利于健康长寿。

现代营养学认为，人类为了生存就必须从自然界摄取适量的饮食，再经过人体的消化、吸收以满足机体新陈代谢的需要。饮食中的那些经过消化、吸收和代谢，使之具有维持人体生命活动的物质被称为“营养素”。由于饮食中的成分非常复杂，有些营养素人体可以合成，有些营养素则人体不能合成，而必须从饮食中摄取，营养学将这些不能合成的营养素称为“必需营养素”。目前已知人体的必需营养素有42种。人体所需的营养素可分为5大类，即蛋白质、脂肪、碳水化合物、维生素及矿物质，水和膳食纤维被列为其他膳食成分。因为营养素是维持人体生命活动中所不可缺少的基本物质，所以每个人都应该根据自己机体对营养素的需求，合理地摄取饮食，这是保证人体健康的有效方法。

饮食养生保健法的特点就是利用我们日常生活所食用的各种食物，按照传统养生学的理论原则，进行合理的调配，并利用科学的烹调加工方法，使日常饮食成为养生保健的重要措施之一。

## （二）传统饮食养生保健的历史

**我国的饮食传统养生保健方法有着悠久的历史和丰富的经验，对维护中华民族的繁衍昌盛发挥了重要的作用。**

古语称“民以食为天”，也就是说自从有了人类，饮食也就成了人们日常生活中必不可少的物质。我国的饮食养生保健法源远流长，据文献记载至少已有三千余年的历史。

在我国的历史文献记载中，西周时期的宫廷里就已经有了专门负责管理饮食的官员，当时的职称为“食医”，是专门负责帝王的饮食补养和保健工作的。至春秋战国时期，我国的第一部医学专著《黄帝内经》中，除了系统地阐述了中医学基础理论之外，还对饮食养生进行了不少的论述，不但提到了五谷、五果、五畜、五菜合理搭配有益于滋养人体的理论外，还论述了脏腑生理特性和食物性味的关系，以及对饮食性味的选择与配伍等，为后来的饮食养生学的发展奠定了基础。

我国最早的中药学专著《神农本草经》一书中，除记载有上、中、下品的中药外，还收载了一些具有补益强身、防老抗衰的食物，如薏苡仁、枸杞子、大枣、鸡、雁脂肪、蜜、藕、莲子、火麻仁、葡萄等。汉代著名的医学家张仲景在其所著的《伤寒论》中就记载有饮食治疗方，如当归生姜羊肉汤、猪肤汤等，可见“药食同源”或“医食同源”的做法在汉代就已经开始了。

唐代的医药学家孙思邈在《千金要方》中将“食治”立为专篇，分“果实、菜蔬、谷米、鸟兽虫鱼”四门来论述。并指出：“食能排邪而安脏腑，悦神，爽志，以资气血。若能用食平疴，适性遣疾病，可谓良工。”意思是说，饮食调理可以祛除邪气而滋养五脏，调养精神以补养气血。如果能够应用食疗的方法治愈疾病者，才能称得上是“良工”（即医术精湛的医生）。其后有孟诜著《食疗本草》一书，成为传统饮食养生保健的第一本专著。

唐代以后，随着医学的发展，各派医家以食物防治疾病已很普遍，陈直的《养老奉亲书》还专门记述了老年疾病的饮食调养方。明代的医药学家李时珍在其《本草纲目》中收载有谷、菜、果、鳞、介、禽、兽等各种食物500余种，每种食物都有性味和应用的介绍，并附有验方。清代的饮食养生保健方法已得到诸多医家的重视，并有多种著作出版，《食物本草会纂》、《随息居饮食谱》、《调疾饮食辨》、《随园食单》等，都很有价值，内容涉及饮食的基础知识、临床应用、防病治病及日常生活等诸方面。

新中国成立后，随着我国人民群众生活不断提高，有关饮食营养对健康的影响受到普遍重视，有关饮食养生保健的研究和论著也较多，本文不赘述。

### （三）饮食养生、饮食治疗与药物膳食的概念

**饮食养生，简称食养或食补，是指应用饮食来营养人体，维持生命活动和保持健康状态的方法。**

中医理论认为，饮食进入人体之后，要经过脾胃的运化，即消化和吸收饮食中的水谷精微，再经脏腑的气化作用而生成气、血、精、津液等物质，而气、血、精、津液等则是构成人体、维持生命活动的基本物质。饮食中的水谷精微不仅是维持人体正常生理活动的基本物质，也是提高机体抗病能力，促进生长发育，促进健康长寿的重要物质基础。人体可以通过合理的饮食，使自己的阴阳协调、气血旺盛、正气充沛，有利于健康长寿。当饮食失节时，也可以使人体的阴阳失调，气血不足，正气亏虚，脏腑功能下降，则引起疾病发生。

《黄帝内经》所论述的五谷、五果、五畜、五菜对人体的滋养作用就属于饮食养生的范畴。现代营养学也认为，通过摄取饮食中各种各样的营养成分来维持人体的生命活动和促进健康及增强体质，是防御疾病和延缓衰老的有效方法。

**饮食治疗，简称食疗或食治，是指利用饮食来治疗或辅助治疗疾病的**

方法。

饮食疗法用于治疗疾病，主要体现在扶正与祛邪两方面。唐代医家孙思邈引用古代名医扁鹊的话说：“为医者当须先洞晓病源，知其所犯，以食治之，食疗不愈，然后命药。”意思是说，当医生的诊断疾病首先需要知晓疾病的根源，了解邪气所犯的部位，先用饮食进行治疗，如果不能治愈，然后再用药物进行治疗。某些症状较轻的疾病或疾病的初期应用饮食疗法有时可以取得较好的效果，如用生姜红糖开水冲服治疗外感风寒而致的感冒；食用动物的肝脏或血制品用于治疗贫血症；用芹菜防治高血压病；用绿豆汤、乌梅汤、西瓜汁等防治中暑等都有较好的疗效。

**药物膳食，简称药膳，是指根据治疗、强身、抗衰老等不同的需求，在中医药理论的指导下，将中药与食物相配合，并采用我国独特的饮食烹调技术，制作成具有一定治疗作用的食品。**

药膳应用的原则是以中医药学理论为指导，针对食用人员身体的具体情况按照辨证论治的理论原则，适当地选择药物和食物进行配伍，并通过独特的制作方法而成具有治病、强身、抗衰老等作用的特殊食品。如气虚证患者可食用人参粥、党参黄芪粥等；血虚证患者可食用当归羊肉羹、阿胶炖肉等；气血两虚证患者可食用十全大补汤、黄芪当归猪肝汤等。

从三者的用途来讲：食养主要用于健康人群，食疗主要用于患有疾病的人群，而药膳则主要用于体质虚弱或患病人群。

### （四）传统饮食营养保健方法特点

**传统饮食养生保健方法特别强调天人相应、平衡阴阳、协调脏腑和审因用膳等观点，所以，在营养保健医学方面独具特色。**

**天人相应，是指人们的饮食应与自己所处的自然环境相适应。**

传统养生学认为，人生活在天地之间，人的生理和健康状态与自然界的环境有着密切的关系。天人相应的观点主要包括两个方面的内容：一是人体与自己所处的地理环境特点相适应，二是人体与自己所处的季节特点相适应。

人体与自己所处的地理环境特点相适应，是指人的饮食与自己所处的环境相适应。例如，生活在寒冷环境中的人应适量地多吃一些温热的食物以利于驱寒；生活在温热环境中的人应适量地多吃寒凉的食物以利于清热；生活在潮湿环境中的人应适量地多吃一些辛辣食物以利于除湿；生活在干燥环境中的人适量地多吃一些多汁滋润的食物以利于润燥。众所周知，我国地大物博，各地区的风俗习惯与饮食结构各有不同，如果认真观察，各地区的饮食习惯常与其所处的地理环境有一定关系。

人体与自己所处季节特点相适应，是指人的饮食与四季的不同时期相适应。一年四季的特点各有不同，春暖、夏热、秋凉、冬寒不同时期的饮食也要同当时的气候条件相适应。例如，人们在冬季常喜欢吃红焖羊肉、肥牛火锅、涮羊肉等温热性的食物，这些食物有增强机体御寒能力的作用；而在夏季常吃西瓜、饮用乌梅汤、绿豆稀粥等寒凉食物，具有消暑解热的作用。这些都是天人相应在饮食养生中的体现。

**平衡阴阳，是指通过合理饮食的方法来调节人体阴阳的平衡。**

传统养生学认为，人体在正常情况下应该保持在“阴平阳秘”的健康状况，如果机体失去阴阳的平衡状态就会产生疾病，并可以通过饮食来调节阴阳以保持健康。

当人体的阴液不足，不能制阳而出现虚火妄动、手足心热、口燥咽干、大便干燥等症状时，可选用甲鱼、龟肉、银耳、燕窝等来养阴生津，用滋阴润燥的食物来滋补阴液。当人体阳气不足，全身温煦的功能下降而出现畏寒肢冷、面色苍白、倦怠乏力、少气懒言、自汗、小便清长等症状时，常选用羊肉、狗肉、鹿肉、虾仁等来温肾壮阳，用益精填髓的食物来补益阳气。这就是饮食调补阴阳的体现。

**协调脏腑，是指通过饮食调理的方法来协调脏腑的功能。**

中医学理论认为，人体是一个统一的有机整体，是由若干脏器和组织、器官所组成的。人体的统一整体体现于，是以五脏为中心，配以六腑，通过经络系统将全身的各个器官联系成一个有机的整体。所以，人体的脏腑与身体的各个器官在生理上相互联系，以维持生理活动上的协调平衡，在病理上也相互影响并产生复杂的病理变化，脏腑病变可以反映到躯体某一局部，而局部病理变化可以反映某一脏腑病变。

中医理论认为肝开窍于目，所以眼睛的病变常可反映出肝脏的病变，如目赤肿痛，为肝火上炎所表现出的症状，可以用夏枯草茶、菊花饮等调治；视物昏花不清，为肝肾虚损所表现出的症状，可食用猪肝羹、猪肝炒枸杞苗、枸杞腰花等药膳进行调治。

**审因用膳，是指根据个人机体的具体情况来合理地调配膳食。**

我们知道人体需要全面而均衡的各种营养成分，所以《黄帝内经》提出“谷肉果菜，食养尽之”。在保证全面营养的前提下，还应根据年龄、性别、体质等特点以及所患疾病的不同情况适当地调配饮食。

根据年龄的特点来调配饮食：儿童及少年时期，属于稚阴稚阳之体，各脏腑器官的发育和生理功能都不成熟，所以脏腑娇嫩，容易感受邪气而发病，日常饮食宜选用清淡、容易消化的食物，或应用一些健脾消食的中药来进行适当调补，而禁忌食用温热峻补的食物或药物。

青壮年时期，人体的各种生理机能旺盛，体质强壮，一般情况下不需要进行滋补，只要在日常生活中保证其饮食的营养均衡即可。当人体患病时可根据具体的病情采用清补的方法以治疗或辅助治疗疾病。当人体因某些原因出现虚弱的症状时，则应采取滋养的饮食养生保健方法。

老年人的各种生理功能减退，常常出现气血不足，阴阳虚损的情况，应用饮食养生保健方法时宜选用那些易于消化而具有补益作用的食物或药物，而应禁忌食用寒凉或难于消化的食物。

根据性别的特点来调配饮食：人体有男女性别之不同，特别是女性具有经孕产乳等生理特点，常会出现血虚不足的症状，在日常生活的饮食养生保健中应适量地多进食一些补血养血的食物及药物。妇女妊娠期间的饮食应为营养成分丰富的食物，饮食品种应多种化，而要注意禁食一些具有活血作用或坠胎作用的食物及药物。

根据体质的特点来调配饮食：根据中医理论，我国人群中主要具有九种中医体质类型，即正常质、阴虚质、阳虚质、痰湿质、湿热质、气虚质、瘀血质、气郁质、特异质九种，不同的体质其饮食养生保健方法也有所不同。一般说来，正常体质只需要进行一般性的养生保健就可以了，虚性体质则应以补益养生保健为主，如阴虚者应多选用偏于寒凉滋阴的食物，慎食温热补阳的食品；而阳虚者应多选用偏于温热助阳的食物，慎食寒凉滋阴的食物。实性体质则应清泻养生保健为主，如痰湿体质者应选用具有健脾祛湿化痰作用的食物。

根据疾病的特点来调配饮食：气虚者宜多进食大米、糯米、山药、大枣等补气的食品；血虚者宜多进食动物肝脏、血豆腐、桑椹、荔枝、桂圆、胡萝卜等补血的食品；阳虚者宜多进食补阳食品；阴虚者宜多进食滋阴食品等。

另外，还可以根据各脏腑疾病的不同，适当地选用不同的性味归经食物来进行调补，也可取得较好的治疗效果。如梨味甘微酸，性凉，归肺经、胃经，有生津润燥、清热化痰的功效，用于秋季温燥伤肺所致的干咳少痰、口燥咽干等症状者常常有较好的疗效；龙眼肉（桂圆）味甘性温，归心经、脾经，有补心安神，益气养血的功效，用于心脾虚损，气血不足所致的心悸怔忡、失眠健忘、食少体倦等症状者；山药味甘性平，归脾、肺、肾三经，有益气养阴、补益脾肺肾三脏的作用，用于脾胃虚弱所致的大便溏泄有较好的疗效。

## 二、传统饮食养生保健方法的基础知识

### （一）食物的性味归经

**传统饮食养生学遵循中药学理论，也将食物按照“性味归经”来进行分类。**

传统饮食养生学与现代的食物营养学不同，前者是依据食物的“性味归经”来滋养和维护人体健康的，而后者是依据食物中的营养成分种类和含量多少来营养人体的。

传统饮食养生保健方法即是侧重于根据食物的“性味归经”来调节人体阴阳，滋养五脏六腑和预防疾病的，并根据每个人的具体情况来调整饮食以进行养生保健和防治疾病。传统饮食养生学理论认为，饮食是维持人体生命和生命活动的重要物质基础之一，除了能够为人体提供丰富的营养物质之外，还能够利用饮食的特点来预防和治疗疾病，所以饮食疗法也是中医学治疗疾病的一部分，所以有“医食同源”或“药食同源”之说。

在中药学教材中，就有不少药食两用的中药材品种，如紫苏叶、姜、葱、胡荽（香菜）、淡豆豉、西瓜、马齿苋、绿豆、橄榄、木瓜、砂仁、豆蔻、薏苡仁、赤小豆、肉桂、花椒、胡椒、小茴香、八角茴香、刀豆、

山楂、南瓜子、海藻、昆布、罗汉果、荸荠、甜杏仁、白果、白扁豆、大枣、饴糖、蜂蜜、黄狗肾、胡桃仁、龙眼肉、百合、枸杞子、桑椹、黑芝麻、乌梅、浮小麦、莲子、芡实、覆盆子等。卫生部还公布了数十种既是食品又是药品的名单，更为“药食同源”的理论提供了依据。

（二）食物的性质

**所谓食物的“性”，是指食物的性质。食物的性质主要分为热、温、平、凉、寒等五大类。我们日常生活经常食用的食物中，以平性类食物为最多，温热类食物次之，寒凉类食物最少。**

平性类食物，是指食物的性质平和，既不寒凉也不温热，而且适合于经常食用的食物。平性类食物主要具有营养和滋补作用，为维持人体的生长、发育和生命活动提供必需的营养物质，并能够维持机体的健康和增强体质、预防疾病。

温热类食物，是指食物的性质偏于温热，除了为人体提供营养物质外，还具有助阳驱寒作用的食物。温热类食物主要具有温中散寒、补火助阳、健脾补肾、益气补中等功效，适用于阳虚阴盛、体质偏寒的人，或患有寒性疾病及偏于气虚、阳虚的患者。

寒凉类食物，是指食物的性质偏于寒凉，除了为人体提供营养物质外，还具有滋阴清热作用的食物。寒凉类食物主要具有清热泻火、清热解毒、清热通便、清热燥湿等功效，适用于阴虚阳盛、体质偏热的人，或患有热性疾病及偏于阴虚的患者。

（三）食物的五味

**食物的五味，是指食物所具有的辛、甘、酸、苦、咸五种味道。**

传统饮食养生学将食物的味道主要分为辛、甘、酸、苦、咸五大类，并有“酸入肝，辛入肺，苦入心，咸入肾，甘入脾”之说，指不同味道的食物对不同的脏器具有补益作用。食物按五味来分类，以甘味食物为最多，酸味、咸味次之，辛味更次之，苦味食物最少。

甘味食物，是指味道以甘味为主的食物。所谓“甘”味，包括三方面的内容：一是指具有甜味的食物；二是指无明显酸苦辛咸味道的食物；三是指主要用于日常饮食，为人体提供营养并有一定滋补作用的食物。我们在日常生活中经常食用的多为甘味食物。

酸味食物，是指味道以酸味为主的食物。酸味食物除了提供营养物质外，还具有生津止渴、开胃止泻的功效，适用于患有口燥咽干、食欲不振及腹泻等疾病的患者。

咸味食物，是指味道以咸味为主的食物。咸味食物除了提供营养物质外，还具有软坚散结的功效，适用于患有甲状腺肿大及瘰疬、痰核等疾病的患者。

辛味食物，是指食物味道以辛味为主的食物。辛味食物除了提供营养物质外，还具有发汗解表，行气活血等功效，适用于患有外感性疾病和气滞血瘀性疾病的患者。

苦味食物，是指味道以苦味为主的食物。苦味食物除了提供营养物质外，还具有清热泻火、泻下通便等功效，适用于患有热性疾病及大便干燥秘结等疾病的患者。

我们日常饮食多以甘味食物为主，兼用其他四味以调和口味。当季节变化而气候寒冷或外感风寒时，可适当增加辛热食物的食用，以祛寒解表。当气候炎热或患有热性病时，可适当增加一些苦味或寒性食物，以清热降火。在平时的饮食中略佐以酸苦味，还可以起到开胃消食的作用。

### （四）食物的归经

**归经，是指食物作用的定位。**

所谓“归”是作用的归属，“经”是脏腑经络的概称，“归经”即表示食物作用的部位。也就是说，食物对人体某脏腑、某经络或部位能够选择性产生滋补或治疗作用，而对其他脏腑或经络作用较小或没有作用。

食物的归经的理论主要与中医基础理论学说中的藏象学说和经络学说有关。藏象学说认为脏腑是人体的功能单位，是人体生理机能和病理变化的基础；经络学说认为经络内属脏腑，外络肢节，是沟通机体内外的通道，两种学说构成中医生理病理及诊断治疗的基础理论。

食物归经的理论，是根据食物被食用后反应出来的效果，并结合人体脏腑经络的生理病理特点概括得来的。如大米具有健脾和胃，补中益气的功效，所以归脾经、胃经；动物肝脏具有补肝养血，明目的功效，所以归肝经；动物肾脏具有补肾壮腰的功效，所以归肾经。由于食物含有人体所需要的营养物质，均需要经过脾胃的消化吸收才能供人体利用，所以大多数食物归脾胃两经。

（五）传统饮食养生学对常用食品的分类

**1．根据食物的性质进行分类**

热性食物：鳟鱼、辣椒、肉桂、花椒等。

**温性食物**：糯米、高粱米、刀豆、韭菜、茴香菜、香菜、荠菜、芦笋、芥菜、南瓜、生姜、葱、大蒜、杏子、桃子、大枣、桂圆、荔枝、木瓜、樱桃、石榴、乌梅、香橼、佛手、栗子、核桃仁、杏仁、羊肉、猪肝、猪肚、火腿、狗肉、鸡肉、羊乳、鹅蛋、鳝鱼、鳙鱼、鲢鱼、虾、海参、淡菜、蚶、酒、醋等。

**平性食物**：大米、小麦、小米、玉米、黄豆、蚕豆、赤小豆、黑大豆、豌豆、扁豆、豇豆、豆浆、豆腐皮、黑芝麻、白薯、土豆、芋头、白菜、元白菜、茼蒿、大头菜、香椿、胡萝卜、洋葱、香蕈、百合、白木耳、黑木耳、李子、无花果、葡萄、柠檬、橄榄、南瓜子、花生、葵花子、莲子、榛子、芡实、白果、猪肉、牛肉、猪肺、猪心、猪肾、猪蹄、鸡蛋、鸭肉、鹅肉、龟肉、鳖肉、鹌鹑、鹌鹑蛋、鸽肉、鸽蛋、牛奶、蜂蜜、蜂乳、鲤鱼、鲫鱼、青鱼、鳆鱼、鳗鲡鱼、泥鳅、塘风鱼、黄鱼、鲳鱼、海蜇、白砂糖等。

**凉性食物**：大麦、荞麦、薏米、豆腐、油菜、菠菜、芹菜、苋菜、黄花菜、莴苣、白萝卜、茄子、冬瓜、丝瓜、蘑菇、菱角、桔子、橙子、柑、苹果、梨、枇杷、芒果、罗汉果、猪皮、鸭蛋、茶叶等。

**寒性食物**：绿豆、绿豆芽、黄豆芽、蕨菜、蕹菜、马齿苋、竹笋、茭白、苦瓜、西红柿、黄瓜、瓠瓜、莲藕、慈菇、荸荠、甘蔗、柿子、香蕉、柚、猕猴桃、桑椹、西瓜、甜瓜、猪肠、蟹、田螺、紫菜、海带、海藻、蛏肉、食盐、酱、淡豆豉等。

**2．根据食物的五味进行分类**

甘性食物：大米、小麦、小米、糯米、大麦、玉米、高粱米、荞麦、薏米、黄豆、绿豆、赤小豆、蚕豆、扁豆、豌豆、黑大豆、刀豆、豇豆、豆腐、豆浆、豆腐皮、黑芝麻、甘薯、白菜、洋白菜、芹菜、菠菜、荠菜、茴香菜、黄花菜、蕹菜、蕨菜、莴苣、茭白、竹笋、黄瓜、冬瓜、南瓜、丝瓜、瓠瓜、茄子、白萝卜、胡萝卜、洋葱、大头菜、土豆、芋头、百合、莲藕、蘑菇、香蕈、黑木耳、白木耳、苹果、梨、香蕉、桃、樱桃、桑椹、罗汉果、桂圆、荔枝、柿子、李子、大枣、葡萄、无花果、枸杞子、芒果、荸荠、菱角、西瓜、甜瓜、甘蔗、花生、南瓜子、葵花子、栗子、莲子、芡实、榛子、核桃仁、白果、甜杏仁、猪肉、猪肝、猪肚、猪蹄、猪心、猪皮、猪肺、猪肠、猪髓、羊肉、牛肉、鸡肉、鸭肉、鹅肉、鹌鹑、龟肉、鳖肉、牛奶、羊乳、鸡蛋、鸭蛋、鹌鹑蛋、鸽蛋、鲤鱼、鲫鱼、鳙鱼、鲢鱼、鳝鱼、青鱼、鳗鲡鱼、鳆鱼、塘风鱼、泥鳅、黄鱼、鲳鱼、虾、田螺、蛏肉、蚶、蜂蜜、蜂乳、白砂糖、肉桂等。

**酸性食物：**马齿苋、西红柿、柑、橙子、橘、柚、杏、木瓜、枇杷、山楂、橄榄、柠檬、石榴、乌梅、鳟鱼、蜂乳、醋等。

**咸性食物：**苋菜、火腿、狗肉、鸽肉、蟹、田螺、海参、淡菜、海蜇、海藻、海带、紫菜、酱、食盐等。**注：畜禽肉蛋类食物多具有甘咸两种味道。**

**辛性食物：**油菜、香菜、韭菜、洋葱、芥菜、白萝卜、辣椒、生姜、葱、大蒜、茼蒿、大头菜、花椒、茴香、酒等。

**苦性食物：**苦瓜、苦菜、香椿、淡豆豉、慈菇、茶叶等。

**根据食物归经的分类**（注：一种食物常归二三经）

**归心经的食物：**小麦、绿豆、赤小豆、芥菜、瓠瓜、辣椒、莲藕、慈菇、百合、柿子、西瓜、甜瓜、桂圆、莲子、动物心脏、猪皮、海参、酒等。

**归肺经的食物：**糯米、薏米、油菜、香菜、芹菜、芥菜、茼蒿、茭白、洋葱、百合、生姜、葱、大蒜、白萝卜、慈菇、胡箩卜、冬瓜、瓠瓜、蘑菇、梨、枇杷、橘、柚、葡萄、乌梅、罗汉果、柿子、香蕉、荸荠、甘蔗、花生、胡桃仁、甜杏仁、白果、动物肺脏、猪皮、鸭肉、鹅肉、羊乳、鸭蛋、鲢鱼、紫菜、海藻、茶叶、淡豆豉、花椒、酒、蜂蜜等。

**归脾经的食物：**大米、小麦、小米、糯米、大麦、荞麦、高粱米、薏米、黄豆、蚕豆、扁豆、豌豆、豇豆、黑大豆、豆腐、甘薯、香菜、油菜、荠菜、苦菜、大头菜、茭白、马齿苋、南瓜、莲藕、茄子、蕃茄、辣椒、大蒜、芋头、胡萝卜、生姜、苹果、枇杷、桂圆、葡萄、荔枝、橘、芒果、山楂、罗汉果、乌梅、无花果、大枣、木瓜、花生、栗子、莲子、芡实、猪肉、动物胃、猪肝、猪血、猪心、牛肉、羊肉、狗肉、火腿、鹅肉、鲤鱼、鲫鱼、鲢鱼、鳝鱼、泥鳅、海藻、酱、肉桂、花椒、白砂糖、蜂蜜等。

**归肝经的食物：**油菜、韭菜、荠菜、香椿、茼蒿、马齿苋、丝瓜、慈菇、蕃茄、荔枝、枇杷、樱桃、乌梅、桑椹、芒果、无花果、李子、山楂、木瓜、枸杞子、甜杏仁、黑芝麻、动物肝脏、鸽肉、鳝鱼、青鱼、鳗鲡鱼、鳖肉、蟹、虾、淡菜、蛏肉、蚌肉、海蛰、酒、醋等。

**归肾经的食物：**小麦、小米、薏米、蚕豆、黑大豆、豇豆、黑芝麻、白薯、韭菜、荠菜、小茴香、香椿、大蒜、樱桃、李子、葡萄、石榴、桑椹、枸杞子、栗子、胡桃仁、芡实、莲子、猪肉、动物肾脏、猪血、猪髓、猪耳、羊肉、狗肉、火腿、鸭肉、鸽肉、鹌鹑蛋、鸽蛋、鲤鱼、鳝鱼、鳗鲡鱼、海参、黄鱼、虾、蛏肉、蚌肉、海蜇、海藻、淡菜、花椒、盐、酱、肉桂等。

**归胃经的食物：**大米、小麦、小米、糯米、高粱米、大麦、荞麦、扁豆、豌豆、绿豆、豆腐、白菜、芹菜、小茴香、韭菜、菠菜、蕹菜、苦菜、苦瓜、丝瓜、黄瓜、茄子、蕃茄、白萝卜、土豆、竹笋、莲藕、生姜、葱、木耳、蘑菇、香蕈、西瓜、甜瓜、苹果、荸荠、梨、橘、柚、山楂、桃、樱桃、大枣、甘蔗、柠檬、南瓜子、榛子、栗子、猪肉、猪蹄、猪肝、猪血、猪肚、猪心、火腿、狗肉、牛肉、鸡肉、牛奶、青鱼、鳙鱼、鲫鱼、田螺、黄鱼、淡豆豉、胡椒、酱、盐、酒、醋等。

**归小肠经的食物：**赤小豆、苋菜、黄瓜、冬瓜、瓠瓜、羊乳、盐等。

**归大肠经的食物：**玉米、荞麦、黄豆、刀豆、豆腐、白菜、菠菜、苋菜、芥菜、苦菜、蕹菜、蕨菜、马齿苋、冬瓜、苦瓜、茄子、土豆、竹笋、蘑菇、木耳、香蕉、桃子、石榴、乌梅、无花果、柿子、榧子、菱角、南瓜子、甜杏仁、鲫鱼、田螺、胡椒、盐、蜂蜜等。

**归膀胱经的食物：**玉米、刀豆、蕨菜、小茴香、冬瓜、西瓜、田螺、肉桂等。

**3．根据食物功能的分类**

补气类食物：小麦（面粉）、大米、糯米、小米、黄米、大麦、莜麦、黄豆、白扁豆、豌豆、豇豆、山药、甘薯、土豆、芋头、胡萝卜、香菇、大枣、栗子、菱角、猪肉、牛肉、羊肉、兔肉、狗肉、驴肉、火腿、鸡肉、鹅肉、鹌鹑、鹌鹑蛋、鸽肉、鸽蛋、青鱼、鲢鱼、桂鱼、银鱼、鲥鱼、泥鳅、鲚鱼、虾、白糖、冰糖、蜂蜜等。

**补血类食物：**黑木耳、葡萄、龙眼肉、荔枝、桑椹、松子、血豆腐、动物肝脏、动物肉类、猪蹄、桂鱼、鲳鱼、带鱼、龟肉、乌贼鱼、海参、鲍鱼、蚶、牡蛎、淡菜、红糖等。

**补阳类食物：**韭菜、刀豆、枸杞子、核桃仁、羊肉、狗肉、动物肾脏、鳝鱼、虾、海参、淡菜等。

**滋阴类食物：**百合、梨、桑椹、枸杞子、白木耳、黑木耳、猪皮、牛奶、鸭肉、鸡蛋、鸭蛋、甲鱼、龟肉、鲍鱼、乌贼鱼、牡蛎、蛤蜊、干贝、黑芝麻等。

**健脾类食物：**大米、小米、糯米、玉米、高粱米、大麦、薏米、黄豆、扁豆、蚕豆、豌豆、豇豆、甘薯、圆白菜、香菜、南瓜、山药、土豆、芋头、胡萝卜、莲藕、生姜、荔枝、芒果、柚、大枣、木瓜、无花果、栗子、莲子、芡实、菱角、动物胃、牛肉、火腿、鸭肉、鹌鹑、牛奶、鲫鱼、银鱼、黑鱼、白鱼、黄花鱼、醋等。

**安神类食物：**小麦、小米、百合、龙眼肉、酸枣、莲子、动物心脏、牛奶、鸡蛋、黄花鱼等。

**通便类食物：**白菜、菠菜、茭白、苋菜、桃子、香蕉、罗汉果、黑芝麻、甜杏仁、核桃仁、松子、各种植物油、动物肠、牛奶、海参、蜂蜜等。

**理气类食物：**荞麦、刀豆、韭菜、香菜、茴香菜、白萝卜、柑、桔、橙子、柚、香橼、佛手等。

**利尿类食物：**小麦、大麦、玉米、薏米、绿豆、赤小豆、豌豆、黑豆、白菜、芹菜、苋菜、莴苣、香菜、荠菜、竹笋、莼菜、马齿苋、黄瓜、冬瓜、茄子、葡萄、椰汁、西瓜、甜瓜、鸭肉、鲤鱼、鲫鱼、鲢鱼、黑鱼、紫菜、蛤蜊、田螺等。

**温里类食物：**刀豆、韭菜、小茴香、芥菜、南瓜、辣椒、羊肉、狗肉、鸡肉、胡椒，花椒、八角茴香等。

**生津类食物：**豆腐、豆浆、菠菜、黄瓜、蕃茄、梨、杏子、桃子、李子、桔子、柠檬、苹果、青梅、杨梅、橄榄、甘蔗、冬瓜、荔枝、猕猴桃、西瓜、牛奶、羊奶、白糖、茶叶、蜂蜜等。

**清热（泻火）类食物：**苦菜、蕨菜、蕹菜、茭白、苦瓜、西瓜等。

**清热（解毒）类食物：**绿豆、绿豆芽、黄豆芽、豆腐、蕹菜、油菜、香椿、莼菜、马齿苋、冬瓜、苦瓜、香蕉、食盐、酱油、茶叶等。

**清热（解暑）类食物：**绿豆、鲜莲藕、苦瓜、蕃茄、甘蔗、椰汁、菱角、西瓜、甜瓜等。

**清热（化痰）类食物：**白萝卜、丝瓜、梨、枇杷、荸荠、莲藕、柿子、竹笋、紫菜等。

**行气类：**香橼、橙子、柑皮、佛手、柑、荞麦、高粱米、刀豆、菠菜、白萝卜、韭菜、茴香菜、大蒜等。

**活血类：**桃仁、油菜、慈菇、茄子、山楂、蚶肉、酒、醋等。

## 三、传统饮食养生保健方法的应用

### （一）饮食养生保健的作用

**饮食养生保健方法主要具有滋养身体、预防疾病、延缓衰老及治疗疾病等四个方面的作用。**

饮食养生保健方法的正确应用，不仅能够为机体提供营养物质以滋养脏腑及各个组织器官，维持人体的正常生理功能，并能够提高机体的抗病能力，延缓机体的衰老，预防和治疗疾病，使人健康长寿。

### （二）饮食养生保健的滋养作用

**饮食最主要的作用，就是为人体提供营养物质以滋养机体。**

传统饮食养生学理论认为，饮食通过口腔而进入人体后，经过脾胃的运化，消化和吸收其中的水谷精微，再经脏腑的气化作用而生成气、血、精、津液。人体出生以后的由少至壮，由壮至老的整个生命过程中都依赖于饮食中的精微物质来滋养。由饮食中所化生出来的气、血、精、津液等物质是维持生命的基本物质，它们能够不仅滋养五脏六腑、躯体形骸，为人体的生命活动提供物质基础和能量来源，并具有生长发育和繁衍后代的重要功能。人体脏腑气血的功能活动，躯体四肢的运动，精神、意识的思维活动等，无不依赖气、血、精、津液等精微物质的滋养。

中医的藏象学说认为，人体是一个以五脏为中心的有机整体。五脏的生理特点是负责贮藏精气，而精气的来源就是依靠脾胃消化吸收来的水谷精微给予提供的，也就是说，是饮食为五脏提供了所需的营养物质，并保证五脏生理功能的正常发挥。宋代养生学家陈直在其著作《养亲奉老书》中指出："食者生民之天，活人之本也。故饮食进则谷气充，谷气充则气血胜，气血胜则筋力强。"意思是说，民以食为天，饮食是人体生命之根本。所以，饮食正常则营养充足，营养充足则气血旺盛，气血旺盛则人体强健有力。陈氏的论述说明了饮食在维持人体健康方面的作用。中医学还有关于"人以水谷为本"、"人绝水谷则死"等方面的论述，都说明饮食养生保健在人体生命活动中有着重要的意义。

### （三）饮食养生保健的预防作用

**饮食养生保健，不仅仅能维持人体的正常生理活动，也能够提高机体的抗病能力，预防疾病的发生，以达到预防疾病，延年益寿的目的。**

《黄帝内经》称："正气存内，邪不可干"，"邪之所凑，其气必虚"。意思是说如果人体的正气旺盛，体质强健时，就能够抵御各种邪气的侵袭，使机体处于正常的健康状态；当机体被邪气侵袭而发生疾病时，人体的正气肯定是虚弱的，这才会给邪气侵袭机体造成机会而引发疾病。

人体的正气的强弱与人体内气血津液及精气是否充足有关，气血津液及精气是保证正气旺盛的物质基础，而这些精微物质主要来源于饮食。饮食养生保健方法在维持人体健康和预防疾病方面有着重要的作用。

现代医学研究也证实，合理的饮食是保证人体健康和预防疾病的重要措施。众所周知，不合理的饮食结构是引发糖尿病、肥胖、高脂血症、高血压病及心脑血管疾病的重要因素。有专家说，约有五成的癌症与饮食因素有关，调整饮食结构可减少三成癌症的发生。癌症尽管与精神因素、遗传因素、环境因素等有关，但饮食结构的不合理是引发癌症的重要因素。例如，主食吃得过于精细，粗粮、杂粮摄入过少，常可导致大肠癌的发生；摄入过多的高脂肪、高蛋白，是乳腺癌、结肠癌、直肠癌发病的重要原因；喜欢吃过热、过烫、过硬、刺激性食物及酸菜者可诱发食管癌；喜欢吃熏制品或含有硝酸盐或亚硝酸盐较多的香肠、火腿、泡菜、干咸鱼等可诱发胃癌；食用霉变玉米、花生、大米等食物和饮用水不卫生者易患肝癌；有暴饮暴食习惯、喜好甜食和油腻者是胰腺癌的高发人群；长期蔬菜和水果摄入不足可引发结肠癌、直肠癌、胃癌、肝癌、乳腺癌及食管癌。肿瘤专家指出，预防癌症主要措施是调整膳食结构，而不是增加个别营养素的摄入。

科学合理地调整饮食结构和适量的体育锻炼，是非常重要的预防措施。

有些人由于偏食偏嗜等原因造成了某些营养成分的缺乏也会导致一些疾病，如缺碘可引起的甲状腺肿大，缺铁引起的贫血，缺钙引起的骨质疏松，缺乏维生素 A 引起的夜盲症，缺乏维生素 $B_1$ 引起的脚气病，缺乏维生素 $B_2$ 引起的口腔炎，缺乏维生素 C 引起的坏血病等。这些疾病都可以通过合理的饮食而得到预防和治疗。

有些食物还对某种疾病有独特的预防作用，如燕麦能够降低血脂，故可预防动脉硬化和冠心病，香菇、蘑菇、芦笋等具有一定的防癌、抗癌作用，茶叶具有预防心脑血管疾病、防癌、防龋齿等多方面的作用。应用饮食养生保健方法来预防疾病是一种简便、经济、实用的养生保健方法。

（四）饮食养生保健的延缓衰老作用

**合理地应用饮食养生保健方法，可以起到延缓机体衰老的作用。**

人体的生、老、病、死符合自然界的客观规律，所以说人体生命的最终衰亡是不可避免的。但是，如果注重自身的养生保健，通过各种养生保健方法来增强体质，预防疾病以达到健康长寿的目的则是可能的，饮食养生保健方法就是延缓衰老的重要措施之一。

中医理论认为："肾藏精，主生长、发育与生殖。"肾藏精，是指肾具有贮藏和保存精气的作用。肾中所藏之精包括“先天之精”和“后天之精”两部分。先天之精与生俱来，禀受于父母的生殖之精，是构成人体胚胎的原始物质，具有生殖、繁衍后代的功能，是繁衍下一代的物质基础，所以又称“生殖之精”。后天之精来源于脾胃，是人出生后，通过脾胃的运化功能消化吸收饮食中的各种精微物质，故又称“水谷精微”；因后天之精还是维持人体脏腑功能活动的物质基础，所以还被称为“脏腑之精”。“先天之精”与“后天之精”的来源不同，功能各异，但同藏于肾。“先天之精”的存在为“后天之精”的摄取提供了物质基础和前提条件；而“后天之精”又不断地充养“先天之精”，使之经常保持充盛而不枯竭，故中医学中有“先天生后天，后天养先天”之说。所以说，肾中所藏的“精”是先天之精和后天之精的融合体，统称为“肾中精气”。

肾中精气的盛衰与人的生长发育有极密切的关系，肾中精气是人体生、长、壮、老、已的根本。如果一个人在幼年时期有肾中精气不足的情况，就会出现生长发育迟缓，智力低下及“五迟”（立迟、行迟、语迟、齿迟、发迟）、“五软”（手软、足软、口软、颈软、肌肉软）等临床表现。成年以后如果有肾中精气不足的情况，则会出现早衰，发齿脱落，耳聋目花，记忆力减退及性功能减退或不孕症等情况。

由于先天之精来源于肾，后天之精来源于脾，而先天与后天精气的融合则形成了肾中精气，所以传统养生学和中医学都认为肾中精气是人体生长发育的根本。中医学还认为，“肾为先天之本”和“脾为后天之本”，脾肾两脏在人体的生长发育和衰老的过程中起着重要的作用。所以说，中老年人在饮食养生保健方法中合理地应用具有补益脾肾的食物来调补两脏，确实可以起到一定的延缓衰老作用。

### （五）饮食养生保健的治疗作用

**利用食物性味归经的特点而科学地应用饮食疗法，对治疗某些疾病确实具有较好的治疗作用。**

我国的历代中医药学家在治疗疾病时，都提倡首先采用饮食治疗的方法，如食疗的效果不佳或难于较快取得疗效时，才采用中药治疗的方法。由于饮食治疗基本上没有毒副作用，并能取得较好的效果，所以有“药疗不如食疗”之说。

在饮食养生保健的预防作用中，我们曾提到一些营养物质缺乏性疾病应用合理的饮食可以取得很好的预防效果，而已经患有营养缺乏症的患者如果选择适当的食物治疗则会取得非常好的疗效。例如应用海带、紫菜等碘含量高的食物治疗因缺碘而引起的甲状腺肿；应用含维生素 A 较多的动物肝脏治疗夜盲症；应用含铁和蛋白质丰富的动物血制品治疗缺铁性贫血症；应用含维生素 C 较多的新鲜水果治疗坏血病等，都是有力的临床治疗实例。

饮食养生保健方法，还特别适合于治疗一些患有虚弱性疾病的人。如阳虚证患者表现有倦怠乏力，畏寒肢冷，面色苍白等症状者，可选用羊肉、狗肉、辣椒、肉桂、花椒等甘温或辛热食物以补益阳气，治疗阳虚；阴虚证患者表现有五心烦热、口燥咽干、潮热盗汗者用牛奶、银耳、百合、梨、甲鱼等甘凉或咸寒的食物以滋阴润燥，治疗阴虚。心血虚证的患者表现有心悸怔忡、失眠多梦等症状者可选用动物的心脏、龙眼肉、桑椹、大枣等补益心血的食物以治心血虚等等。

饮食治疗也适合于一些较轻的实证患者。例如外感风寒初期的患者，表现为发热无汗、全身酸痛时用生姜红糖开水冲服有较好的治疗效果；另外，如食用大蒜防治痢疾腹泻、食用西瓜或绿豆粥防治中暑、食用山楂防治食积等都有较好的疗效。在日常生活中也可选用食性偏于寒凉的食物，如西瓜、苦瓜、西红柿、梨、莲藕、荸荠等来清热解暑，生津止渴；选用食性偏于温热的食物，如肉桂、花椒、羊肉、狗肉、虾等来温中散寒，助阳补火。

饮食养生保健方法，也适用于重症疾病的辅助治疗，如癌症患者放化疗后，多进食一些具有滋阴润燥和提高免疫功能的食物，如牛奶、银耳、木耳、桑椹、甲鱼等有减少放化疗反应，增强机体素质的作用。

### （六）饮食配伍的应用

**饮食配伍，是指在日常饮食中要根据食物的特点进行合理的搭配。**

我们在以前的论述中曾提到“药食同源”之说，所以传统养生保健方法在食物的“性味归经”、“配伍”应用及“禁忌”等与中药的使用有相同之处。在日常饮食中，我们常常将不同的食物进行合理地搭配后食用，以保证营养成分的均衡摄入。在饮食养生保健方法中，我们更需要根据食物“性味归经”的特点，将食物进行科学合理的搭配以保证饮食充分发挥其滋养、预防、抗衰老及治疗作用。饮食养生保健方法的这种搭配与中药的“七情”理论颇为相似，可概括为四种不同的搭配方法。

**1．食物的相须相使**

相须，是指将食物性能功效相类似的食物相互配合食用，可以增强其滋补和防治效果。

食物的相须搭配，是指将两种或两种以上的性味和功效基本相同的食物相互搭配食用，以增强食物的滋养作用或治疗作用。例如百合秋梨羹，就是将百合和秋梨两种相同食性，均有清热润肺、生津止渴的作用的食物进行搭配，增强了清肺除热、润燥止渴的功效，用于治疗温燥伤肺所致的干咳无痰、口燥咽干等症状有较好的作用。饮食的相须搭配还可以体现在食物与补益中药相互搭配的食疗方法中，如莲子猪肚，两者均有补虚损、健脾胃的作用，合用后更增强了补益脾胃的功效，治疗脾胃虚弱所致的食欲不振、消化不良、大便溏泄等有较好作用。

**相使，是指将食物性能功效有某种共性的食物配合应用，以一种食物为主，另一种食物为辅，共同提高食物功效。**

食物的相使搭配，是以某种具有较强的补益或治疗作用的食物为主，再配合应用某种能够起到辅助作用的食物，以增强主要食物的功效，这种搭配称相使搭配。例如蜜蒸百合，以具有滋阴清热、润肺止咳的功效的百合为主要食物，再辅佐润肺止咳的蜂蜜以增强百合的作用，两者搭配具有滋阴润肺的功效，适用于虚劳咳嗽的患者。相使搭配也适用于食物与补益中药的搭配应用，如杜仲腰花，即采用以脏补脏的方法，应用动物的肾脏作为补肾的主要食物，以补肾虚、止腰痛，再辅佐以补肝肾，强腰膝的补益中药杜仲，两者搭配具有补肾壮腰的功效，适用于肾虚腰痛的患者。

**2．食物的相畏相杀**

相畏，是指一种食物的不良作用，能够被另一种食物减轻或消除；相杀，一种食物能够减轻或消除另一种食物的不良作用。

食物的相畏相杀就是当两种食物同时应用，一种食物的不良作用能够被另一种食物降低或消除，在这种相互作用的关系中，前者对后者来说是相畏，而后者对前者来说是相杀。如生姜和醋等调味品可以解除蟹的寒性和腥味，用相畏相杀的理论解释，即蟹畏生姜与醋，生姜和醋杀蟹之不良作用。相畏相杀主要是通过食物的搭配来降低或消除某种食物的不良反应，这对于预防食物的副作用是有益的。

**3．食物的相恶相反**

相恶，是指一种食物的原有的功能，能够被另一种食物降低或丧失。

食物相恶，是指当两种食物搭配食用时，会使食物原有的功能降低或者丧失。例如，当食用羊肉、狗肉等具有温补作用的食物时，又同时食用苦瓜、西瓜等寒泻的食物，这样就会减弱羊肉、狗肉的原有功效；当食用百合、银耳等寒凉滋润的食物，又食用辣椒、花椒等辛温燥湿的食物，也同样会减弱百合、银耳的功效。所以，在饮食搭配时也应避免食物的相恶搭配。

**相反，是指两种食物搭配食用时，能够产生毒副作用。**

食物相反的配伍关系相对较少见，而且古代饮食养生文献中所记载的相反食物的真实性也有待于研究证实。但有些食物在同时进食时也确实会产生某些不良反应或出现毒副作用，如柿子与酸性饮食不能同时食用，因为柿子含有大量的柿胶酚和红鞣质，遇到酸性饮食易凝聚成块而形成“胃结石”，所以要禁忌同时食用。又如虾及贝类不宜与含维生素 C 含量较高的食物（如鲜大枣、辣椒等）同时食用，因为虾及贝类含有对人体无毒的五价砷，但在维生素 C 的氧化作用下可转化为对人体有害的三价砷，所以也要禁忌食用。

在饮食配伍的应用中，相须相使的配伍关系能够增强食物的功效，是食物配伍中最常用而且应当充分利用的饮食搭配方法。食物的相畏相杀的配伍关系，可以减少或消除某些食物的不良作用，这种搭配也是有意义的。食物的相恶、相反的配伍关系，因能削弱食物的功效或可能产生毒副作用，应避免或禁忌使用。

### （七）常用的饮食养生保健方法

**传统饮食养生保健的补益方法主要分为平补法、清补法、温补法和峻补法等，并根据食物的温凉寒热平的性质适当选用不同的食品。**

平补法，是指应用性质平和的食物进行补益的方法，较适用于普通人群中身体偏于虚弱的人群，一年四季均可采用此法。大多数的谷类、豆类食物、蔬菜水果及禽蛋肉乳等食品都具有食性平和、不寒不热，同时具有补益气血、滋阴助阳等作用。

清补法，是指应用食性寒凉或具有泻实作用的食物来调理脏腑阴阳的方法，较适用于偏于实热或阴虚体质的人群，或者在春夏等温热季节应用。例如，小米、萝卜、冬瓜、西瓜、梨等都属于偏于寒凉的食物，具有清热通便，促进胃肠蠕动，增强吸收功能，有泻实补虚等作用。

温补法，是指应用食性温热的食物进行补益的方法，较适用于因阳气偏于虚弱的人群，或在秋冬等寒凉季节应用。例如，羊肉、狗肉、河虾、海虾、大枣、龙眼肉等偏温的食物就具有温补肾阳，祛寒保暖及增强性功能等作用。

峻补法，是指应用补益作用较强、显效较快的食物进行补益的方法，较适用于体虚而需要尽快进补的人群，但应根据体质、季节、病情等具体情况进行适当调整。例如，羊肉、狗肉、鹿肉、动物肾脏、甲鱼、龟肉、鳟鱼、黄花鱼、巴鱼等均是补益作用较强的食物。

## 四、传统饮食养生保健的注意事项

### （一）传统饮食保健方法的基本原则——合理膳食

传统饮食养生保健方法的基本原则就是要保证日常饮食的结构科学合理，摄入的营养成分充足而均衡。

我国中医药学的经典著作《黄帝内经》早在二千年前提出：“谷肉果菜，食养尽之”的理论，说明我国人民在数千年前就已经懂得了摄取食物要多样化的重要性。传统饮食养生学也认为，在日常饮食中要将谷物、肉食、水果、蔬菜进行合理地搭配，才能保证机体的需要，使得人体的气血充足，脏腑功能正常，正气强盛，身体健壮而健康长寿。合理的膳食包括以下几个方面。

**1．主食的合理搭配**

主食的合理搭配，是指日常主食要粗细粮合理搭配。

我国居民的膳食结构多以谷物为主食，其主要作用是提供能量，因为机体产生的总热量中约有60%是来源于碳水化合物（糖类）的供给。中国营养学会在《中国居民膳食指南》中提倡饮食要注意粗细粮的合理搭配，经常吃一些粗粮、杂粮等，并指出稻米、小麦不要加工得太精细，以免营养物质大量流失。研究资料表明，在粮食加工的过程中丢失了不少对人体有益的营养成分，越是加工精细的粮食丢失的营养成分就越多。

所谓细粮，是指含膳食纤维较少的粮食，如面粉、大米等；所谓粗粮，是指含有膳食纤维较多的粮食，如玉米、小米、大麦、高粱、荞麦等。现代科学研究发现，粗粮内各种维生素、矿物质及碳水化合物不仅含量高，而且经过成千上万年的物种演变，更适合人体消化和吸收。粗粮中所含的膳食纤维能够对大肠产生机械性刺激，促进肠蠕动，从而减少了脂类成分的吸收并保持大便畅通。粗粮的这些作用对于预防肠癌和因血脂过高而导致的心脑血管疾病都有益处。

因为细粮的口感较好，所以有些人喜欢吃细粮而不愿意吃粗粮，特别是在儿童中更是如此。在日常的饮食中，千万不要仅食用适口的精米、精面而忽略粗粮，要适量地搭配一些粗粮和豆类食物。饮食营养学的研究证实，粗细粮搭配食用可将其营养价值提高20%～30%，并可以增强食欲，促进人体的消化和吸收，有效地预防便秘。

**2．副食的合理搭配**

副食的合理搭配，主要是指荤食与素食的合理搭配。

所谓荤食，是指以动物性食物为主的副食品，包括畜禽鱼蛋等动物性食物，主要为人体提供蛋白质、脂溶性维生素和矿物质等营养成分。我们知道，人体的蛋白质是由20余种氨基酸组成的，分为必需氨基酸、非必需氨基酸和条件必需氨基酸三大类。人体不能合成或合成速度不够快，必须由食物供给的氨基酸称为必需氨基酸，评价优质蛋白质的标准就是以必需氨基酸含量多少为标准的。动物性食物的蛋白质中所含的必需氨基酸丰富，更适合人体需要，特别是赖氨酸含量较高，有利于补充植物蛋白质赖氨酸含量的不足。但动物性食物因水溶性维生素的含量较少，又属于酸性食物，进食过多会导致血液中的 pH 偏低，呈弱酸性，易引发动脉粥样硬化、心脏病、中风等疾病，并可增加癌症的发病率。

所谓素食，是指以蔬菜和豆类为主的副食品。蔬菜、水果等食物含有丰富的维生素、矿物质和膳食纤维，能够补充人体生理功能的需要。蔬菜、水果及豆类食物属于碱性食物，可中和血液中的酸性物质，有益于机体的健康。但蔬菜、水果中的蛋白质含量很少，长期素食会造成机体的蛋白质缺乏而导致体质虚弱，抗病能力下降。豆类食物中含有植物性蛋白质，并含有大豆卵磷脂等对人体健康有益的营养成分，膳食中搭配适量的豆类食物对人体的健康有益。荤食与素食的合理搭配不但可以使食物中的营养成分互补，而且有利于保持体液环境的酸碱平衡，有益于人体的健康长寿。

**3．主副食的合理搭配**

主副食的合理搭配，是指主食与副食间的合理搭配。

主副食的合理搭配就是要根据主食种类来合理地搭配副食。例如，当主食以细粮为主时，就应该多安排一些蔬菜或豆类的副食而适量减少禽鱼肉蛋等副食；当主食以粗粮品种为主时，就要适当多安排一些禽鱼肉蛋类副食而适量减少蔬菜或豆类副食。主副食的协调搭配，既提高了口感又有利于营养成分的平衡。主副食的搭配还应该注意色、香、味、形的合理调配，以促进食欲。

**4．干稀食物的合理搭配**

干稀搭配，是指每餐应该有干稀食物相互搭配。

干食，是指米饭、馒头、包子、大饼等主食。稀食，是指米粥、菜汤、蛋汤等主食或副食。每餐都应该有干有稀，合理搭配。干稀搭配还应该注意根据主食品种的变化而适当调整。例如，进食米饭或面食等细粮时应搭配小米粥、玉米粥、菜汤等；进食窝头或玉米糕等粗粮时应搭配大米粥或豆粥。干稀食物的搭配不但有利于胃肠的消化吸收，还能提高食物中营养成分的利用。

**5．生熟食的合理搭配**

生熟食的合理搭配，是指副食品种要生食与熟食进行合理搭配。

生食，是指因为蔬菜中所含的维生素受热后容易分解，如果长时间地烹调加工容易使蔬菜中所含的维生素部分或全部丢失，所以食用新鲜蔬菜时，能生食的尽量不要熟食，以减少维生素的损失，所以提倡生熟食的合理搭配，以保证营养成分的充分吸收。

**6．食物合理地烹调加工**

食物合理地烹调加工，是指根据食物所含营养成分的特点进行合理地烹调加工，以减少营养成分的丢失。

①淘米时不要次数太多，煮饭时不要加碱，以避免维生素的丢失。②蔬菜类烹调要大火、急火快炒，可减少维生素的破坏。③肉类食物的炖煮时间应延长，有利于营养成分的分解和人体的消化吸收。

（二）调和五味

**调和五味，是指根据食物的不同味道，进行适当搭配和调和，以适应人体的需要。**

传统饮食养生学将食物分为辛甘酸苦咸五味，并有辛入肺，甘入脾，酸入肝，苦入心，咸入肾之说，所以在日常生活中就要“谨和五味，骨正筋柔，气血以流，腠理以密”。传统饮食养生学中所讲的“谨和五味”不仅指食物酸、苦、甘、辛、咸五种味道的调和搭配，而且还包括谷肉果蔬等各种食物的均衡搭配，使人体获得全面而均衡的营养成分。如果在日常饮食中能够合理地调配五味食物，在正常的生理状态下可以滋养脏腑和气血津液，保证五脏气机的平衡协调，并能够预防疾病；在疾病状态下也有一定的辅助治疗作用。

辛味食物多具有发散风寒、行气止痛等功效。如葱、生姜等有驱风散寒的作用，可用于治疗风寒感冒；香菜能透发麻疹，胡椒能祛寒止痛，金桔能疏肝解郁等。辣味食物还能刺激胃肠蠕动，增加消化液的分泌，并促进血液循环和机体代谢的作用。

甘味食物的品种最多，大多数甘味食物都具有补益气血，缓急止痛的功效。如大米、小麦补中益气，大枣、龙眼肉益气补血，蜂蜜、饴糖缓急止痛等。甘味食物中含糖较多，是人体能量的主要来源，并具有消除疲劳和解毒止痛的作用。

酸味食物多具有收敛固涩的功效。如桃干、杏干有收涩止汗的作用，可用于治疗自汗盗汗症，乌梅、石榴具有涩肠止泻的作用，可用于治疗久痢久泻。酸味食物还有健脾开胃，促进消化和增强肝脏解毒功能的作用。

苦味食物较少，主要具有清热泻火的功效。如苦瓜、苦菜均能清热泻火，以解暑热；茶叶可清心提神、解渴利尿；莲心可清热泻火、清心安神。轻微的苦味具有开胃健脾的功能，但苦味过强则可引起恶心呕吐。

咸味食物具有软坚散结、滋阴潜阳的功效。如海带、紫菜有软坚散结的作用，能够治疗甲状腺肿；牡蛎、干贝、龟肉等有滋阴潜阳、补肾养血的作用，用于治疗阴虚阳亢、肾阴亏虚等证。

在日常生活的饮食中，食物的五味要合理搭配，调配得当则有益于健康。但如果调和五味不当或过于偏嗜，也可诱发疾病。例如，辛味食物进食过多，对患有胃溃疡、便秘、痔疮等疾病的患者不宜；甘味食物进食过多，则易引发肥胖、糖尿病、高脂血症及心脑血管疾病等；酸味食物进食过多，易引起胃肠的消化功能紊乱；苦味食物进食过多，则易引发恶心、呕吐、腹泻等症状；咸味食物进食过多，易引发高血压病及冠心病等。

### （三）饮食有节

**饮食有节，是指每日的饮食要有规律和有节制。**

饮食有节，就是要根据人体消化系统的功能和生物规律，适度地调节饮食，培养良好饮食习惯，则对健康长寿有益。相反，不良的饮食习惯也可成为致病因素，如《养亲奉老书》就曾指出："若生冷无节，饥饱失宜，调停无度，动成疾患。"意思是说，如果饮食不注意节制生冷食物，或过饥过饱，或五味调和无度，便会引发疾病。

现代医学的研究也证实，肥胖、高血压病、高脂血症、糖尿病和心脑血管疾病都与膳食结构不合理、营养过剩有关，所以被称为"食源性疾病"。在科技和经济迅速发展的今天，饮食结构的不合理已成为引发疾病和造成人类死亡的主要原因。所以，饮食有节对于维持人体的正常生理功能和保持人体的健康状态有着重要的作用，是保证人体健康长寿的重要条件之一。饮食有节包括以下几个方面：

**1．定时定量，是指饮食时间和数量要有规律，要做到基本均衡。**

饮食定时，是指每日的进餐时间要基本固定，按时进餐。

传统饮食养生学提倡每日的三餐时间为：早餐6~7时，午餐12时左右，晚餐18~19时进餐。按时进餐不但可以保证人体营养物质的需求，而且有利于消化系统的消化和吸收，对健康有益。现在有许多年轻人不重视早餐，甚至不吃早餐是错误的。美国的统计资料表明，约有47%的白人每天吃早餐，而黑人每天吃早餐的仅有22%。研究人员对1198名黑人和1633名白人进行了长达8年的追踪调查，随访其早餐习惯，并评估其糖尿病和心血管病的危险因素。这些被研究对象均为年轻人，年龄在25~37岁之间。研究结果发现，经常不吃早餐的人与每天坚持吃早餐的人相比，其肥胖及胰岛素抵抗综合征的发生率升高了35%~50%。所以在美国第43届心血管病流行病学及预防年会上，专家告诫人们：不吃早餐的人反而容易肥胖，且患糖尿病和心血管病的危险也显著增加，而坚持每天吃早餐则有益于健康。

**饮食定量，是指每日的进食量要基本固定，饥饱适宜，避免过饥过饱，暴饮暴食等不良饮食习惯。**

每日三餐中，以早餐最为重要，午餐次之，晚餐则要适当少吃一些，俗话说的“早饭吃好，午饭吃饱，晚饭吃少”是有道理的。三餐的比例应该按照：早餐，占全日总热量的30%~35%；中餐，占全日总热量的40%左右；晚餐，占全日总热量的25%~30%来分配，这种进食量的分配比较适合生理活动和学习工作的需要。

早晨的食欲较差，但为了生理功能和学习工作的需要必须摄入足够的热量，要选用体积小而营养丰富的食物。午餐前后都是学习或工作的时间，既要补充上午的能量消耗，又要为下午准备能量，所以应选择热量高而且富含蛋白质、维生素和矿物质的食物。晚餐的食物应选择热量较低和易于消化的食物。

元代的饮食专著《饮膳正要》一书就提到“晚餐不可多食”，民谚也有“晚饭少一口，活到九十九”或“少吃一口，舒坦一宿”的说法。因为夜晚主要为睡眠时间，机体的活动量降至最低，如果摄入过多的热量，就会转化为脂肪贮存起来使人发胖。晚餐进食过多还会增加胃肠负担引起腹胀和消化不良等情况。

老年人及糖尿病患者还提倡少食多餐的饮食方法。少食多餐，是指每餐的进食量要少，但适当增加进餐次数，如一天可增至四餐至五餐。

**2．寒热适宜，包括两方面的内容，一是指食品的温度要寒热适宜，二是指食物的性质要寒热适宜。**

**食品温度的寒热适宜，是指不适宜进食温度过冷或过热的食品。**

寒热适宜的食品，是指进食的食品温度应以 30℃~50℃为宜。温度适宜的食品可以促进胃肠内消化液的分泌和促进胃肠蠕动，有利于食物的消化和吸收。还有的研究表明，适度的热食不但能够增加人体的食欲，而且还能使人体的精神兴奋，提高学习和工作效率。但食品温度过高也会对口腔和食道的黏膜造成损伤，长期进食过热的食品是诱发口腔癌或食道癌的因素之一。有时温度过高的食品还会损伤胃黏膜而引发胃炎。食品的温度偏低或过多地进食生冷食物同样对健康有害，特别是患有慢性消化道疾病的患者更应注意。中医认为过食生冷会损伤脾胃阳气，导致脾胃虚寒，消化功能紊乱和腹痛、泄泻、消化不良等情况。长期食用冷食还会使人的心情压抑，精神疲惫。

**食物性质的寒热适宜，是指要根据自己的机体情况适当地选择不同性质的食物。**如何选择不同性质的食物在第一讲的审因用膳中已有较为详细的论述，此处不赘述。

**3．合理搭配，是指要根据个人的营养需求和生理特点科学合理地进行饮食搭配，避免偏食偏嗜。**

为保证人体能够获得充足的营养成分，饮食要多样化，不可偏食偏嗜。目前，除母乳外，尚未发现有哪种食物具有全面而丰富营养成分能够满足人体的生理需要。我们所知道的是不同的食物类型所含有的营养成分有着明显的不同，如粮食类以碳水化合物为主，肉蛋类以蛋白质为主，油脂类以脂肪为主，蔬菜水果类以维生素和膳食纤维为主，所以平时的饮食多样化，才能保证营养成分的均衡摄入，促进人体的健康长寿。长期的偏食偏嗜，会破坏营养的平衡，造成某种营养成分的缺乏而引起疾病。

**4. 清淡为主，是指在日常生活中要以清淡饮食为主。**

所谓饮食清淡，是指低盐、低脂、低糖、低胆固醇和低刺激等“五低”饮食而言。

**低盐，是指日常饮食不可过咸，食盐的日摄入量不要超过6克。**

我们日常饮食中所吃的食盐（化学名称为氯化钠）被人体吸收后分解为氯离子和钠离子，主要的生理功能是构成细胞外液渗透压，保持细胞外液容量和维持体液的酸碱平衡等。近年来的研究发现，饮食中钠的摄入量与机体内的钠/钾值是影响人体血压水平和高血压的重要因素。例如，我国南方居民的饮食比较清淡，盐的摄入量较少，而北方居民的饮食口味较咸，盐的摄入量较多，所以北方人群的高血压病患病率明显高于南方。动物实验也证实，长期高盐膳食不仅可以诱发高血压，还可导致血液流变学指标增高，血浆胆固醇增高和小血管脂质沉着，这些因素是造成动脉粥样硬化和心脑血管疾病的重要因素。所以，保持低盐饮食意义重大。

**低脂，是指日常的饮食中油脂要少。油脂类的日摄入总量不要超过25克。**

我们日常食用的脂肪主要分为动物性脂肪和植物性脂肪，脂肪酸是构成脂肪的基本物质。脂肪酸可分为不饱和脂肪酸和饱和脂肪酸两种，植物性脂肪中含不饱和脂肪酸较多，而动物性脂肪中含饱和脂肪酸较多。大多数的脂肪酸人体内可以自己合成，但也有一些多不饱和脂肪酸（如亚油酸、亚麻酸等）人体内不能合成，必须由饮食提供，我们称其为“必需脂肪酸”。脂肪的重要生理功能为提供能量、产生热量、协助脂溶性维生素的吸收和保持体温及促进食欲等作用。但饮食中如果摄入过高的脂肪，特别是含饱和脂肪酸较多的脂肪，可能会引发肥胖、高脂血症、冠心病及癌症，甚至影响寿命。肥肉和荤油均为高能量和高脂肪食物，脂肪中主要含饱和脂肪酸，摄入过多往往会引起肥胖，并是某些慢性病的危险因素，应当少吃。

**低糖，是指日常饮食不可进食过多的甜食。**

糖类，又称为碳水化合物，分为糖、寡糖和多糖三大类。糖包括单糖

（如葡萄糖、果糖等）、双糖（如蔗糖、乳糖等）及糖醇（如山梨醇、甘露醇等）；寡糖包括麦芽低聚寡糖及其他杂寡糖；多糖包括淀粉及非淀粉多糖等。糖类在人体中有着重要的作用，如提供能量，构成细胞和组织，控制细胞膜通透性及解毒等作用。在我们日常饮食中进食的糖类主要来源是谷类食物所提供的。谷类食物除提供多糖（淀粉）外，还能提供蛋白质、脂肪、维生素、矿物质及膳食纤维等。所以，以谷类食物作为主食，以动物性食物及蔬菜水果作为副食的饮食结构是合理的。我们所讲得“低糖”是指糖类中的单糖和双糖，因为两者都具有甜味，口感好，又易于被人体吸收。糖的最大缺点是仅能给机体提供能量，而且摄入过多会转变为脂肪堆积于体内而引起肥胖，还能诱发糖尿病。所以，少吃甜食有益于健康。

**低胆固醇，是指少食用含胆固醇高的食物。**高胆固醇饮食的危害已众所周知，本文不赘述。

**低刺激，是指少食用辛辣等刺激性较强的食物。**

食物具有辛辣味的品种较多，如萝卜（包括水萝卜、白萝卜、红心萝卜等）、芥菜、生姜、大葱、小葱、洋葱、大蒜、韭菜、青蒜、蒜黄、各种辣椒、胡椒、芥末、辣酱、酒等。但我们通常所讲的辛辣食物仅指生姜、葱、蒜、辣椒、胡椒、芥末而言。因为辛辣味食物中所含的辣味物质对胃肠道有刺激作用，少量的辣味可增进胃肠蠕动和分泌而有利于消化，但大量的辣味刺激可损伤胃肠道的黏膜，所以患有胃炎、胃溃疡等慢性消化道疾病者和患有痔疮等肛门疾患者尤要慎食。

### （四）饮食养生保健的禁忌

**饮食禁忌，是指避免不良的饮食习惯或与机体不相宜的饮食或不合理的饮食搭配要采取避免、禁止或忌用的措施。**

**饮食禁忌的总原则：**

饮食禁忌的总原则，主要包括忌饮食不节、忌饮食偏嗜、忌生冷油腻、忌精细黏硬和忌饮食不洁等五个方面。

**1．忌饮食不节，是指饮食饥饱失宜或饮食规律失常，主要包括过饥、过饱和饥饱失宜或规律失常。**

**过饥，是指饮食摄入的严重不足而引起饥饿、营养不足、气血津液亏**

**虚的机体状况。**

过饥的原因主要分为主动过饥和被动过饥两种情况。主动过饥是由于某种原因（如减肥）而自己主动采取的节食而引起饥饿、营养不良的情况。被动过饥是由于某些原因（如贫困、自然灾害、社会因素等）缺乏足够的饮食供给而引起饥饿、营养不良的情况。婴幼儿及青少年时期过饥可影响其正常的生长发育及健康状态，中老年时期过饥则导致机体气血亏损而引发多种疾病及早衰。所以，有些女孩子为了追求体形美而盲目减肥，过度限制饮食的做法是不可取的，也属于饮食禁忌的范畴。过度限制饮食摄入的结果是引发营养不良性疾病和造成自身的体弱多病，长期过饥的结果则是过早地衰老和死亡。

**过饱，是指饮食摄入的严重过量而超过脾胃的运化消化能力而引起脾胃损伤、营养过剩、气血瘀滞和生痰化火等情况。**

过饱的原因主要是主动摄取的饮食过多，俗称“贪食”，即摄入的饮食远远超过了自己所需要消耗的食量。中医认为，过多地摄入饮食损伤脾胃的运化功能，使饮食阻滞于胃肠之内，形成宿食积滞，久则聚湿生痰，郁久化火而损伤气血。现代医学也证实，过多地摄入饮食会引起热量在体内的积蓄而引发肥胖、高脂血症及心脑血管疾病等。

**饮食饥饱失宜，是指饮食过饥过饱而无规律。饮食规律失常，是指一日三餐的时间不规律。**

饮食饥饱失宜，是指喜欢的饮食就吃得过饱，而不喜欢的饮食就吃得很少，这种情况以儿童为多见。

饮食饥饱失宜和规律失常都会损伤脾胃而影响气、血、精、津液的生成，气、血、精、津液的亏虚导致人体正气的不足，而正气不足则会出现体弱多病的状态。

**2. 忌饮食偏嗜，是指禁忌在日常生活中的饮食结构不合理，饮食内容偏颇。**

饮食偏嗜主要表现为饮食有偏、寒热失宜、五味偏嗜及嗜酒无度等方面。

**饮食有偏，俗称“偏食”，是指只喜欢吃某种食品或某几种食物而不**

**喜欢吃其他食物。**

有些人（特别是儿童）只喜欢吃米面及鱼肉类食品，而不喜欢吃粗粮及蔬菜类食物。如果长期坚持这种不合理的饮食结构就会使人体内的营养成分失衡，致使某些营养成分缺乏而引发疾病。

**寒热失宜，是指进食时过于喜欢热食或冷食。**

中医学认为经常进食过热及辛辣的食物会损伤胃阴而出现口干、口臭等症状，西医学也认为长期食用此类食物会对口腔、食管和胃造成损伤，甚至诱发食道癌。饮食偏冷则易损伤脾阳而导致脾胃虚寒，运化功能失职而引发腹痛、泄泻等症状。

**五味偏嗜，是指偏爱辛甘酸苦咸五味之中的某味，如喜吃甜食、口味偏咸等。**

中医认为饮食偏嗜会引起人体五脏功能的偏盛偏衰而引发疾病，如过于多食酸味的东西，就会肝气太盛、脾气衰竭，出现脾胃胀满、两胁隐痛；过于多食咸味的东西则会大骨受伤、肌肉萎缩、心情抑郁；过于多食甜味的东西，则会面色泛黑，胸中烦闷不安；过食苦味的东西，会伤脾胃，消化不良，使胃部胀满；过食辛味的东西，则筋脉容易败坏而且松弛，精神也会受到损害。尽管这些论述未必完全正确，但避免饮食的偏嗜是必要的。因为现代医学也证实，过食甜味食品易引发糖尿病、高脂血症等，过食咸味食品易引发高血压病等。

**嗜酒无度，是指无节制地酗酒。**

现在提倡适量地饮用一些低度的葡萄酒，据说有益于健康，所以有“戒烟限酒”之说。但过多地饮用高度的白酒确实有损人体的健康，有关酒对人体的危害众所周知，本文不赘述。

**3．忌生冷油腻，是指不要过多地食用生冷、油腻饮食。**

生冷饮食，是指生的或冷的饮食，如新鲜而未烹调加工的蔬菜和水果及冷饮等。如大量地生食蔬菜和水果，虽然能够获得较多的维生素，但宜损害脾胃，特别是对患有脾胃虚寒的患者尤为不利。

油腻饮食，是指含油脂较多的饮食，如含动物脂肪或植物脂肪较多的食品（油煎食品）以及肥肉（即动物皮下脂肪部分）等。中医认为过食油腻甘肥的食品，可损伤脾胃、积湿生痰和化热为火，轻则易患痈疽疔疮，重则动风而致偏瘫。现代医学也证实，过多地食用高脂肪饮食，易诱发高血脂症、动脉粥样硬化及冠心病等。

**4. 忌精细黏硬，是指禁忌食用过多的精细食品或黏硬的食物。**

精细食物，是指粮食加工过于精细而制成的食品。我们知道粮食在加工的过程中会丢失一些人体所必需的营养物质，越是精细加工的粮食其营养成分损失越大。以小麦为例，麦粒中除了含有淀粉、蛋白质、维生素和矿物质外，还含有膳食纤维、不饱和脂肪酸、生育三烯醇类、生育酚类、植物甾醇、神经鞘脂类、肌醇六磷酸、木酚素和多酚类抗氧化物等多种营养物质，特别是多酚类物质有较强的抗氧化作用。小麦经过精细加工后而生产出的精制面粉除去了营养成分丰富的麸皮和胚芽，使得麦粒中约80%的营养成分已经丢失，剩下的主要是淀粉、蛋白质、脂肪及矿物质等。所以，饮食养生保健提倡主食要粗细粮合理搭配，禁忌长期食用精细粮食的饮食习惯。

黏硬食物，是指黏性较大的食品或硬性较大的食品，如用糯米或黏米所制成的粽子、黏糕等黏食或麻花、烧饼、油条等硬食。黏硬食品不易消化，易损伤脾胃而罹患消化不良等胃肠疾病。

**5. 忌饮食不洁，是指食用前未能清洁饮食中的细菌病毒、寄生虫及毒物等污染物。**

误食细菌或病毒所污染的饮食，会引发痢疾、肝炎等疾病，误食寄生虫所污染的食物可引发各种寄生虫病，误食毒物污染的食物可出现中毒症状，严重者可危及生命。所以，饮食一定要清洁卫生，禁忌饮食不洁。

**不同季节的饮食禁忌**

我们在食物的性味归经中，曾提到食物有寒凉、温热、平和等不同类型，所以在不同的季节也要根据当时的气候条件适当选用食物。如夏季天气炎热，应多选用寒凉食物以消暑解热，而应禁忌食用温热性的食物，适当限制属于温性的肉类摄入量，如羊肉、狗肉、猪肝等，避免食用肉桂、辣椒、花椒等，以避免损伤阴液。冬季天气寒冷，应多选用温热食物以增温祛寒，而应禁忌食用寒凉性的食物，特别要注意少食用苦瓜、西瓜等寒凉类的食品，以避免损伤阳气。

饮茶也要根据一年四季的气候变化而变换茶叶的品种，如有“夏季饮绿茶，冬季饮红茶，春秋二季饮花茶”之说。从传统饮食养生的角度讲，绿茶，味苦性寒，适合于炎热的夏季饮用；红茶味苦性温，适合于在寒冷的冬季饮用；花茶味苦性平，适合于在春秋两季气候不寒不热时饮用。如果一位脾胃虚寒的人在寒冷的冬季饮用绿茶可能会引起胃脘冷痛的不适反应。

**不同体质的饮食禁忌**

每个人还应该根据自己体质的情况采用不同的饮食禁忌。如青壮年或体质健壮者，就应该多吃一些清淡饮食，而应禁忌过多地食用膏粱厚味及辛辣之品。中老年人身体虚弱者，应该适量加补一些含优质蛋白质较多的食品和易于消化的食品，而禁忌过多地食用寒凉的蔬菜水果等食品。中医辨证为偏于阳虚体质的人，宜选用饮食温补法，适量多食一些羊肉、狗肉等温热壮阳食品，而应禁忌食用田螺、蟹肉等寒凉伤阳食品。体质偏于阴虚者宜用饮食滋阴法，适量多食一些百合、银耳、甲鱼等滋阴润燥食品，而应禁忌食用羊肉、辣椒、花椒等辛热伤阴的食品。

**不同疾病的饮食禁忌**

热性疾病，宜多食寒凉食物，如服用绿豆汤、西瓜汁或食用梨等；禁忌食用辛热食品，如羊肉、狗肉、辣椒、花椒等。寒性疾病或外感风寒时，宜多食温热食物，如用生姜红糖水祛除风寒，多吃一些羊肉或狗肉等温热食品以补阳助火，以治畏寒肢冷的阳虚证等；禁忌食用苦瓜、苦菜、冬瓜等寒凉食品，以避免损伤阳气。患有阴虚内热或盗汗者，可多吃一些银耳、木耳、梨、桑椹、甲鱼等滋阴清虚热的食品；禁忌食用羊肉、狗肉、韭菜等壮阳助火食品，以避免损伤阴液。另外，患有疮痈肿毒的患者，应禁食鱼虾等食品；患有痔疮的患者，应禁食辛辣食品。

**不同药物的饮食禁忌**

在服用中药时，要根据服用药物的不同而禁忌不同的食物。如服人参忌食萝卜、浓茶；服白术时忌用大蒜、桃、李；服甘草、黄连、桔梗等药物时，忌食猪肉等，也有一定的参考价值。

# 第二编　养生理论篇

养生就是健康生活，要做好养生，保持健康，就是学会养生。养生又称养生管理，是养生目标的实现过程。

养生的主要目标之一是身体健康，益寿延年，但更为重要的是寻求生命过程中的阴阳平衡，以提高生存质量。正因为如此，养生才需要贯穿生命的全过程，越早越好。老年才重养生是否为时过晚？其意义就是达到"阴平阳秘，精神康怡"、"恬淡虚无，真气从之"，其关键是强壮脏腑，扶正固本，保养真气，起到保健强身、防病抗衰的作用。古代把人的精神和人的肉体看做一个整体，认为人是精、气、神三者的统一体。一个人的生命力的旺盛，免疫功能的增强，主要靠人体的精神平衡、内分泌平衡、营养平衡、阴阳平衡、气血平衡等来保证。

成功养生的过程就是一个科学管理养生的过程，我们强调养生要顺应自然，而非顺其自然、听之任之，养生的过程是一个积极主动的管理过程，二者的一致性最为集中地体现在其目标的一致性上。《黄帝内经·素问·上古天真论》曾指出"余闻上古之人，春秋皆度百岁，而动作不衰；今时之人，年半百而动作皆衰者，时世异耶？人将失之耶？岐伯对曰：上古之人，其知道者，法于阴阳，和于术数，饮食有节，起居有常，不妄作劳，故能形与神俱，而尽终其天年，度百岁乃去。今时之人不然也，以酒为浆，以妄为常，醉以入房，以欲竭其精，以耗散其真，不知持满，不时御神，务快其心，逆于生乐，起居无节，故半百而衰也。"

## 一、养生文化与个性化养生

在两千年前我国出版的第一部医学典籍《黄帝内经》中，就提出因人、因地、因时而异的三因制宜策略，并被广泛应用于辨证论治体系之中。但直到20世纪70年代，个性化诊疗的概念才得以明确并被广泛认同。并据此拓展到个性化养生保健及包括人类生命前期的生命全过程，从而实现由疾病医学向健康医学的转化。个性化诊疗强调以人为本，是从“人的病”朝向“病的人”的重大转变。个性化诊疗及由其延伸而来的个性化养生都是基于以人为本、因人制宜的思想，充分注重人的个性差异性，进行个性医疗（或养生）设计，采取优化的、针对性的治疗（或养生）干预措施，使之更具有有效性与安全性。世界卫生组织（WHO）在《迎接21世纪的挑战》报告中指出，21世纪的医学将从“疾病医学”向“健康医学”发展，从群体治疗保健向个性养生保健发展。“个性化”思想正逐步渗入到医学实践中，将是未来医学和养生学发展的方向。

个性化养生的基本要素为6个方面：一是共性与个性的关系，主要是群体趋同性和个性差异性的关系，有差异性没有趋同性就不可能分类，就不可能形成一个操作的层面。二是整体与个性的关系。其中中医的整体干预，是以分科还是以五脏系统为基点，是一个关键问题。三是循证与人文的关系。不能只强调人文要素而排斥当代循证思路和方法。四是功能与信息的关系，要解决信息获取、分析、评估和再现的问题。五是主体与客体的关系，涉及到医生和患者两个方面，是针对患者还是针对医生，还是两个方面互动，具体研究要分清先后主次。六是返本与开新的关系，返本实质上是研究人的范畴问题，涉及体质、证候、藏象三个关键点，要进一步思考三者如何关联。在创新上要体现世界观和方法论，关注方法的适应性和认同性，使优秀医学和文化被人类共享。

世界上没有两片相同的树叶，也没有完全相同的两个人。不同的人，身体状况也是不同的，没有一种神奇的养生方法是适合所有人的。不同的身体状况，需要不同的养生方法，进行“个性化养生”便成为了一种合理选择。如何实施这个“个性化”是医学、养生学等都共同关注的问题，也是当前迫切需要解决的科学问题，目前尚未得到很好解决，而其真正得以实施的桥梁问题就是体质的辨识。我们知道，实施同样的养生方法，同样在坚持，有些人得到了养生的效果，而有人却换来了“伤身”的后果，这很大程度上是由于体质差异造成的。人的体质类型和特征不仅可以决定人的形态结构、生理特征、心理特点，还会决定人的寿命及生命过程中更容易发生哪些问题、得哪些病。每一类人都有一定的发病的倾向性，如果能在发病之前就采取有针对性的、切实可行的生命养护措施和手段，对于维护健康养生有非常重大的意义。

养生管理的目标范畴涵盖了健康到疾病全过程中的生命养护，其范围是很广的，但其重点应放在二者之间的过程管理上，养生在预防干预阶段的意义和重要性更为突出；在临床干预阶段，虽是“亡羊补牢”，但往往也会发挥出不容忽视的重要作用。所以我们的养生管理应兼顾整个的生命过程，而在不同的阶段采用不同的养生策略，进行有针对性的个性化养生来实现养生的目标管理。

## 二、养生中的理念

养生活动的主要理念是以中医学养生思想科学饮食为基础，进而与现代健康管理理念有机融合，体现了二者的生命观、健康观、价值观，而这其中中医学的思想内涵又居于方法学的主导地位。因此养生的主要理念集中体现在天人相应、形神合一、顺应自然、正气为本、因人而异、和谐互动等几方面。

中医学始终是建立在人和自然和谐的前提下，如果离开了人和自然的和谐，就没法谈中医学的养生。中医学不是把人看成孤立的人，所以《黄帝内经》开篇就讲：“虚邪贼风，避之有时；恬淡虚无，真气从之；精神内守，病安从来。”

天人合一，人是天地的产物，老子讲“道生一，一生二，二生三，三生万物”。在地球、宇宙没有形成之前，是一种混沌无面目的“一”的状态，这个“一”是一个阴和阳的统一体。在阴气和阳气的不断运动和变化的过程中，逐渐产生了“二”，形成了清阳为天、浊阴为地的阴阳两极。古人就用“太极”来表示，太极是中国古代的哲学术语，是派生万物的本源。太极图是以黑白两个鱼形纹组成的圆形图案，俗称阴阳鱼。圆圈中没有划一条直线，而是划了一条等分的曲线，这边一个黑点儿，那边一个白点儿，这叫阴中有阳，阳中有阴。太极图形象化地表达了阴阳轮转、相反相成是万物生成变化根源的哲理。

如果只有阴和阳，没有“三”，是不会有万物的。“三”是孕育生命并使其生长壮大的“气”，是生命的体现。地气上为云，天气下为雨。地气的上升与天气的下降，构成了一种“运气”的状态，这种运动着的气的状态，是地球上一切生物产生的根本原因。故而《黄帝内经》才称为“人法天地而生”。

人是自然之子，自当遵从春夏秋冬四季的变化规律，春夏要养阳，秋冬要养阴。因为春、夏季节人的气血由内向外走，外面的气血越来越旺盛，而里面的阳气就相对不足了，所以这时候养生要注意保护阳气；夏天特别热，出汗特别多的时候会觉得心慌气短，因为汗液出去的同时，阳气也被扩散了，此时养生则要注意收敛心气，兼护心液，阳气不脱，才不会感到很疲劳困倦；秋天树叶变黄，气血就开始由外向内收，往往就会出现秋燥，甚至出现咳嗽，这时养生就要偏于滋养、偏于润肺，以帮助气血速降，有利于气血向内收拢；冬天气血内藏，正好是补养的时候，如同树要冬灌，可以使营养都蓄积在里面，吸收效果自然好，这时候养生的重点则在养育精血了。

中医认为“正气存内，邪不可干”，因为正气是生命之根。人体正气是抵御外邪、防病健身和促进机体康复的最根本的要素，疾病的过程就是“正气”和“邪气”相互作用的结果。正气不足是机体功能失调产生疾病的根本原因。

人体疾病的发生和早衰的根本原因，也在于机体正气的虚衰。正气旺盛，是人体阴阳协调、气血充盈、脏腑经络功能正常、卫外固密的象征，是机体健壮的根本所在，保养正气乃是延年益寿之根本大法。保养正气，就是保养精、气、神。从人体生理功能特点来看，保养精、气、神的根本，在于护养脾肾。

## 三、养生的原则

养生管理的基本原则主要体现在识我原则、整体原则、辨证原则、个性化原则、循序渐进原则等几方面。

识我原则主要体现为尊重中医体质类型特征规律，按照中医体质学的思想、观点，运用《中医体质分类与判定》《中医9种基本体质分类量表》的方法和工具，对服务对象的体质状况和体质特点有一个清晰的、准确的分类和判断，为下一步有针对性的养生管理提供可信的导引标识。

整体原则和辨证原则是中医学整体观念和辨证论治观念在养生管理中

的集中体现，养生管理同样需要整体观念和辨证论治观念的指导。中医学非常重视人体本身的统一性、完整性及其与自然界的相互关系，认为人体是一个有机的整体，构成人体的各个组成部分之间在结构上不可分割，在功能上相互协调、互为补充，在病理上则相互影响。而且人体与自然界也是密不可分的，自然界的变化随时影响着人体，人类在能动地适应自然和改造自然的过程中维持着正常的生命活动。整体原则强调在了解服务对象时要从一定的高度宏观地做全面观察，要避免走入盲人摸象、只重局部而忽略全局的误区。

中医辨证，就是把四诊（望诊、闻诊、问诊、切诊）所收集的资料、症状和体征，通过分析、综合，辨清疾病的病因、性质、部位，以及邪正之间的关系，概括、判断为某种性质的证。辨证是认证识证的过程，是下一步论治最直接的依据和前提。养生管理中的辨证原则则是强调要在微观的细节中悉心观察，不忽略任何一个环节，把工作做细做扎实。强调辨证固然重要，但还应审因。

个性化原则是养生管理中个性化诊疗思想的延续。地球上生存着60多亿人，但并没有完全相同的两个人。这不仅仅表现在外在显性的不同，如民族的、肤色的、年龄的、高低的、指纹的、性格的等等，而且是潜藏在内部的隐性差异，人类个性间的DNA存在显著差异，现在这项研究已广泛应用于亲子鉴定中，而这种差异是与人身体器官的功能差异和多种疾病相联系的，是不以我们的意志为转移的。比如媒体大肆宣传某某食物、药物、保健品或运动方式时，很多人就会盲目效仿，相互攀比，而不管是否适合于自己；其实由于人的体质、遗传基因等的不同，对这些养生方式的选择也是有区别、有侧重的。

再有，我们经常会遇到这样的情况，某人吸烟活了九十多岁，就有人以此来证明自己吸烟也能长寿。殊不知这种事例是真实的，勿容置疑的，但其作为经验类推时，往往事与愿违。美国科学家发现，半数人体内有一种叫谷胱甘肽转移酶的基因，而另一半人体内部没发现这种基因，正是这种基因决定一个吸烟者是否容易得癌症。这正说明人体的复杂性、生命的复杂性和人认识的局限性造成了许多的“生命悖（音被）论”及其衍生的“养生悖论”，但这并不意味着养生是无所适从的。

养生从来就没有一个统一固定的模式，要讲个性化，长寿者是因为他们找到了适宜他们的养生方法。现在，当养生中遇到个性差异时，许多人往往抱怨养生方法的不灵，其实是你还没进入到那个方法的适用范围。在专业人员的指导下给自己“量身定做”健康计划，实现“量体裁衣”式的个性化养生，才是理性、科学、负责的选择。

循序渐进原则表明了养生是一个渐入佳境的过程，是一个需要耐力、需要持之以恒的事情，不可能一蹴而就，也不可能在一夜之间完成，需要在不断摸索和调适中找到最适宜的方法，找到后，仍需要根据内外因素的变化进行动态的调整，才能保持一个最佳的状态，并得以持续。这一点在运动养生中表现得尤为突出，一定要量力而行、循序渐进，且不可勉强为之。如果一个没有一定习惯或停止运动一段时间再运动时，就要遵循“循序渐进”的原则，根据自己的实际情况逐级加量、加时，或变换强度较大的运动方式。

## 四、饮食与养生

### （一）药食同源

食药一体，凡食皆药，药食同源是中国食文化的经典。食物是人类赖以生存最基本的前提，人类对于药物的最初认识也始于对食物的认识，也就是说人类发现并利用药物的过程是与自身食谱范围扩充的需要和对食物功效不断总结积累的过程紧密相连的，药物与特定食物的功效是同源的，可以说食物的保健和治疗作用是药物的鼻祖。

中医饮食养生，习称“食养”、“食疗”。“食补”是泛指利用饮食来达到营养机体、增进健康，进而辅助治疗疾病的活动。《黄帝内经·素问·五常政大论》所说的“谷肉果菜，食养尽之”，药王孙思邈在《千金要方·食治篇》中则指出“食能祛邪而安脏腑，悦神，爽志，以资气血”。说明食物不仅维持人体的正常生命活动，还具有调理补养及治疗作用，这与现代营养学观点是完全相同的。

食物养生的作用主要有聪耳、明目、乌发、生发、增力、益智、安神、健肤、美容、轻身、固齿、肥人、强筋、壮阳、生精、补血、益寿等二十余种。这些作用在提高人体健康素质和预防保健方面有着重要意义，是构成中医养生学的一个组成部分。中国的传统饮食文化和理论与医药一脉相承。把药物学称为“本草学”也主要根源于中国以植物为主的传统饮食文化。

宋代中医巨著《太平圣惠方》专设“食治门”，记载有食疗方160剂，可以用于治疗28种疾病，并将食疗的作用总结为“病时治病、平时养生”。明代李时珍《本草纲目》中收录的食药并用之品也超过了500种，为中医食疗提供了极为丰富的资源品种。食疗的作用和药疗基本一致，主要体现在扶正与祛邪两方面。药王孙思邈特别强调指出“若能用食平疴，适性遣疾者，可谓良工”，“为医者当须先洞晓病源，知其所犯，以食治之，食疗不愈，然后命药”，并称“食治”乃“养生之极术”。

根据中医学理论，食物的特性和中药材一样，有阴阳、寒热温凉等区别。

（1）阴阳：是按照食物对人体的作用特性来区分的。阴性食物能滋阴，供养形体（如小麦、柿子、猪肉等）。阳性食物能供热能，是维持生命所必需的能量基础（如人参、韭菜、咖啡等）。

（2）寒热温凉属性：是按照人食用食物后的反应特点来分的，如螃蟹、西瓜、梨属寒性；杨梅、蜂蜜、萝卜属凉性；牛乳、鸡、葡萄属温性；姜、芥、羊肉属热性。有些食物食性平和，如甜杏仁、胡萝卜、米汤或米粥等则为中性。

（3）五味：食物的天然味道，中医食疗理论将其与五脏相对应。例如大蒜、芥、辣椒等味辛辣，主肺；香蕉、柿子、荸荠等味甜，主脾；柠檬、木瓜、米醋等味酸，主肝；苦杏仁、咖啡、莲子芯等味苦，主心；盐、墨鱼等味咸，属肾。

（4）气味：具有刺激性气味的胡椒、洋葱、辣椒等属阳，适于虚寒之人；而气味淡的杏仁、枣、橘子水和味清淡的香蕉、苹果、葡萄属阴，可用于清解内热。

（5）升降沉浮：食物在人体内产生作用和疗效时的路径和部位趋向。例如酒性清扬，易使人头晕；生姜、葱白、薄荷能使人发汗出汗；均以升散、上浮为特点。如梨能祛除内热，西瓜可利水，杏仁有轻泻作用，均具沉降、向下的特点。

常入药膳的中药有一百多种。中药中有些药物本来就是饮食中常食之品，如“药食同源”的百合、山药、龙眼肉、芡实、荷叶、桑叶、决明子、薏苡仁、赤小豆、山楂、杏仁、木瓜、枸杞子、莲子、菊花、茯苓、红花、陈皮、薄荷、桑椹、高良姜、昆布、海藻等。中华民族五千年的饮食文化使得食物的种类相当丰富，涉及人们常见的“谷肉果菜”，谷指各种谷物粮食和薯芋（淮山、土豆）、豆类；肉是禽兽肉类，鱼类和龟鳖、蚌蛤、蟹虾，以及部分虫、蛇类；果为水果、干果和部分野果；菜是各种蔬菜、野菜、瓜果类。

除此之外，调味品、香料、茶和代茶饮品实际上也属于食物。用于药膳的中药必须具备以下特点：

首先，原料中药或经制备、烹饪的中药须安全无毒，如党参、枸杞子、人参、白附片等。其次，原料中药或经制备、烹饪的中药容易咀嚼食下，如党参、山药、茯苓等；或者原料中药有较好的气味，比较适口，如小茴香、甘松、砂仁、草果、桂皮等。应用于药膳的中药主要是补虚药、温里药、化湿药、消食药，其他类别的中药使用较少。至于药性猛然、有毒的中药，则绝不能用于药膳。

附：食疗与药疗的区别：

| 食疗 | 药疗 |
|---|---|
| 摄取过程长，用量大，作用缓 | 摄取过程短，用量小，作用急 |
| 无毒副作用 | 有毒副作用，只是有大小多少之分 |
| 基于营养，成分易被同化 | 基于治疗，成分不易被同化 |
| 满足心理要求 | 不一定满足心理要求 |
| 辅助治疗或直接治疗 | 直接治疗 |

食疗养生应用最多的是食补，常用的食补方法，有平补法、清补法、温补法、峻补法四种。平补法有两种意义，一种是应用不热不寒，性质平和的食物。如多数的粮食、水果、蔬菜，部分禽、蛋、肉、乳类食物，如粳米、玉米、扁豆、白菜、鹌鹑、猪肉、牛奶等。一种是应用既能补气，

又能补阴或既能补阳，又能补阴的食物。如山药、蜂蜜，既补脾肺之气，又补脾肺之阴，如枸杞子既补肾阴，又补肾阳等，这些食物适用于普通人保健。

清补法是应用补而不滋腻碍胃、性质平和或偏寒凉的食物，有时也以泻实性食物祛除实症，如清胃热，通利二便，加强消化吸收，推陈而致新，以泻中求补。常用的清补食物有萝卜、冬瓜、西瓜、小米、苹果、梨、黄花菜等，以水果、蔬菜居多。

温补法是应用温热性食物进行补益的方法。适用于阳虚或气阳亏损，如肢冷、畏寒、乏力、疲倦、小便清长而频或水肿等症患者，也常作为普通人的冬令进补食物。如核桃仁、大枣、龙眼肉、猪肝、狗肉、鸡肉、鳝鱼、海虾等。

峻补法是应用补益作用较强、显效较快的食物来达到急需补益的目的。此法的运用，应注意体质、季节、病情等条件，需做到既达到补益目的，而又无偏差。常用的峻补食物有羊肉、狗肉、鹿肉、鹿胎、鹿尾、鹿肾、甲鱼、熊掌、鳟鱼、黄花鱼、巴鱼等。

（二）食疗原则

食疗、药膳不是药物或食物的简单堆积而成的，它讲究的是配方。药膳的配方与一般食品配方不尽相同，它需遵循两个原则：一是中医方剂组成的主次辅佐关系，二是膳食的调配原则。药膳配方主次辅佐关系，对所使用的原料应有主次辅佐关系。二者必须互相协调，才能有利于增强药膳的食疗效果。

食物的种类多种多样，所含营养成分各不相同，只有做到合理搭配，才能使人得到各种不同的营养，以满足生命活动的需要。全面的饮食，适量的营养，乃是保证生长发育和健康长寿的必要条件。《黄帝内经·素问·脏气法时论》中就指出："五谷为养，五果为助，五畜为益，五菜为充，气味合而服之，以补精益气"，《黄帝内经·素问·五常政大论》也说："谷、肉、果、菜、食养尽之"，其合理的食物配比原则至今仍非常实用。

饮食养生，并非是无限度地补充营养，而是必须遵循一定的原则和法度。概括地说，大要有五：

一、要“和五味”，即食不可偏，要合理配膳，全面营养；

二、要“有节制”，既不可过饱，亦不可过饥，食量适中，方能收到养生的效果；

三、要注意饮食卫生，防止病从口入，确保食品安全；

四、要因时因人而宜，根据不同情况、不同体质，采取不同的配膳营养。这些原则对于指导饮食营养是十分重要的。

五、倡导量化标准，配伍种类不超过12种，每样重量不超过10克。

食物的味道归纳为酸、苦、甘、辛、咸五种，统称“五味”。五味不同，对人体的作用也各有不同。《黄帝内经·素问·生气通天论》指出：“是以谨和五味，骨正筋柔，气血以流，腠理以密，如是则骨气以精，谨道如法，长有天命”。说明饮食调配得当，五味和谐，则有助于机体消化吸收，滋养脏腑、筋骨、气血，因而有利于健康长寿。

此外，饮食还要特别强调节制。这里所说的节制，包含两层意思，一是指进食的量，一是指进食的时间。所谓饮食有节，即进食要定量、定时。《吕氏春秋·季春纪》说，“食能以时，身必无灾，凡食之道，无饥无饱，是之谓五脏之葆”，说的就是这个意思。饮食还要随四时气候的变化而适当调节，这也是中医饮食养生的特点之一。元代忽思慧所著的《饮膳正要》一书中说：“春气温，宜食麦以凉之；夏气热，宜食菽（豆类）以寒之；秋气燥，宜食麻以润其燥；冬气寒，宜食黍（音熟）以热性治其寒”，即说明了四季饮食养生的偏性规律。

### （三）进食保健

进食保健关系到饮食营养能否更好地被机体消化吸收，以及对机体健康的影响，应予以足够重视。

#### 1. 进食宜缓，细嚼慢咽

《养病庸言》指出：“不论粥饭点心，皆宜嚼得极细咽下。”暴食则会骤然加重肠胃负担，还容易发生噎、呛、咳等意外，无论老幼男女皆当避免。

狼吞虎咽，风卷残云是不文明的饮食陋习。

**2．食宜专致**

《论语·乡党》中说："食不语。"进食专心致志，既可品尝食物的味道，又有助于消化吸收。古人所说的"食不语"及"食勿大言"，是符合饮食养生要求的。

**3．安静愉快**

愉悦的情绪有利于胃的消化，增进食欲，进食的环境要宁静、整洁，气氛要轻松愉快，若有轻松、柔和的乐曲则更有助于健康。如若相反，情绪恼怒，抑郁不舒，喧嚣嘈杂，则妨碍食物的消化吸收。故有"怒后不可便食，食后不可发怒"之说。

**4．食后漱口摩腹**

中医经典《金匮要略》中有"食毕当漱口数过，令牙齿不败口香"之说，经常漱口可使口腔保持清洁，牙齿坚固，并能防止口臭、龋齿等疾病；孙思邈《千金翼方》则指出："平日点心饭讫，即自以热手摩腹"，"中食后，还以热手摩腹"，都是食后保健的重要步骤。食后摩腹的具体方法是：吃食以后，以手掌在中上腹自左而右按揉推摩，力量宜适中，可连续作二三十次。

**5．食后散步**

进食后，不宜立即卧床休息，宜做一些从容缓和的活动。俗话说："饭后百步走，能活九十九"。唐代名医孙思邈的《摄养枕中方》中说："食止、行数百步，大益人。"进食后，活动身体，有利于胃肠蠕动，促进消化吸收，而以散步是最好的活动方式。如果在饭后，边散步，边摩腹，则效果更佳。《千金翼方》将其归纳为："食后，还以热手摩腹，行一二百步，缓缓行，勿令气急，行讫，还床偃卧，四展手足，勿睡，顷之气定。"这是一套较为完整的食后养生方法，后世多所沿用，实践证明行之有效。

## （四）饮食禁忌

**1．饮食禁忌的范畴**

饮食禁忌也称"食忌"、"食禁"，其内容十分丰富，有别于现代营养学内容。它主张常人与病人的饮食内容不应该也不可能是一个固定的模式，应因人、因地、因时而有所不同。它实际是在强调饮食的针对性，得当则为宜，失当则为忌，在生活和临床中要做到“审因用膳”。《黄帝内经·素问》就曾提到“五味所禁”、“五味之所伤等”。中医经典著作《金匮要略》中就指出“所食之味，有与病相宜，有与身为害。若得宜则益体，害则成疾”，唐代孙思邈也提出“安生之本，必资于食。不知食宜者，不足以存生也。”中医饮食禁忌内容涉及饮食与季节、与体质、与地域不同在应用方面的禁忌；食物之间、食物与药物之间的配伍禁忌；饮食调配制备方面禁忌，以及患病期间的饮食禁忌等诸多内容。

**2．病中及后期的饮食禁忌**

中医还特别强调患病期间及病愈后的饮食禁忌。《黄帝内经·素问·热论》指出：“病热少愈，食肉则复，多食则遗（腹泻），此其禁也。”唐代孙思邈《千金要方》中也指出：“凡诸恶疮差后，皆百日慎口，不尔，即疮发也。”患病期间所忌食的食物主要有以下几方面：生冷冷饮、冷食、大量的生蔬菜和水果等，为脾胃虚寒腹泻患者所忌；黏滑糯米、大麦及所制的米面食品等，为脾虚纳呆或外感初起患者所忌；油腻荤油、肥肉、油煎炸食品、乳制品（奶、酥、酪）等，为脾湿或痰湿患者所忌；腥膻海鱼、无鳞鱼（平鱼、鲅鱼、带鱼、比目鱼等）、虾、蟹、海味（干贝、淡菜、鲍鱼干等）、羊肉、狗肉、鹿肉等，为风热症、痰热症、斑疹疮疡患者所忌；辛辣葱、姜、蒜、辣椒、花椒、韭菜、酒、烟等，为内热症患者所忌。

凡能引起旧疾复发，新病加重的食物，统称为发物，除上述腥、膻、辛辣等食物外，还包括荞麦、豆芽、鹅肉、鸡头、鸭头、猪头、驴头肉等，为哮喘、通风、皮肤病等患者所忌。一般而言，患寒症者宜食温性热性食物，忌用寒凉、生冷食物，患热症者宜食寒凉平性食物，忌食温燥伤阴食物；患虚症阳虚者宜温补，忌用寒凉，不宜过食生冷瓜果、冷性及性偏寒凉的菜肴食物；而阴虚者宜滋补，清淡，忌用温热，不宜吃一切辛辣刺激性食物，如酒、葱、大蒜、辣椒、生姜之类；一般虚证均忌吃耗气损津、腻滞难化的食物。

### 3．服药期间的饮食禁忌

服药期间的饮食也很有讲究，清代名医章杏云所著《调疾饮食辨》指出："病人饮食，藉以滋养胃气，宣行药力，故饮食得宜足为药饵之助，失宜则反与药饵为仇。"病人服药时有些食物对所服之药有不良的影响，则应忌服，必须引起重视。张仲景《伤寒论》《金匮要略》中都有提及服药时忌生冷、黏腻、肉、面、五辛、酒、酪、臭物等。古代文献上常讲的有甘草、黄连、桔梗、乌梅忌猪肉；薄荷忌鳖肉；茯苓忌醋；鳖鱼忌苋菜；鸡肉忌黄鳝；蜜忌葱；天门冬忌鲤鱼；白术忌大蒜、桃、李；人参恶黑豆、忌山楂、萝卜、茶叶；土茯苓忌茶等，可供参考，但不能绝对化，要具体病情具体分析。

### 4．食物的"七情"

根据食药同理、同源的原理，将食物的配伍按照"七情"理论分为协同和拮抗两方面。食物的协同配伍方面包括"相须"和"相使"，拮抗方面包括"相畏"、"相杀"、"相恶"和"相反"。

相须配伍指同类食物相互配伍使用，起到相互加强的功效。如百合炖秋梨，百合与梨共奏清肺热、养肺阴之功效。雪羹汤中的荸荠与海蜇共奏清热化痰之功效等。

相使配伍指某类食物为主，其他食物为辅，使主要食物功效得以加强。如五加皮酒，辛散活血的酒，加强了五加皮祛风湿的功效；如姜糖饮，温中和胃的红糖，增强了生姜温中散寒的功效。

相畏配伍指一种食物的不良作用能被另一种食物减轻或消除。如扁豆中植物血凝素的不良作用能被蒜减轻或消除。某些鱼类的不良作用，如引起腹泻、皮疹等，能被生姜减轻或清除。

相杀配伍指一种食物能减轻或消除另一种食物的不良作用。如上例，蒜能减轻扁豆中植物血凝素的不良作用。实际上，相畏和相杀是同一配伍关系从不同角度的两种说法。

相恶配伍指一种食物能减弱另一种食物的功效。如萝卜减弱补气类食物（如鹌鹑、燕窝、山药、山鸡等）的功效。

相反配伍指两种食物合用时可能产生不良作用，形成了食物的配伍禁忌。据前人的经验，食物的配伍禁忌比药物的配伍禁忌（十九畏、十八反）还多。如柿子忌茶、白薯忌鸡蛋、葱忌蜂蜜等。

对食物禁忌的理论和经验，目前尚缺少严谨科学实验的完全证实，有待今后更多研究结果的验证或修正，但目前在实际应用中，仍当引以为鉴。另外，对相杀、相恶、相反、相畏的食物配伍，在没有明确它们相互之间作用时，应谨用或不用。

# 第三编　常用食物食疗歌

## 百首竹枝话食疗

冯宏来　著

### 一、谷物类

五谷为养，谷物为主食：

1. 稻米总称名为粳

稻米总称名为粳　依据黏性分两种
粳米晚稻称大米　一年三季可收成
大米味甘性温平　益气止烦且温中
止渴止泄和胃气　长肌强筋壮骨形
粳米芡实作粥膳　耳聪目明且益精
常食米饭调五脏　令人养颜血脉通
黏稻通称为糯米　气味略苦性温平
益气止泄补中气　温肺暖脾效特灵
过食鸭肉致食滞　米泔自有化食功
稻杆烧灰醋调服　喉痹即可止肿痛

2. 小米名粟味略咸

小米名粟味略咸　米质无毒性微寒
食之可祛肺胃热　补养肾气益丹田
煮粥而食治腹痛　研粉滤汁医霍乱

陈年小米解烦闷　除热消渴利小便
小米磨面煮汁服　速止鼻衄最灵验
杂物迷物难睁眼　生米嚼汁浴自痊
小米炒熟煎稠汁　外敷灼伤利消炎
生嚼米汁置患处　能虎咬伤疗效显
霍乱卒热饮泔汁　利止渴症除心烦
酸泔淀粉生地黄　贴敷可疗赤肿眼

3. 大豆本色黑与黄

大豆本色黑与黄　可食可药用途广
黄豆性平且味甜　久食尚可养五脏
水发黄豆磨豆腐　老少咸宜嫩而香
榨油做酱极普遍　家家受用情悠长
主治水胀消肿毒　宽中下气利大肠
豆油气味辛甘热　连续涂敷疗疥疮
黑豆可食可入药　别名乌豆药性强
生研涂敷治痈肿　炒末温服医腹胀
盐煮黑豆连汤饮　治水下气宜肾脏
久吃长肌益颜色　填精补髓体健壮

4. 绿豆因色而得名

绿豆因色而得名　遍植各地广收成
季春孟夏宜下种　苗高尺许叶小形
粒粗色鲜称官绿　粉多油绿乃泛称
粉少早种呼摘绿　迟种冠以拔绿名
绿豆甘寒且无毒　煮食下气且消肿
榨汁生服可疗丹　作枕明目祛头痛
补益元气调五脏　安神行脉祛浮风
豆粉味甘性凉平　主治痘疮疗背痈

痘疮湿烂不愈合　豆粉干擦痂自成
豆皮甘寒天毒性　利鲜甘寒翳渐明

5. 豌豆色绿小而圆

豌豆色绿小而圆　北方各省均盛产
仲秋八月即下种　秧苗弯曲弱如蔓
叶似蒺藜无二致　对生结荚豆如丸
俗呼豌豆为胡豆　老豆斑麻有青斑
气味甘平无毒性　性味归经脾胃间
富含植物凝集素　淡煮而食消渴烦
煮食空中下乳汁　止呕止泄利小便
常做酱料味甘美　可享佳肴宜佐餐
豆面白细美容好　溶水洗脸肤色艳
豆粉尚能治痘疮　煎饮除烦疗霍乱

6. 扁豆种植在篱垣

扁豆种植在篱垣　蔓延而生茎自缅
叶大如盘圆有尖　花形长圆两相间
类生花下形态扁　有如猫耳与刀镰
类似龙爪与虎爪　白露之后始繁衍
实有黑白二颜色　白者性温黑者寒
食药两用白豆好　药性微温气味甘
和中下气益五脏　利止呕逆医霍乱
生嚼煮汁徐徐饮　除湿祛热脾胃暖
常食扁豆利三焦　化清降浊益二便
恶疮结痂痒不止　扁豆捣敷自安然

7. 小麦秋种逾冬长

小麦秋种逾冬长　春秀夏实冬贮藏

颇具四时中和气　五谷之中食用广
北麦皮薄户面多　西麦皮厚碍产量
麦性微寒气味甘　新麦性热陈麦凉
主治咽干止烦渴　尤利下焦益膀胱
小麦百合生地汤　除烦安神理健忘
可医唾血与漏血　常吃面食利五脏
陈面煎汤止虚汗　烧研油调敷诸疮
老者五淋周身热　宜饮小麦通草汤
麦麸性寒味甘咸　和麸做饼止便溏

8. 玉米也叫玉高粱

玉米也叫玉高粱　按粒定型分八档
北方各省种植广　马齿硬粒高产量
食用价值居首位　花柱根叶药用广
玉米甘平性无毒　调中开胃且厚肠
小便淋沥尿结石　根叶煎饮即通畅
性平味甘玉米须　利胆利肾益膀胱
主治肾炎与水肿　煎饮调压降血糖
肝炎黄疸可治愈　止呕停衄疗血伤
玉米须炖五花肉　疗崩治劳药性强
急性炎症且水肿　宜食米须煎蚌汤

9. 荞麦有苦也有甜

荞麦有苦也有甜　甜荞性寒气味甘
立秋前后宜下种　赤基绿叶白花灿
结实累累三棱形　熟透乌黑宜磨面
耐饥益气可提神　益练脏腑除宿便
小儿丹毒疮赤肿　以醋调粉利消炎
降气宽肠除积滞　热肿风痛益治痉

炒面砂糖水调服　主治痢疾去肠寒
气盛宜食荞面品　脾虚而食却伤元
南方产有苦荞面　蒸糕微苦面性黏
荞面充饥勿过量　须眉易脱晦面颜

10. 芝麻开花节节高

芝麻开花节节高　八棱巨胜成色好
七棱色赤味酸涩　山地胡麻均四角
白色芝麻食用好　乌黑芝麻可入药
生麻甘平无毒性　久服轻身不易老
主治虚羸补五内　益气长肌填髓脑
坚筋壮骨明耳目　酌量服之利三焦
补中益气润脏腑　逐风除湿见显效
芝麻榨油名香油　频涂生发效率高
香油适量可生饮　发声喑哑可渐消
芝麻生食防生疾　解毒止痛可润燥

## 二、蔬菜类

五菜为充，补益维生素：

1. 韭菜归心润五脏

韭菜一种而久长　一岁四割根不伤
韭茎泛称为韭白　韭根俗名称韭黄
性味温辛略酸涩　春月作馅味甚香
药性归心安五脏　利胃除热且宽肠
韭叶鲫鱼同鲊食　可治痢疾了便溏
韭根生捣制膏浆　日间频涂毛发长
根叶煎汁可温中　补虚下气可助阳
调和脏腑增食欲　吸收运化功如常

热汁酌饮止盗汗　煎洗可疗痔脱肛
韭菜鲜香但生热　盛夏少食利健康

## 2. 葱疗耳疾利耳聪

本草纲目菜部中　分门别类记述葱
初生之葱名曰针　葱叶统称为葱青
外皮冠名曰葱袍　葱茎食药可两用
葱白辛平叶性温　主治浮肿与中风
主治伤寒骨肉痛　能疗喉痹不畅通
葱白适量煎汤饮　润肠通便逐肠风
葱白尚且除肝气　根治伤寒祛头疼
利通关节止衄血　补益三焦水道通
妇人妊娠通乳汁　疏筋活络疗乳痈
久食大葱目清秀　且疗耳疾利耳聪

## 3. 油菜捣汁疗浮肿

油菜尚有诸美称　芸苔胡菜乃学名
食药两用受青睐　季秋孟冬即下种
苔心娇嫩宜食用　历经风雪不畏冬
菜叶色形似白菜　菜籽榨油可燃灯
茎叶气味辛而温　主治丹毒疗乳痈
叶汁辛温无毒性　主医血痢疗腹痛
消肿行滞除冷气　取油敷头黑发生
金疮血痔敷即愈　肠风下血服自灵
腰脚疾患少食好　过量存性阳气升
煮食可以壮筋骨　捣叶外敷利消肿

## 4. 姜汁频敷疗冻疮

沙地最宜种生姜　扬州名姜质优良

姜苗只高二三尺　叶似煎竹青而长
双双对生无花实　枝青根黄叶泛香
适量吃姜除臭气　利通神明益五脏
止咳止逆止呕吐　祛痰下气疗肤胀
捣汁调和黄明胶　敷贴风湿妙无常
姜汁蜂蜜生地黄　补胃除风利健康
牙龈肿痛夜呻吟　频擦姜末药性强
生姜榨汁熬成膏　勤敷尚可疗冻疮
勤渍姜汁祛狐臭　煎服姜皮治溃疡

5. 大蒜消谷理胃脘

蒜有大小外形圆　类归五荤药性全
小蒜根小瓣也少　大蒜瓣多辣当先
气味辛温有小毒　功益脾肾为首选
暖中安神医霍乱　消谷润肺理胃脘
除邪化滞排毒气　力排诸毒益养颜
生蒜捣浆除患处　疗疖治疮利消炎
蒜叶主治婴儿疹　成人化痹解心烦
时气瘟症头泛热　服汁气爽心自安
另有大蒜名为葫　气味辛温毒性浅
内饮外服疗疥癣、捣膏敷脐通二便

6. 萝卜化滞散瘀血

萝卜好吃且丰产　遍植各省品种全
有白有红也有绿　其形有长也有圆
生脊地产硬而辣　沙地萝卜脆而甜
作馅擦丝糖醋拌　生熟两吃极方便
萝卜甘辛叶微苦　消谷和中祛痰涎
捣汁生服可消渴　悦色肌细身轻健

利除恶气益五脏　熟食尽可疗肺炎
羊肉萝卜清炖好　羸弱强身属首选
化滞鲜酒散瘀血　生津润肠通二便
脚气足痛坐不安　萝卜煎汤洗即痊

7. 白菜除烦解酒渴

白菜学名称为菘　四时常见白而青
北方冬贮皆入窖　南方畦内且过冬
白菜豆腐一块炖　世人呼称享太平
茎叶甘温无毒性　多吃少吃需择情
气虚多食发冷汗　内热气壮症减轻
益除心烦解酒渴　和胃润肠便自通
肺热气盛常咳嗽　榨汁冬饮效甚灵
中毒生疮难愈和　菜糊频涂消炎症
长丝入目不堪忍　菜汁滴入瞳自清
菜籽无毒可榨油　常食乌发秀而浓

8. 香菜常吃止头痛

香菜元荽属同名　菜质细腻口感清
仲秋下种遴晦日　茎长叶圆花奇形
冬春采之鲜而嫩　食药两用可兼能
根叶辛温有微毒　或生或熟可食用
主治消谷利脏腑　补益下焦气自通
神经系统罹疾患　常吃香菜缓头疼
利解肢热益筋脉　热饼裹食疗肠风
美酒佳肴同进食　香菜爽口味清融
妇人产后奶不足　香菜煎汤乳即生
菜籽辛酸有妙用　煎鱼烹肉可祛腥

### 9. 芹菜甘寒疗肿痛

芹分水旱有两种　食药两用有异同
旱芹甘寒无毒性　捣汁而服治痈肿
久吃可去心烦热　捣汁生服止疮疼
干芹成膏频摩擦　结核聚气症渐轻
水芹多生江南泽　茎性无毒味甘平
主治女子赤白症　久食令人食欲增
略饮芹汁祛伏热　酒后服汁助清醒
生熟两吃止烦渴　有助下焦二便通
水芹细切煎汤饮　小儿吐泄可渐停
去叶白根榨汁服　白淋立止可消痛

### 10. 百合益气增食欲

百合根似一朵花　形如大蒜瓣为芽
一蒽直上冲天长　四面生叶满枝杈
叶短面宽微似竹　尖如柳叶长而狭
白花四季颇对称　食药兼得疗效大
白根甘平性无毒　主治心痛降血压
常食百合利二便　可疗胃虚食纳差
利除寒热周身痛　安心利胆祛神坦
可蒸可煮可热炒　止涕止泪面生华
用蜜蒸食可温肺　止痰止嗽音不杂
常食百合益五脏　运化如常面色佳

### 11. 竹笋滋阴利睡眠

竹笋品种有若干　食药两用产江南
竹有雌雄方生笋　行根鞭笋嫩又鲜
竹笋味甘性微寒　消渴利尿宜佐餐

久食利膈能下气　驱热爽胃可消痰
苦笋味苦略含甜　主治虚烦利睡眠
宜蒸宜煮更宜炒　消渴利除腹胀满
淡笋味甘性且寒　除热消痰治头旋
利医迷闷和瘟疫　力治小儿患惊痫
桃笋味苦有小毒　捣碎喂服疗畜患
酸笋性凉气味酸　止渴鲜酒宜汤煎

## 12. 茄子利咽且止痛

茄子干寒但无毒　利除寒热厚脏腑
紫茄黄茄处处有　青茄白茄北方出
霜茄烧研温酒服　肠风下血可止住
温酒送服黄茄末　外伤青肿能速除
上方服后用膏涂　根治背疮效显著
糟茄细嚼汁缓咽　利咽止痛食自如
黄茄烧灰仍存性　根治牙痛需频涂
夏月足肿步维艰　茄根煎汁可外敷
茄灰盐醋共稀释　口腔发炎可频漱
冻疮皴裂消炎症　枯茎煎渍痕即无

## 13. 冬瓜常食体轻健

冬瓜三月苗引蔓　叶大形圆而有尖
茎叶双双生毛刺　秋月结实大而圆
经霜瓜肉肥白嫩　皮生白粉厚而坚
瓜瓤如絮谓之练　煮茹不如蜜钱甜
瓜味甘甜略微酸　主治腹胀利小便
冬瓜捣汁止烦渴　益气强身除胸满
解热消肿疗毒痈　常食不懈体轻健
痔疮肿痛汤洗愈　食鱼中毒饮汁痊

瓜瓤甘平且无毒　令人悦泽絮搽面
瓜叶捣敷疗蜂叮　叶汁涂疮效神验

14. 黄瓜清热利运化

黄瓜学名叫胡瓜　遍植各地产量大
仲春二月可下种　隔月生苗引蔓爬
叶如冬瓜且生毛　孟夏仲夏开黄花
结瓜直径约寸许　瓜长盈尺色青然
可生可熟可食用　药用价值非虚夸
气味甘寒有小毒　清热解渴利运化
小儿热痢胀腹痛　瓜蜜同食疗效佳
水瘤肚胀肢浮肿　只瓜炖服水即下
瓜汁端午入瓶藏　灼热伤痛可频擦
生食黄瓜需酌量　谨防冷气脐下发

15. 丝瓜润肠可助阳

丝瓜遍产南北方　成熟果实圆而长
瓜嫩时为青绿色　可炒可拌鲜而香
气味甘平无毒性　枯者研末疗痘疮
烧研存性化痰涎　煮食除热且利肠
凉血解毒可杀虫　暖胃润肠可壮阳
痈疽疮口难收敛　捣汁而服疗溃疡
丝瓜烧研调猪脂　可疗手足结冻疮
子仁炒焦研末饮　以渣外敷治腰伤
丝瓜适量烧有性　和肉为丸妥珍藏
每服一粒温酒下　化痰止嗽肺清扬

16. 苦瓜益脾除烦渴

苦瓜分属葫芦科　因味定名产全国

内含瓜甙和果胶　气味苦甘性独特
归经心肝和脾肾　清暑涤热效显卓
结瓜长者半尺余　皮上泛棱青绿色
内有红瓤具甜性　瓜肉食法尤其多
清心明目可解毒　益解劳乏除烦渴
瓜心纳茶风阴下　水煎频饮疗暑热
捣瓜滤汁加糖服　暖胃润肠多特色
苦瓜煅末名为散　温水送服利排浊
苦瓜瓜籽有药性　益气壮阳两兼得

17. 木耳耐饥降脂灵

本草纲目菜部中　木耳赫然有其名
朵大肉厚称上品　性味归胃大肠经
生于桑槐楮榆柳　形似人耳唤此称
朽木难雕却生耳　夏季采摘曝干用
气味甘平有小毒　气和耐饥降脂灵
红枣木耳红糖煮　可治血淋与血崩
红糖木耳煮柿饼　疗痔疗疮又疗疔
木耳木贼研末饮　眼停冷泪目渐明
木耳荆芥煎汤漱　牙痛诸症可渐轻
木耳好吃含阴性　多食肾冷防衰精

18. 芥菜通窍耳目聪

芥与白菜外形同　遍产各地产量丰
青芥大芥药性好　马芥花芥宜食用
侑肉而食味辛香　令人食欲可大增
茎叶均有温辛味　性归心肺与肝经
主治肾症除邪气　利通九窍耳目聪
对症能治乳糜尿　利止便血与血崩

牙龈肿痛涎水臭　芥汁含漱即可停
芥汁和面做成饼　患痔频坐驱肿痛
止咳宁嗽除冷气　尚疗咳逆去头风
芥菜根煎车前草　可疗痢疾和水肿

## 19. 菠菜养血且润燥

菠菜又名波斯草　全国各地产量高
内含碳水化合物　脂肪草酸量不少
春月下种收获早　季秋种者产嫩苗
菠菜根叶甘冷滑　滋阴养血且润燥
常吃菠菜利脏腑　治疗便血效果好
利通血脉开胸膈　煎根消渴最有效
大便涩滞久不通　滑以利窍助下焦
菠菜海蜇拌而食　血压平稳晕症消
菠菜猪肝煎汤服　贫血诸症得治疗
多食脚弱动冷气　便溏患者量勿超

## 20. 马齿苋可疗肿痛

马齿苋称长命菜　园野同生可广采
新鲜肥嫩为上品　酸寒无毒可入菜
性归大肠肝脾经　抑制杆菌防肾衰
清热解毒疗肿痛　宜治妇科赤白带
菜叶煮粥止痔痢　服汁热淋病百瘥
生菜榨汁加糖饮　医治阑尾见效快
痔疮初起发阵痛　苋浆涂敷好起来
脚气浮肿小便涩　粳米苋汁饮即排
牙齿疏松牙龈肿　常吃苋菜可补钙
面生黑斑实不雅　苋汤频洗面色白

## 三、肉品类

五畜为益，营养极丰富：

1. 猪肉通便疗水臌

豕之曰豚又名猪　其肉寒若有小毒
适量而食通血脉　步履坚实壮筋骨
羸弱之躯补肾气　壮阳为实滋阴误
浮肿胀满食纳差　通脊炒韭效显著
新杀猪肉贴患处　连敷三片肿自除
以毒攻毒食头肉　可疗惊痫五痔出
猪油味甘性微寒　利肠通便疗水臌
猪蹄性寒气味甘　止咳宁嗽胖得补
猪血性寒冷无毒　壮气消积利六腑
猪肚味甘性微温　四季宜食五脏舒

2. 狗肉疗痔可驱虫

本草纲目兽部中　谓犬共计有三种
田犬长喙善狩猪　吠犬短喙看家型
食犬体肥供馔膳　首推黄犬富药性
肉味咸酸性温平　少食益气易身轻
能安脏腑壮阳道　除劳疗伤具补功
可厚肠胃食下焦　填髓壮骨可益精
空腹食肉疗浮肿　豉肉熬粥治胃冷
热肉煎汁服七日　可治痔瘘且驱虫
狗蹄猪汁能下乳　狗血热饮疗虚症
频擦乳汁头生发　烧皮酒服驱逐风

3. 羊肉开胃壮筋骨

羊之种类难述详　遍产全国皆别样

吴羊头大但毛短　真羊体大而毛长
羊肉性热味甘苦　补中益气疗神伤
开胃健脾壮筋骨　小儿羸弱益健康
风入腠理积胸臆　蒸食肥羊缓痹伤
头蹄甘平无毒性　助益下焦利膀胱
羊心甘温归心经　补心舒郁胸膈畅
小便频数夜难寐　宜食豆叶羊蹄汤
脾虚胃弱食纳差　食肚运化功能强
羊肝甘苦性寒凉　不食明目疗翳障

4. 牛肉补羸便通达

六畜数牛体积大　通体肉多大骨架
北方黄牛肉质好　南方水牛质亦佳
黄牛肉味甘而温　安中养脾强胃纳
牛肉炖服宜佐餐　腹中积癖会自下
炙肉面食擦轻粗　牛皮风癣渐软化
消痞宜食水牛肉　补益脾胃生华发
牛乳味甘性略寒　虚羸利补便通达
目眩消渴食牛脑　偏正头疼疗效佳
冬月淡煮肥牛脾　日日频服痔不发
黑牛黄牛骨髓好　久服益寿好年华

5. 马肉减肥可消暑

马肉辛苦冷无毒　主治除热长筋骨
益志强身耐饥渴　肉汁洗头疗疮秃
马乳气味甘而冷　减肥止渴且消暑
常食酱心不健忘　煮肺阳痿可进补
马肝性烈有巨毒　佐餐堆肝不可服
马肾甘平味略咸　主治阴虚益丈夫

马眼煮食性无毒　主治惊痫暖下腹
马骨烧灰醋调浆　治疗秃疮宜久敷
马齿烧透研末敷　疗痈消肿效显著
妇人乳炎痛难忍　马尿勤渍痛自除

## 6. 驴肉解烦止狂症

驴在马科动物中　可食可药兼双性
高楼不攀力耘耕　粗粝其食度自雄
肉质甘凉入肝脾　力解心烦止狂症
补气养血肉汁好　野驴肉质也同功
酱食头肉能消渴　渍釉温酒疗头痛
驴之骨髓性甘温　煮食煎汤治耳聋
驴血无毒性咸凉　熟食润燥水道通
牛乳味甘气冷利　热后频饮可压惊
驴脂可敷疥疮癣　和酒酌服嗽喘宁
驴皮煎胶疗骨痛　可治血痢与肠风

## 7. 骡肉粗糙有小毒

骡大于驴健于马　其力在腰速可嘉
非驴非马形居中　臀短腿长扁尾巴
肉味苦涩性辛温　食用价值一般化
挽车驮载属佳畜　药用价值并不大
肉质粗糙有小毒　虽可入馔口感差
骡性顽劣难驯化　孕妇食用危害大
自古未见入药方　新方药用较复杂
唯有四蹄可药用　烧灰存性药性佳
麝香少许酒调服　妊娠保胎属妙法
跌打损伤用骡屎　炒焦裹熨效速达

8. 驼肉润肤疗疮疔

骆驼一共有两种　家驼野驼塞北生
驼状似马头似羊　长项垂耳峰鞍形
色有黄褐与黄紫　力负千斤可远行
其性耐寒耐恶热　日行千里疾如风
驼峰内有风子油　主治风瘙顽痹症
筋皮破损伤及骨　驼脂火炙擦即灵
驼肉甘温无毒性　壮筋润肤疗疮疔
驼乳甘冷性无毒　补中益气耐饥冷
驼黄不如牛黄好　逊于牛黄功略同
驼毛烧研酒送服　妇人带下可渐停

9. 狼肉去痛止瘙痒

狼属野畜生北方　雄者名獾雌者狼
体大如果多苍色　鸣声如沸诸孔张
能作儿啼魅人状　野狸闻声即躲藏
肉味性咸类狐犬　填充骨髓益五脏
腹有冷积最宜食　尤能厚胃且暖肠
膏脂补中益气好　润燥泽皱除恶疮
狼牙刮末温水服　可疗狂犬致人伤
烧灰存性温水服　食物中毒排险象
狼之喉靥研为末　丰钱入服疗噎伤
嗉下之皮搓条状　勒头去痛止瘙痒

10. 鹿肉润燥悦人面

鹿种虽多同宗源　马身羊尾头侧偏
四足高脚行甚速　生角为牡秃头牝
黄如小马称马鹿　牝者无角也无斑

鹿之大者名为麈　可率群鹿山林串
肉味甘温煮汤食　补中益气体康健
头肉煮烂煎汁饮　老者消渴止心烦
食髓补脑疗效好　润燥泽肌悦人面
久服鹿茸疗肾虚　强志益气压惊痫
重尖鹿角磨汁饮　泌尿系统防感染
鹿肾煮粥益肾气　助阳轻身筋骨健

## 11. 兔肉温中利大肠

兔大如狸体毛长　形如鼠辈短粗样
耳大缺唇无脾脏　前腿略短速疾翔
肉味平辛为上品　补中益气利大肠
腊月制酱增食欲　可祛小儿豌豆疮
兔肉性寒可解热　酌量长食疗渴伤
兔血寒咸无毒性　凉血活血药性强
兔脑消炎可止痛　涂敷可以疗冻疮
麦苗兔骨煮汁饮　羸弱之躯始健康
兔肝明目止劳损　渐止头晕视如常

## 12. 常食猪肠疗脱肛

猪肠味甘性略寒　经归大肠利通便
力补下焦虚竭症　运化如常腑脏暖
久食肠品疗血痢　可医脱肛痔管炎
主治尿急尿频症　疗渴安神利睡眠
常服宜治肠风热　润肠通滞便不干
血痢脏腑得调治　润肠便出可渐痊
大肠炖服加芫荽　助疗便秘结肠炎
槐花入肠米醋煮　宜疗痔瘘与肠疝
焦熘肠圈脆而嫩　食药兼用两周全

## 13. 猪肾固精止盗汗

猪肾无毒性咸冷　气通膀胱归肾经
补虚除热消积滞　主治肾虚和腰疼
疗肿固精止盗汗　老人常食医耳聋
暖人腰膝壮筋骨　酌食可治消渴症
枸杞豉汁炖猪肾　阳痿羸弱食欲增
猪肾一付煮黑豆　可疗肘伤止肿痛
久咳久嗽永不痊　肾煎椒汤啖自灵
炙肾能疗赤白带　又治漏下与崩中
丝瓜胡椒炖猪肾　久服可治肺脓肿
猪肾一具煨碎骨　久泄不止可渐停

## 14. 羊肝止痛治牙疳

羊肝味苦药性寒　富含脂肪尼克酸
补肝祛肝疗虚热　主治失明赤目暗
养肝补肝入肝经　肝症宜服羊肝丸
青羊肝脏养目好　老人久食目复然
血虚萎黄人羸瘦　醒目清盲宜食肝
羊肝葱籽煮粥食　强身健体防虚汗
一具羊肝煎汤饮　益肝补血翳障痊
羊肝作羹疗贫血　近视久服能前瞻
羊肝一具煮烂熟　立止肿痛治牙疳

## 15. 羊肚可疗尿频数

羊之胃脏名称肚　富含碳水化合物
既有脂肪尼克酸　也有数种维生素
气味无毒性甘温　主治反胃虚汗出
常食肚羹治羸弱　且治尿急尿频数

羊肝粳米做豉粥　中风虚弱能进补
羊肚煮烂空腹食　可疗渴症胃热除
白术羊肝煎汤饮　缓解肤热疗效殊
党参白术加山药　同煮羊肚健脾腑
黄芪羊肚煎汤服　空腹而食胃平舒

## 四、瓜果类

五果为助，果糖果汁理丰富：

### 1. 李子降糖可常备

李子分司五果类　名目繁多味甘美
野生李子味苦涩　核仁药用性卑微
糖藏蜜饯制干果　白杏晒干属美味
仲夏李子成熟时　加盐揉搓去汁水
去核晒干即可食　佐餐下酒人不醉
性温味酸且无毒　酌食暖胃肤色媚
李仁虽苦但性平　骨伤摔跌瘀血退
李树根皮性大寒　降糖消渴可常备
叶子味酸略显甘　巧理惊痫显珍贵
树枝煎水渍目翳　镇痛消炎疗伤溃

### 2. 鲜杏如梅煮生津

杏称甜梅属果部　味酸性热有微毒
酸味如梅益生津　口感似桃果味足
适量少食可强心　生吃过多伤筋骨
超量而食动旧疾　晚经落眉致眼瞽
倘能适量食果脯　尽可排除冷热毒
杏仁液治破伤风　口服可治人抽搐
利解心烦治惊痫　除热润肠便自如

杏花味甘无毒素　关节酸痛饮即除
杏叶主治身浮肿　浓汤热浸利康复
杏仁烧灰制成膏　日勤擦除痣自无

3. 梅性平和祛痰涎

梅性平和味道酸　生吃止渴止咽干
多吃损齿伤筋脉　损脾伤胃易生痰
乌梅性温略甘涩　下气除热利心安
去痰利筋止下痢　止渴调中去痰涎
泡水饮汁治肺痨　止醉安神利睡眠
另有白梅称霜梅　性平无毒味酸咸
宜治刀伤可止血　研烂敷擦利消炎
常食核仁耳聪慧　明目轻身悦容颜
精力旺盛抗衰老　耐饥益气除心烦
梅根煎汤趁热饮　徐徐咽下治霍乱

4. 鲜桃润肠助消化

桃树易栽又易活　三年之后便结果
红桃碧桃样样有　金桃银桃佳品多
味辣酸甜有微毒　药性各异具特色
个大香甜为上品　汁多如蜜性温和
生津润肠助消化　活血消热鲜劳热
枝叶根花可入药　桃仁用途尤其多
当归大黄加桃仁　水煎冲蜜治便灼
白芷白酒加桃花　坚持涂擦除斑褐
煎汤洗头用桃叶　除净头湿痒立脱
树根鸭蛋煮熟吃　风火牙疼无发作

5. 多吃西瓜解热痢

全国遍产大西瓜　好吃不贵药性佳

多糖且富维生素　矿物质类品繁杂
瓜瓤味甘又性寒　清热解暑首选它
除烦止渴又利尿　口疮喉痹疗效佳
食瓜尚可解血痢　贪杯用其解酒瘕
食瓜避暑勿贪多　谨防伤脾碍运化
西瓜番茄榨汁饮　脾胃调和助食纳
干皮研末加冰片　频涂可疗风火牙
瓜汁加糖酌量饮　镇静安神不虚夸
翠衣决明煎茶饮　日久天长降血压

6. 葡萄益血可壮腰

葡萄又名叫蒲桃　折藤而栽即秧苗
山西河北皆盛产　唯有新疆产量高
盛夏时节尝鲜品　葡萄晒干供远销
酿成多种葡萄酒　可疗贫血益壮腰
葡萄富含有机酸　补益气血筋骨好
主治湿痹耐风寒　耐饥轻身不显老
葡萄姜汁兑绿茶　治疗菌痢有强效
葡萄鲜藕生地黄　加蜜煎煮治血尿
葡萄浓汁制成膏　食罢烦渴立可消
另有婴奥山葡萄　久食止渴气色娇

7. 桔子润肺精痰涎

果中名品当属桔　多生江南诸山区
果实瓣小味微酢　皮薄而红药性奇
甜味桔子可润肺　酸桔能除胸膈气
桔子好食需酌量　多食无益生痰疾
蜜煎酱制吃法多　各有所吃凭情趣
食桔不可同时蟹　致人软痈且难医

药性辛温属桔皮　有青有黄两相宜
黄皮止渴清痰涎　主治胸隔除热逆
青皮煎饮利消食　疏解肝胆泻肺郁
桔核炒研可入药　常服能治酒糟鼻

8. 橙子可祛胃浮风

大个桔子名曰橙　果含香气呈圆形
软熟而软宜存贮　味酸无毒具寒性
可医颈部淋巴结　能解蟹毒和鱼腥
加盐和蜜渍酸汁　煎后贮食风味浓
少量久服止咳逆　补气可祛胃浮风
蜜煎糖制为橙丁　味甘下气疗疮疖
和盐贮食利温中　醉酒未解可速醒
隔年松子烟熏透　可疗痔疮消肿痛
水浸橙核日轻涂　面生粉刺可速清
橙核晒干炒研末　酒服闪腰立止疼

9. 香蕉润肠可清热

香蕉归属菡蕉科　又名甘蕉和蕉果
主产南方诸省区　临秋时节喜收获
色香味甜气浓郁　滋阴润肠可清热
主治阴虚胃脘痛　热病烦燥口干渴
大肠液亏定便秘　连食香蕉去肠火
清炖香蕉连皮吃　数日连服医痔脱
香蕉煮茶加白糖　捣碎调匀可常喝
主疗阴虚与阳亢　养阴积液眼不浊
香蕉尚可制药膳　冰糖煮食治久咳
香蕉好吃但性寒　胃虚便溏需自酌

## 10. 白果解疾可杀虫

白果又名叫银杏　树高叶如鸭掌形
原产江南初入贡　如今平民尽享用
二月开花青白色　经霜乃熟可收成
核尖二棱为雌性　雄者核尖系三棱
核仁甘苔性平涩　生食解痰可驱虫
适量生吃可解酒　食之过量能毙命
银杏熟食最宜人　温肺益气医喘症
定时定量治白浊　炒熟研末医尿频
生嚼成浆涂鼻脸　祛斑除皱疗癣症
银杏鲤鱼忌同食　谨防食后患软风

## 11. 枇杷可祛止焦火

枇杷位居山果中　叶似琵琶而得名
树高只有一丈许　肥枝长叶颇茂盛
经年不谢四季青　花白如雪值盛冬
孟夏结出球形果　熟时果色与杏同
大如鸡卵皮甚薄　止渴下气利肺清
止呕能平上焦火　滋润五脏显药性
多吃生痰且伤脾　同食肉面患黄病
叶子煎饮能和胃　取花研末疗头风
枇木白皮煮汁好　冷服止逆食欲增

## 12. 荔枝醒脑可提神

荔枝一名为离枝　离干数日味易失
闽中荔枝属上品　蜀州岭南味好吃
树本高达二三丈　绿叶蓬然度四时
果实泛红肉色好　味甘性平且多汁

果肉生津能止渴　益人颜面强肤质
提神醒脑治头晕　止烦健气可益智
数枚荔枝烧存性　白汤送服呃逆止
荔枝气味属纯阳　食之过量损牙齿
核仁杏温味甘涩　可治妇人寒湿滞
枝壳尚可煎汤饮　促发疮痘最及时

13. 龙眼开胃驱邪气

龙眼又名为圆眼　南海山谷多丰产
树高可达一二丈　叶若林檎形如卵
数九隆冬不凋谢　春夏之交花自绽
七月实熟青黄色　精巧形圆如弹丸
肉薄色白浆如蜜　无毒性平味甘甜
益于五脏驱邪气　健脾开胃啖不厌
力驱肠虫血吸虫　久服强魄体矫健
补虚益志且安神　轻身不老可延年
仁煮胡椒治腋臭　肉核醋浸治顽癣
龙眼肉制归脾汤　专治虚烦夜失眠

14. 橄榄生津止烦渴

橄榄其名意未详　此果虽熟色青长
树高端耸生岭南　季秋即采可收藏
生食味酢蜜渍甜　回味无究散芳香
果食酸甘可解酒　也可生食或煎汤
嚼汁咽咽疗鱼鲠　开胃下气暖大肠
滋生津液止烦渴　疗咽消肿系良方
橄榄炒熟研成末　猪脂调和治冻疮
牙齿风疳生脓血　橄榄炒研加麝香
调成膏状敷患处　消肿止痛医溃疡

榄仁甘平疗唇燥　榄核研末疗冻疮

15. 椰子消肿疗血呕

椰子俗称越王头　圆而微长形似球
壳肉生肤白如玉　味如胡桃倍爽口
肤之厚度半寸许　内有白浆类乳稠
糖渍椰肤为佳果　性平久服痹症瘳
食之耐饥且益气　令人面泽气色优
椰浆气味倍甘温　利治水肿疗血呕
浆汁涂头发会黑　久涂不辍发增秀
椰皮苦平且无毒　炙用疗鼻水不流
医治霍乱煮汁饮　治卒心痛显效收
椰壳炒熟酒浸泡　杨梅骨痛愈不愁

16. 柚子养胃消食滞

柚子产地在江南　大者如瓜小如柑
柚色油然状如瓢　皮质粗厚味甘甜
肉质有甘也有酸　食之无毒性微寒
常食柚子消食滞　适量而食解酒瘤
可助肠胃排恶气　久病羸弱食兴添
柚子切碎用酒浸　隔夜含服可祛痰
皮质甘辛平无毒　酌食下气散愤懑
柚叶葱白捣如泥　太阳穴敷头风散
柚叶生姜加桐油　捣烂敷治关节炎
柚花麻油作面脂　润燥生发倍灵验

17. 甜瓜除热利便通

瓜果类之水果中　甜瓜堪称负盛名
三月下种蔓延生　五月花开色黄橙

叶大数寸呈绿色　七月采摘瓜定形
种类繁多形各异　多以形色定其称
以状得名虎掌好　以色得名推小青
瓜瓤味甘性寒滑　三焦壅塞气必行
暑月食之不中暑　止渴除热利便通
瓜仁甘寒且无毒　研末调服止月经
瓜蒂苦寒且寒毒　主治风眩与头疼
瓜蔓花叶均入药　叶汁涂头助发生

18. 甘蔗消痰除胸热

甘蔗丛生广种植　茎似竹枝而充实
粗约寸许长数尺　自下而上节渐尖
甘蔗汁有四大种　各种甘蔗皆可食
杜蔗又名为竹蔗　皮薄味醇作霜皮
西蔗制霜颜色浅　蜡蔗榨糖需当时
红蔗又名为紫蔗　咀嚼品味胜榨汁
蔗味甘甜性平色　下气和中祛脾湿
专利六腑大小肠　运化如常便不滞
消痰润肺除胸热　食蔗解酒呕即止
甘蔗嚼叶宜细咿　可疗发热小便赤

19. 桑椹润肠通便好

果类桑椹属桑科　主产四川与江浙
个大肉厚紫红色　甜性强者属佳果
肉含多种维生素　食用之外药用多
性味甘甜且微寒　归经肝肾性温和
滋阴补血疗效好　润肠通便可清热
常食可补肝肾阴　桑椹煎服可消渴
桑椹适量可煎服　缓解失眠效显卓

桑椹捣汁酿酒饮　耳聪目明永不浊
桑椹枸杞水煎服　滋肝强肾可兼得
桑椹制肝水煎服　须发防白且不脱

## 20. 栗子滋中又补肾

栗树奇高叶象栎　孟夏开花苞色奇
有青有黄也有红　季秋降霜收板栗
成熟栗子苞自裂　即可久藏无霉迹
性温味咸且无毒　滋中补肾又益气
腰腿不适生吃好　暖中补肾熟为宜
每天酌量食生栗　舒筋活血可化瘀
栗子捣烂敷刀伤　生嚼轻涂治眼疾
栗壳煎汤能消渴　虾壳制丸理膈气
带刺树皮煎水洗　主治丹毒疗效奇
栗花贝母同研末　日服钱许治瘰疬

## 21. 梨可润肺止心烦

梨树三丈耸云端　光腻细齿叶子尖
仲春时节开白花　食药两用品种全
梨品甚多分四色　青黄红紫色泽鲜
乳梨鹅梨皆上品　皮分厚薄肉质甜
消梨汁多能消渴　香梨甘甜疗气喘
紫花梨可疗心热　赤梨青梨解心烦
捣汁生服排毒菌　煮汁热饮疗霍乱
榨汁点睛医红肿　煨熟热食治肺炎
山梨无毒酸而涩　煨透熟食疗积痛
去核加蜜趁热服　平咳止渴可化痰

## 22. 常吃山楂通关窍

山楂树干并不高　叶有五尖丫刺翘

季春开花分五瓣　季秋红透满树梢
初收食之酸而涩　经霜再吃味道好
山楂酸甘性略温　生食牙黑色难消
楂子又名叫木桃　味道酸涩圆而小
煎汤常饮去食滞　健胃通结有奇效
妇女产后落枕病　常饮楂汁通关窍
楂核研碎水服下　睾丸肿痛会渐好
除去楂核做楂糕　疗治毒疮壮骨腰
楂子浑身都是宝　脾虚胃热慎服好

## 23. 石榴涩肠去湿热

石榴味分苦酸甜　食用药用两相间
甘味石榴解烦渴　利咽润肠通宿便
酸性石榴药性好　整体捣汁酸又鲜
止痢涩肠去湿热　静心安神肤色艳
石榴皮可煎汤饮　驱虫功效不一般
气味酸涩但无毒　主治骨风行步挛
取汁点目可止泪　研末服汁治风痫
榴皮煎汁入蜂蜜　可医腹痛与肠炎
制成汤剂洗患处　频涂可治牛皮癣
酸榴少食方为好　损肺伤齿易生痰

## 24. 莲藕耐老益轻身

藕类属果称上品　陆地无它水独存
因出淤泥而不染　洁身自好常喻人
莲为果实藕为根　防病治病益神心
常吃莲藕人增寿　强人耐老益轻身
厚肠宽胃交心肾　固精补虚壮骨筋
生吃过多冻冷气　蒸食可暖胃肠湿

陈米米汤煮莲子　久痢即止且清心
意欲心欢常食藕　消食解酒理胸闷
藕节莲薏捣汁饮　可医腹血治血淋
莲房烧研温水服　主治血淋效如神

## 25. 生枣平胃通九窍

枣属食用一本草　生枣干枣均入药
生枣甘辛且无毒　羸弱之人少食好
食入过多宜生热　脏腑胀满渴难消
生枣晒干为大枣　味最良美可入药
气味甘辛而性平　养脾平胃通九窍
主治益气生津液　安神压惊和百药
枣在密云归一宝　色泽殷红果实小
味醇甘甜果汁多　干枣掰开糖丝绕
端午小枣包粽子　好吃不贵常脱销
常吃小枣止烦渴　健步轻身膀不摇

## 26. 核桃润饥通脉络

核桃味甘性平和　润饥开胃通脉络
补气养血利三焦　温肺润肠化痰核
核桃青皮味苦涩　压油涂头发光泽
北方核桃品种多　质地各异有特色
薄皮核桃果仁满　出仁率高味不错
露仁核桃仁外露　果仁充实易脱落
节子核桃外皮厚　土质贫瘠易存活
新疆核桃广移植　栽种二年可结果
核桃一身都是宝　食用药用两兼得
一早一晚吃两个　虚劳喘嗽自解脱

### 27. 樱桃养颜悦人色

樱桃生热味甘涩　调中养颜肤光泽
主治泄精水谷痢　少量而食脾气和
叶花根枝多药用　药性各异任选择
北京樱桃耐存活　优良品种日渐多
枝繁叶茂花白色　绿树成荫果丰硕
颜色深红谓朱樱　紫樱夹黄点斑驳
红黄蜡樱皮光亮　小儿红称樱珠果
唯有紫樱最甜美　其他口味略淡薄
大而甜者称崖蜜　核小肉肥最难得
樱桃好吃但性热　适量而食筋骨茁

### 28. 榅桲补虚止泄溏

榅桲产地在北方　树如林檎灌木样
果实椭圆叶生毛　花多白色味芳香
果实酸甘性微温　温中下气药性强
祛臭祛腥祛胸膈　消食可防酸水漾
入睡之前吃两枚　生熟皆宜疗神伤
适量而食能消渴　可疗肠虚泻便溏
生食存性散酒气　润肺养胃属良方
榅桲木皮可入药　捣沫外敷可疗疮
榅瓜多食发毒热　运化失调伤肝肠
胸中积痰上焦火　血脉壅塞难通畅
榅桲最宜制蜜饯　久贮少食益健康

### 29. 无花果有抗癌功

无花果列夷果中　分属灌木叶卵形
花色淡红不明显　果名无花属误称

熟果色紫肉质松　味甜无核柿味浓
主产南方诸省区　或鲜或干可食用
性平无毒可开胃　久泄久痢可渐停
熟果可疗咽喉痛　生果汁有抗癌功
此果归经肺脾肠　尚可解毒疗疮痈
无花果可炖猪蹄　产后发乳效甚灵
无花果炖猪大肠　大便秘结可即通
无花果味甘微辛　煎汤熏痔消肿疼

### 30. 猕猴桃可解烦热

猕猴桃果似卵形　因猴喜食而得名
藤着树生在山谷　叶圆有毛果褐青
经霜而食味甘美　皮为原料造纸用
果实味道甜而酸　性寒无毒显药性
主治暴渴止烦热　酌食可祛骨节风
过量而食冷脾胃　脏腑寒重泄象生
树藤之中含浓汁　与姜和服疗胃痛
猕猴桃叶归肠经　煎汤温服可驱虫
桃干适量煎汤饮　可见食欲渐渐增

## 五、飞禽类

### 1. 江南户户禽鹅鸣

江南饲鹅几成风　家家户户禽鹅鸣
鹅有苍白二颜色　绿眼黄喙略泛红
夜鸣应更能报晓　两枚大卵一斤重
白鹅肉甘味微寒　炼膏注耳治卒聋
鹅膏涂面润皮肤　令人白皙倍洁净
手足皴裂渍即轻　膏敷疮面消肿痛

白鹅辛凉肉质好　利安五脏疗渴症
鹅臂捣浆纳耳中　治聋除聤令耳聪
鹅血擦身解药毒　鹅胆疗痔显神功
鹅卵酌食益精气　鹅涎化谷治咽疼

2. 家鸭野鸭药性浓

家鸭野鸭分两种　白而乌骨具药性
雄者绿头翅生纹　雌者黑白色杂生
雄鸭音喑雌鸭鸣　鸭肉甘寒除热痛
雌性黄鸭补为胜　白鸭肉实质最精
功能补虚除客热　助益五脏二便通
能疗小儿惊痫症　肉炒葱豉医疮肿
主治水肿雄鸭头　冻疮鸭脑消炎灵
热酒泡服白鸭血　小儿白痢可立停
鸭胆气味性微寒　清肺滋阴味香浓

3. 鸡肉甘温入脾经

鸡肉甘温入脾经　补虚益气可温中
羸弱食鸡增食欲　消渴添髓益补精
白雄鸡肉安五脏　除邪可疗丹毒症
乌雄鸡肉作羹食　去湿搪寒防中风
黄雌鸡肉疗渴症　可医尿急与尿频
鸡肝富含维生素　和米做羹益目明
鸡肠具有补肾功　可疗白浊与遗精
鸡蛋内有清与黄　氨基酸类也充盈
养心安神补气血　滋阴润燥医耳鸣

4. 麻雀虽小五脏全

麻雀虽小五脏全　肉质温和味略甜

食之不辍利五脏　驱寒需服雀附丸
食雀宜选冬仨月　益气壮阳膝腰暖
雄性雀肉制汤食　心气劳伤补益全
雀蛋性温气味酸　主治下气除瘕疝
雀肝功能益精血　强肾壮阳医目眩
头血主治雀盲眼　雀胞烧灰治耳炎
雀喙雀脚药性好　煮汁而服乳癖痊
雄雀一只煮姜汁　痈疖速溃利攻坚
青丹艾叶和为丸　常服消烂治腹痃

5. 野雉种类甚繁多

野雉种类甚繁多　其形各异杂颜色
雄者纹美而尾长　雌者尾短纹暗涩
雉肉气味酸微寒　春夏酌食防胃火
野雉入料做馄饨　补脾下痢效显卓
小便频数夜难寐　食热饮汤消烦渴
雉炖虫草连汤服　补中益气疗虚弱
雉脑频涂疗冻疮　雉喙可治蚁瘘疴
雉尾烧灰敷丹毒　雉屎止疟脱寒热
另有山雉若干种　名同物异尾斑驳
肉味甘平有小毒　五脏六腑得平和

6. 鸽有家鸽与野鸽

鸽有家鸽与野鸽　禽中品类属它多
白鸽入药成色好　飞奴信使有传说
白鸽肉咸性平温　各种药毒可解脱
人患疥疮食即愈　调精益气且清热
白鸽切碎煎土苏　食之细呷疗消渴
鸽肉山药玉竹汤　滋肾益气补羸弱

北芪党参淮山药　白鸽同煮脾胃和
鸽肉主治百蛊毒　鸽屎烧研敷疥疴
煎洗宜治鹅掌风　欲疗心痛服酒喝
频服可祛痞肿块　常敷可消瘰疬核

7. 鹌鹑益气壮筋骨

明季医家李时珍　本草禽部释鹌鹑
昼则窜居伏浅草　夜却群飞另栖身
头细无尾有斑点　大如鸡雏态喜人
雌者体瘦足略小　雄者甚肥足高伸
盐炙而食味肥美　仲夏食之属珍禽
鹑肉无毒性甘平　暖中益气壮骨筋
常食耐寒消结热　利及心肝脾肺肾
小豆生姜煮鹑肉　治疗泄痢效如神
煎酥而食食纳好　止咳宁嗽补肺阴
鹑肉易同猪肝食　令人发痔且伤身

8. 野鸭性寒驱毒热

野鸭计有若干种　栖息江海湖泊中
状似家鸭青白色　喙短尾长脚掌红
数百成群蔽天飞　声如雨注和凌风
肉质无毒味甘凉　肥而耐寒入肺经
补中益气药性好　平胃消食疗水肿
身患热疮久不愈　多食鸭肉具瘥功
野鸭性寒驱热毒　力杀腹中一切虫
油鸭壮小肉肥厚　五味炙食口感浓
黄鸭又名为匹鸟　清酒炙食疗疮疔

9. 鸭蛋除热疗疮痈

鸭蛋属于家鸭卵　众人俗呼为鸭蛋

内含大量矿物质　且含脂肪和菸酸
归经肺脾二脏器　气味甘咸性微寒
强心益腹除膈热　清肺滋阴疗哮喘
能疗喉痛和齿痛　可医泄痢结肠炎
银耳鸭蛋煎汤饮　滋阴润燥解咽干
鸭蛋冰糖熬成羹　治疗咳症疗效显
猪肉鸭蛋炖熟服　气虚羸弱益健康
鸭蛋性寒发冷气　多食胸闷易气短
盐渍而食最宜人　清香微咸可佐餐

10. 鸡蛋滋阴疗哮喘

鸡卵鸡子即鸡蛋　性平无毒气味甜
黄鸡产蛋为上品　乌鸡生蛋较一般
煮食安神益五脏　深熟疗灼医疮痈
妊娠妇人可安胎　利咽开喉治音喑
醋煮鸡蛋医白痢　光粉同炒可止疳
浊水煮蛋淡味服　小儿发热可立痊
蛋白气清性微寒　清气明目疗肿咽
卵黄性温能润燥　产后消渴口不干
鸡蛋调醋疗心痛　黄白和敷疗肿面
尿缸浸蛋四日服　可疗哮喘祛风寒

## 六、水产类

1. 鲤鱼止渴疗水肿

本草纲目鳞部中　鲤鱼位居第一名
十字纹络遍鱼体　死后鳞色仍泛青
赤白黄鲤样样有　诸鱼之长属佳称
肉质无毒性甘平　主治咳逆上气症

妇人妊娠可安胎　止渴下气疗水肿
煮食利便下水气　止咳宁嗽有助功
烧末温服治惊痫　平肺通乳益散风
脑髓入粥疗青目　胆汁滴耳医耳聋
鼻衄不止服鳞灰　血肠捣敷驱痔虫

2. 青鱼无毒性甘平

青鱼与色而享名　多生南方湖泊中
红曲加盐淹青鱼　南方名鲊色香浓
青鱼无毒性甘平　主疗脚气温痹症
鱼肉韭白共煮食　除烦益气助脚功
青鱼枕骨水磨服　主治心腹卒气痛
青鱼眼汁可妙用　夜盲注入视即明
鱼胆温干味寒苦　可点暗目涂疮疔
医治赤目有显效　力祛痰涎喉痹通
青鱼一尾煮粥食　补益虚劳气血盈
青鱼党参煎汤饮　渐增食欲胃舒平

3. 鲫鱼甘温无毒性

鲫鱼频生在池塘　形小色黑体不长
食之祛暑避风寒　味之甘美肉精良
气味甘温无毒性　夏疗热痢药性强
炖服可医虚羸症　温中下气补阴阳
鱼肉莼菜作羹食　胃腑下食功正常
鱼肉和酱研成浆　频涂可以疗诸疮
茶叶填充鲫鱼腹　煨食可以解渴伤
小肠疝气求自愈　久食鲫鱼炖茴香
鱼头烧研仍存性　可治久咳疗肺疡
诸鱼属火食生热　鲫鱼属土调胃肠

4. 鳗鱼补劳暖腰膝

鳗鱼学名称鳗鲡　味甘归经肝肾脾
内含多种维生素　食药两用多补益
此鱼多生溪潭中　无鳞有舌白肚皮
肉味甘平有毒性　适量择食可疗疾
烧炙为末空腹饮　五痔疮瘘可渐愈
可疗肾湿除风痹　可治痰劳暖腰膝
五味煮食除肠风　鳗肉水洗治脚气
空腹适量食鳗肉　驱虫效率无匹敌
鳗膏曝干并煨炙　白驳风症有转机
鳗鲡山药煮汤食　久瘵初愈补劳虚

5. 鳝鱼补中去腹冷

鳝生水岸泥窟中　酷似鳗鲡细长形
类似蛇类而无鳞　体多涎末色黄青
肉质大湿味甘性　性归肝脾和肾经
利除风湿强筋骨　益血补中解虚萦
妇人产后人羸弱　进食黄鳝祛水冷
酌量而食益脏腑　利除湿痹与肠鸣
鳝肉捣敷冷漏痔　且治臁疮可引虫
选择瘦肉煮黄芪　服治心悸头晕症
一尾鳝鱼炖清汤　宜治垂肛与垂宫
焙鳝和糖研为末　服后可治便血浓

6. 鲇鱼炖食疗水肿

本草纲目药味全　鳞部鲇鱼有专篇
头大口宽尾侧偏　无鳞大腹皮质粘
有齿有胃也有须　去皮食肉嫩又鲜

大者二三十斤重　性温无毒气味甘
制羹食疗效性好　可利下焦通二便
炖服而食疗水肿　口眼歪斜可复原
大葱切段煮鲇鱼　五痔下血益渐痊
粳米椒盐渍鱼肉　身面白驳净如前
鱼涎黄莲和为丸　梅汤送服疗咽干
中水作痛涂鲇目　骨鲠在喉服鱼肝

7. 墨鱼杀虫疗血崩

墨鱼另外有别称　乌贼即为其学名
源于鱼类乌鲗科　性咸归入肝肾经
此鱼无鳞但有须　周身黑皮肉白净
体形大者如蒲扇　姜醋烹食味不腥
肉酸性平无毒性　益气强志月经通
主治女子赤白带　惊气入腹环脐痛
可疗脓疮不结痂　可医血崩且杀虫
常食可以益精血　酌食疗疟且消瘿
墨鱼槐花研为末　吹耳除聍医耳聋
腹中血胆黑如墨　研末醋服治怔忪

8. 黄鱼理肠治暴痢

黄花鱼叫石首鱼　白者为佳肉珍稀
此鱼多生东南海　弱骨细鳞扁身躯
岁岁初夏群游始　绵亘数里若雷袭
肉甘性平且无毒　能开胃口可益气
剖腹晾干炙而食　消瓜成水治暴痢
主治腹胀不消症　消食理肠通便溺
诸痢忌油惧生冷　唯食白鲞最相宜
蜈蚣咬伤需排毒　白鱼取皮贴即愈

鱼头有石水磨服　可医诸淋疗效奇
煮汁而服去诸毒　烧研水服治淋沥

9. 泥鳅滋阴可补肾

泥鳅遍产南北方　经归脾肺富营养
含有多种维生素　也含磷铁和脂肪
此鱼体小数寸长　广生湖泊与池塘
状似鳝鱼体无鳞　通身乌黑锐首扬
气味甘平无毒性　肉质甘美嫩鲜香
温中益气去湿邪　煮羹而食疗诸疮
泥鳅入药制成散　滋阴补肾可壮阳
泥鳅荷叶煮汤食　可医消渴嗜水伤
泥鳅一尾炖豆腐　可祛黄胆益肝脏
泥鳅炖服熬成汤　可治湿热祛疹痒

10. 鳜鱼益胃治肠风

鳜鱼遍产河湖中　嘴大腹宽体扁形
黑斑色暗为雌性　雄者彩斑色泽明
厚皮紧肉无细刺　沉水小鱼肉质精
肉甘性平无毒性　药性当归脾肾经
久服暖腹除恶血　酌食可祛腹内虫
常食鳜鱼利健身　补劳益胃疗肠风
一尾鳜鱼五味炖　虚羸可补食纳增
当归头加黄山药　黄芪党参等量称
诸药煎汁入鱼炖　劳瘵经年气血平
鱼胆味苦性寒冷　酒煎温呷疗骨鲠

11. 鲫鱼开胃可进补

鲫鱼秀丽形体扁　微似鲂鱼分细粗

银鳞细骨多毛刺　且喜浮游可猎捕
鲥鱼食疗味甘美　初夏产量最丰富
唯有江东独盛产　曾应大内供御厨
含钙含磷又含铁　且有多种维生素
性味甘平入脾肺　补虚暖中开胃腑
鳞硬如甲蒸食好　最宜带鳞蒸和煮
鱼肉外用具药性　油涂烫伤疗肿毒
久服鲥鱼健脾汤　补益五脏疗胀腹
鲥鱼一尾清蒸食　开胃健脾宜进补

12. 沙鱼可疗胃溃疡

沙鱼多在南海养　古鲛今沙有名堂
无脚有尾形似鳖　圆广尺余尾不长
长喙如锯称胡沙　白沙性善肉高档
沙鱼无毒味甘平　制羹可疗胃溃疡
养心安神压惊恐　放松身心入梦香
腊月收取沙鱼胆　烧研可疗喉痹伤
沙鱼鳍即沙鱼翅　性甘味平利五脏
燕窝火腿烩鱼翅　益气开胃补阴阳
光嫩母鸡蒸鱼翅　补益虚劳精力旺

13. 蛤蜊滋阴消肿积

我国东南诸海域　蛤类频产田蛤蜊
矿物质含钙磷铁　维生素含量不低
味咸性寒入胃经　滋阴利水消肿积
食之清渴利五脏　暖中开胃治痼疾
妇人煮食化血滞　贪杯男士醒酒气
新鲜蛤蜊炒韭黄　通宣理肺化痰痍
百合玉竹淮山药　蛤蜊共煮调食宜

可疗咽干口渴症　五心烦热补阴虚
消肿利便可固精　止咳宁嗽治呕逆
入药当推蛤蜊粉　内饮外敷疗效奇

14. 鳢鱼疗痔解湿痹

鳢鱼属于无鳞鱼　又叫文鱼和文鳢
长形圆体头有星　首尾相等其鳞细
体有花斑深玄色　腹背有刺尾有歧
甘寒经入脾肺胃　通利三焦暖中区
利通水气疗浮肿　能医五痔疗湿痹
妇人妊娠水气通　二便畅通无宿积
鳢鱼蒜姜煎汤食　肠痔下血疗效奇
文火煨熟淡味食　一切风疮可渐愈
肠肝五味炙香出　频贴瘘疮虫尽驱
诸鱼胆苦鳢鱼甜　阴干研末疗喉疾

15. 田螺明目解干渴

水田湖滨生田螺　状似蜗牛青黄色
外刚内柔肉质好　大小不均种类多
大寒无毒气味甜　煮汁频饮解酒疴
主治目赤解干渴　利通二便除肠火
螺肉生捣敷热疮　制膏贴脐导下热
数枚田螺煎清汤　利除黄疸清湿热
肉干炒研煎汤服　可医菌痢防休克
田螺连肉烧存性　瘰疬频擦止溃破
螺壳甘平无毒性　研末久服疮愈合
田螺味美宜适量　多食寒中脾虚弱

# 第四编 养生美酒与汤

## 一、保健养生药酒的应用

药酒的品种繁多，功效各异，可以分为保健性药酒、治疗性药酒和外用药酒，事实上多数治疗性药酒主要用于康复性治疗，所以，二者间并没有严格的区别。保健性药酒一般可以归为以下四类：

①延年益寿类，如人参固本酒、周公百岁酒等；

②补益类，如三鞭酒、十全大补酒等；

③强筋壮骨类，如蕲蛇酒、黄芪杜仲酒等；

④养颜乌发类，此类也可归为补益类的药酒，如固本酒、七宝美髯酒等。

药酒的配制：

①配方选择。根据自己的实际情况选择合适的配方，最好先请教中医大夫，弄清该方的性质及需注意的服用方法等。

②酒的选择。浓度不宜过高，50 度左右为宜，因为药材中的有效成分，有的易溶于水，有的易溶于乙醇。一般不善饮酒的人，宜选用低度白酒或黄酒，但浸出时间及次数可适当增加，以便有效成分的充分析出。会饮酒的人，可选用不低于 60 度的烧酒、大曲酒等。

③浸制方法。有两种，冷浸法和热浸法。一般家庭泡制药酒多用较简便的冷浸法。冷浸法：将药材碎成片或粗粉，投入带盖的陶、瓷坛子或带塞的玻璃瓶等容器中，加入规定量的白酒。若未规定酒的用量，则一般酒量为药材量的 8～15 倍，密闭放置。起初泡时每天摇晃或搅拌一二次，泡后八天，可改为每周搅拌一次，搅拌的次数多一些，浸泡的效果则更好些。热浸法：将药材和酒同煎一定时间，然后再把装着药酒的瓶子（开盖）放在另一盛水的大锅里文火慢煮，隔日一次，但热浸的时间不宜过长，否则酒易挥发散失掉了。

④浸泡时间。一般为一个月以上，也有浸泡三个月、半年、一年以上的。到了开启期后，用纱布过滤药渣，并压榨药渣，使所有的清液混合，药酒就算制成了。如想连续浸泡，则不必压榨药渣，可再添加新酒浸泡即可。若所制药酒需要加糖、蜜等，可将砂糖用等量白酒温热溶解，过滤，将药液与糖液混合，搅匀，再过滤即可得饮用药酒。

药酒的服法与禁忌：药酒一般以温服为好，以利于药效的发挥。饮用量可根据药酒的性质、浓度和各人饮酒的习惯来定，一般每次 10～30ml，每日早、晚各饮用一次。有些滋补性药酒，也可以在就餐时与饭菜合并饮用。酒量小的人可把浸泡好的药酒，加入适量的冰糖水或蜂蜜水中，稀释后再饮。

不习惯饮酒的人在服用时可逐渐增加到需要饮用的量，也可用冷开水稀释后服用。年老体弱者因新陈代谢缓慢，饮用药酒时可适当减量。儿童因处在生长发育阶段，脏器娇弱，一般不宜饮用。青壮年饮药酒时也要掌握分寸，不可过量豪饮。妊娠期、哺乳期、行经期的妇女不宜饮用白酒制备和有活血作用的药酒。患有某些疾病的人，如肝炎、癫痫、心功能不全、慢性肾功能不全等，不适宜服用药酒，以免加重病情。对酒精过敏及患皮肤病的病人，更应禁用或慎用。

## 二、品茗与养生

中国茶文化历史悠久，源远流长。炎帝、神农氏尝百草，以茶解毒，“茶”字最早见于《神农本草经》一书，“茶圣”唐代陆羽的《茶经》，就系统而全面地论述了栽茶、制茶、饮茶、评茶的方法和经验，据此推论我国发现茶树和利用茶叶迄今已有五千多年的历史。

国际上较为通用的茶分类法是按不发酵茶、全发酵茶、半发酵茶来作简单分类。绿茶为不发酵的茶（发酵度为零），黄茶为微发酵的茶（发酵度为10%～20%），白茶为轻度发酵的茶（发酵度为20%～30%），青茶为半发酵的茶（发酵度为30%～60%），红茶为全发酵的茶（发酵度为80%～90%），黑茶为后发酵的茶（发酵度为100%）。雨露、滇青、雨珍、龙井、碧螺春、黄山毛峰、华顶云雾等都属于绿茶；白毫银针、白牡丹、贡眉等都属于白茶；君山银针、北港毛尖、温州黄汤、广东大叶青等都属于黄茶；水仙、大红袍、铁观音、乌龙等都属于青茶；滇红、祁红、碎茶等都属于红茶；安化黑茶、南路边茶、普洱茶等都属于黑茶。另外，按季节分类，茶叶可分为春茶、夏茶、秋茶和冬茶。

茶叶品质的好坏，可以从色、香、味、形四个方面鉴别。一般来说，茸毛多、锋苗好、白毫显露，表示茶叶嫩度好、做工也好。其次要看条索，也就是茶叶的外形规格，一般外形条索紧，身骨重，圆（扁形茶除外）而挺直，说明原料嫩、做工好、品质优。在色泽上，好茶均要求色泽一致、光泽明亮、油润鲜活。一般新茶外观干硬疏松、色泽新鲜、呈嫩绿色，而陈茶的茶叶则紧缩暗软。然后应该注意茶叶的整碎和净度。整碎就是茶叶的外形和断碎程度，以匀整为好，断碎为次。净度是看茶叶中是否混有茶片、茶梗、茶末、茶籽和制作过程中混入的杂物。此外，还可通过茶的干香来鉴别茶的品质，不同的茶香味各异，但有异味如焦烟味等是肯定不可取的。

在泡茶时对泡茶用水是有讲究的。一是水要甘而洁，二是水要活而清鲜。泡茶水温的掌握，主要看泡饮什么茶而定。高级绿茶，特别是各种芽叶细嫩的名茶（绿茶类名茶），不能用100℃的沸水冲泡，一般以80℃左右为宜。茶叶愈嫩、愈绿，冲泡水温要低，这样泡出的茶汤一定嫩绿明亮，滋味鲜爽，茶叶维生素C也较少破坏。而在高温下，茶汤容易变黄，滋味较苦（茶中咖啡碱容易浸出），维生素C大量破坏。正如平时说的，水温高，把茶叶“烫熟”了。泡饮各种花茶、红茶和中、低档绿茶，则要用100℃的沸水冲泡。如水温低，则渗透性差，茶中有效成份浸出较少，茶味淡薄。泡饮乌龙茶、普洱茶和花茶，每次用茶量较多，而且茶叶较老，必须用100℃的沸滚开水冲泡。为了保持和提高水温，有时还要在冲泡前用开水烫热茶具，冲泡后在壶外淋开水。少数民族饮用砖茶，则要求水温更高，将砖茶敲碎，放在锅中熬煮。

茶叶冲泡的时间和次数差异很大，与茶叶种类、泡茶水温、用茶数量和饮茶习惯等都有关系，不可一概而论。一般可先将茶叶放入杯中，加少量开水，以浸没茶叶为度，加盖3分钟左右，再加开水到七八成满，便可趁热饮用。当喝到杯中尚余三分之一左右茶汤时，再加开水，这样可使前后茶汤浓度比较均匀。据测定，一般茶叶泡第一次时，其可溶性物质能浸出50%～55%；泡第二次，能浸出30%左右；泡第三次，能浸出10%左右，泡第四次，则所剩无几了。所以，通常以冲泡三次为宜。

饮茶养生的大体原则：

在饮茶种类的选择上没有太过于刻意的要求，但通常认为绿茶偏于清，清热之力更强，更适于夏季饮用；红茶偏于补，温补之力更胜，更适于冬季调养。

茶叶中含多种化合物，其中有可溶性蛋白质、氨基酸、碳水化合物和多种维生素，特别是绿茶中的维生素C、维生素B，很有益处，是体内新陈代谢中不可缺少的成分。此外，还有对健康有关的无机盐，特别是一些在其他食品中含量少的元素（微量元素）如铜、氟、铁、铝、锰、锌、锶、钙、镁等，可以补充人体对矿物质的需要，对人体健康和延缓衰老也起着重要的作用。茶多酚是一种具有多种功效的活性物质。咖啡因能兴奋高级神经中枢，使人精神兴奋、思想活跃、消除疲劳，还能兴奋心脏，扩张冠状动脉，增加对心脏的血液供应，有强心作用。它还能加快呼吸，提高肌肉的工作量，但并不加快脉搏，也不增高血压病。茶碱和咖啡因都有利尿作用，可以增加胃液分泌。

茶叶含有鞣酸，它有收敛、止血、杀菌等功能，如有误服金属盐类或生物碱等毒物，尚未吸收时，即服浓茶，可以解毒。茶还能抑制痢疾杆菌，故对细菌性痢疾有一定治疗效果。咖啡因与茶多酚协同作用，防止人体内胆固醇的升高，有防治心肌梗塞的效能。饮茶能去油降脂，经常饮茶是有保健作用的。饮茶在当今世界各国人民的生活之中已相当普及，它调节机体平衡，以及防病治病、医疗保健、减肥美容、养生益寿等特殊效用也越来越被人们了解和重视。

## 三、饮酒与养生

### 1．酒的功效与应用

中国酒文化的历史同样悠久，酒是用谷类和酒曲酿制而成，其气剽悍而质清，其性温，味辛而苦甘，本身就有温通血脉，宣散药力，温胃暖肠，祛散风寒，振奋阳气，消除疲劳等作用。适量的饮酒，可以怡情怡性，助兴致。

酒与中医素有不解缘，繁体“醫”字从“酉”，酉即表示酒。中医极具智慧地利用了酒的特性，并发展出了中医保健、养生、治疗非常重要的部分，就是药酒。中医应用药酒的历史也非常久远，《黄帝内经·素问》有“汤液醪醴论篇”，专门讨论用药之道，所谓“汤液”即今之汤煎剂，而“醪醴”者即药酒也。药酒是以白酒、黄酒和米酒浸泡或煎煮具有治疗和滋补性质的各种中药或食物，去掉药渣所得到的特殊酒浆。

古代医家之所以喜好用酒，是取其善行药势而达于脏腑、四肢百骸之性，故有“酒为百药之长”的说法。其实，酒是一种很好的溶媒，许多用其他加工方法难以将其有效成分析出的药物，反而能被酒精提取析出，而且还能借其善行、宣通血脉的特性，引导药物的效能达到需要治疗的脏腑和部位，从而充分发挥其防治疾病的药效。另外，药物浸在酒里还有长效保存、不易变质的优点，可以长时间的储存，随时饮用，简便省事。也许，这些都是药酒历经数百年而不减其魅力的缘由所在！

“水能载舟，亦能覆舟”。药酒在防治某些疾病、强身健体、延年益寿等作用上的确有其独到的疗效和益处，但并非人人都可以饮用药酒来治病保健，也不是各种药酒都适合每个人饮用，若是不宜饮而饮之，就会适得其反，轻则不适致病，重则关乎性命。因而，同其他治疗、保健方法一样，药酒也有其局限性：

①某些疾病不宜饮用药酒。患有肝炎、肝硬化、酒精肝、脂肪肝等肝脏疾病者禁用；肾功能不全者禁用；胃及十二指肠溃疡等消化系统疾病的患者慎用；心脏功能不全者慎用；传染性疾病患者慎用。

②不同体质的人应选择适宜自身的药酒，不要盲目的人饮亦饮。阳虚体质的宜选用温补的药酒配方，阴虚者则适饮有滋补作用的药酒，如果阳盛体质还坚持服用具有温阳补益配方的药酒，会使得内火过盛，导致热盛灼津的火证。补身不成，反而添了新病。

③饮用的剂量要适当。药酒本身也有酒的成份，酒多伤身，由于饮酒过多造成的酒精肝等疾病并不鲜见，过量饮之会有什么样的后果，就不用多论了。

④服用某些药物的同时，不宜引用药酒。如使用安定、降压药、利尿

剂、胰岛素、硝酸甘油等药物时，不宜同时饮用药酒。另外，如果服用中药，要看药酒中的中药配伍是否与汤剂配伍相矛盾。因此，建议这些需要多方面治疗的人咨询医生后再选配合适的药酒。

⑤酒逢知己千杯少，饮酒驾车一滴多。驾车外出前不可饮酒，药酒也是酒。

**2．十珍酒十大成分的功效与作用**

**人参的功效：**

大补元气，固脱生津，安神。

治劳伤虚损，食少，倦怠，反胃吐食，大便滑泄，虚咳喘促，自汗暴脱，惊悸，健忘，眩晕头痛，阳痿，尿频，消渴，妇女崩漏，小儿慢惊，及久虚不复，一切气血津液不足之症。

**人参的作用：**

①调节中枢神经系统。

②促进大脑对能量物质的利用。

③改善心脏功能。

④降血糖作用。

⑤增强机体的免疫功能。

⑥提高对有害刺激的抵御能力。

⑦抗肿瘤作用。

⑧抗氧化作用。

**红景天的功效：**

补气清肺；益智养心；收涩止血；散瘀消肿。主治气虚体弱；病后畏寒；气短乏力；肺热咳嗽；咯血；白带腹泻；烫火伤；神经症。

**红景天的作用：**

①红景天有中枢兴奋作用及“适应高原样”效应，能消除人“累”，加强记忆力和注意力，使加快收缩频率的心脏恢复正常。

②对于校正神经治疗剂使用时诱发的副作用以及神经衰弱、更年期综合征、高山适应不全症等有很好的辅助疗效。

③红景天制剂还用于运动医学、航天医学。

④具有强心镇静、调节新陈代谢，调节神经系统和内分泌系统双向调节血糖、血压的作用，用于治疗脑血管疾病、老年性心肌功能衰竭、糖尿病、低血压等症，也用于病后体虚、年老体弱、神经乏力等。

⑤具有抗寒冷、抗疲劳、抗衰老、抗微波辐射等多种生理活性。

**灵芝的功效：**

①治慢性支气管炎。

②治支气管哮喘。

③治白细胞减少症。

④治疗冠心病、心绞痛。

⑤治疗心律失常。

⑥治急性病毒性肝炎，比传统的“护肝”药物疗效好。

⑦抗神经衰弱。

⑧治疗糖尿病。

**灵芝的作用：**

①抗肿瘤作用。

②保肝解毒作用。

③对心血管系统的作用。

④抗衰老作用。

⑤抗神经衰弱作用。

⑥治疗高血压。

⑦治疗糖尿病。

⑧对慢性支气管炎、支气管哮喘作用。

⑨对过敏作用。

**鹿茸简介：**

鹿茸为“东北三宝”之一，鹿科动物梅花鹿或马鹿尚未骨化的幼角。雄鹿的嫩角没有长成硬骨时，带茸毛，含血液，叫做鹿茸。是一种贵重的中药，用作滋补强壮剂，对虚弱、神经衰弱等有疗效。主治：壮肾阳；养精血；强筋骨；排疮毒。主肾阳虚衰；阳痿滑精；宫冷不孕；虚劳羸瘦；神疲畏寒；眩晕；耳鸣耳聋；腰背酸疼；筋骨痿软；小儿五迟；女子崩漏带下；阴疽。

**鹿茸的功效：**

壮元阳，补气血，益精髓，强筋骨。治虚劳羸瘦，精神倦乏，眩晕，耳聋，目暗，腰膝酸痛，阳痿，滑精；子宫虚冷，崩漏，带下。

①《本经》：主漏下恶血，寒热惊痫，益气强志。

②《别录》：疗虚劳洒洒如虐，羸瘦，四肢酸疼，腰脊痛，小便利，泄精，溺血，破留血在腹，散石淋，痈肿，骨中热。

③《药性论》：主补男子腰肾虚冷，腰膝无力，梦交，精溢自出，女人崩中漏血，炙末空心温酒服方寸匕。又主赤白带下，入散用。

④《日华子本草》：补虚羸，壮筋骨，破瘀血，安胎下气，酥炙入用。

⑤《纲目》：生精补髓，养血益阳，强健筋骨。治一切虚损，耳聋，目暗，眩晕，虚痢。

**鹿茸的作用：**

①强壮作用。它能提高机体的工作能力，改善睡眠和饮食，减少疲劳。

②对心血管的作用。鹿茸精大剂量可使血压下降，心率减慢，外周血管扩张，中等剂量可使心收缩力加强，心率加快，心搏出量增加，对衰弱的心脏有明显的强心作用。对心律不齐有调节作用，并使心脏收缩加强。

③有性激素样作用。

④它能兴奋离体肠管及子宫，增强肾脏的利尿功能。

**草苁蓉功效与作用：**

补肾壮阳，润肠，止血。治肾虚阳痿，腰膝冷痛，老年习惯性便秘，膀胱炎。

①《长白山药用植物调查》："滋阴补阳，止血。治膀胱炎，膀胱出血及肾脏出血。"

②《吉林中草药》："补肾壮阳，润肠通便。治肾虚阳痿，腰膝冷痛，肠燥便秘，膀胱炎。"

**枸杞子的功效：**

补肾益精，养肝明目，补血安神，生津止渴，润肺止咳。治肝肾阴亏，腰膝酸软，头晕，目眩，目昏多泪，虚劳咳嗽，消渴，遗精。

**枸杞子的作用：**

①抗脂肪肝的作用。

②拟胆碱样作用。

**蛤蚧的功效：**

《滇南本草》指出，蛤蚧性甘温，补脾，益肺气，具有补虚扶弱和扶正驱邪之功。既能增强机体活动能力，补充身体的亏损，又能增强人体抗病能力，驱散致病因素。此外，蛤蚧还有补益肺肾、平喘止咳的功效，用于治肾双虚、气喘咳嗽。因此，历史上流传着用蛤蚧防病治病、健身强体的方法，如蛤蚧炖鸡、防治肺痨、咳嗽；蛤蚧泡酒，既祛风湿、强筋骨，又有明显的滋补作用。

**蝮蛇的功效：**

风湿痹痛；麻风；瘰疬；疮疥；疥癣；痔疾；肿瘤。

**鹿鞭的功效与作用：**

鹿鞭含蛋白质、脂肪、甾体激素、维生素C、维生素A及无机钙、磷、铁等，有补肾阳，益精血之功，用于劳损、腰膝酸痛、肾虚耳鸣、阳痿、宫寒不孕、性功能障碍，如阳虚引起的阳痿、早泄，以及腰腿疼痛均有显著疗效。

**天麻的功效：**

祛风湿，止痛、行气活血。

**天麻的作用：**

①镇痛作用。

②镇静作用。

③抗惊厥作用。

④降低血压作用。

⑤明目、增智作用。

## 四、养生汤羹30例

### 1．春季大枣汤

原料配方：大枣60克，矿泉水750毫升。

原料分析：

大枣，又名红枣。自古以来就被列为“五果”（桃、李、梅、杏、枣）之一，历史悠久。大枣最突出的特点是维生素含量高。在国外的一项临床研究显示：连续吃大枣的病人，健康恢复比单纯吃维生素药剂快3倍以上。因此，大枣就有了“天然维生素丸”的美誉。

功效：大枣能提高人体免疫力，并可抑制癌细胞。药理研究发现，红枣能促进白细胞的生成，降低血清胆固醇，提高血清白蛋白，保护肝脏。红枣中还含有抑制癌细胞，甚至可使癌细胞向正常细胞转化的物质。

经常食用鲜枣的人很少患胆结石，这是因为鲜枣中丰富的维生素C，使体内多余的胆固醉转变为胆汁酸。胆固醇少了，结石形成的概率也就随之减少。

大枣中富含钙和铁，它们对防治骨质疏松和贫血有重要作用。中老年人更年期经常会有骨质疏松，正在生长发育高峰的青少年容易发生贫血，枣对他们会有十分理想的食疗作用，其效果通常是药物不能比拟的。对病后体虚的人也有良好的滋补作用。

枣所含的芦丁，是一种使血管软化，从而使血压降低的物质，对高血压病有防治功效。

大枣可以抗过敏，除腥臭怪味，宁心安神，益知健脑，增强食欲。

制作方法：

（1）将大枣洗净加水用砂锅炖煮25分钟。先用中火，水达到沸点后改用微火。

（2）取第一道汤后再加热水，再煮炖15分钟取第二遍汤饮服。

饮用剂量：每周2~3次，每次200~300毫升。

相关知识：春令时节，适应春季的药膳。

（1）季节气候变化：天然气候运行，春季阳气发生，万物苏醒，气温回升，冽风劲吹，对植物无不影响其生活及功能；人不能脱离自然环境而生存，所以身心状况条件，均需适应和调节，以利用食物功能，达营养之平衡。

（2）生物、运气相适应与孟春：一切生物在春天季节是由冬眠或冬息状态而转向复苏生机的条件，迎气而活泼其节奏，自然对营养物质需要迫切，从而得以再生再现其情形。植物受气温影响而萌芽长枝及深根，得雨而滋润枝干，获肥而孳生，得气而成长，甚至花开艳丽，风媒虫介藉以繁殖，延续生命。春天的动物界尤其活跃，鸣禽开始歌舞，以为寻找食物的讯息，走兽换去冬装绒厚的毳毛，进入发情期，边食边交媾，自然也不外是保全其家族的昌盛不衰，假若缺食营养物质，又如何能保持其健壮的体魄。

（3）哲理·医学·药膳与仲春：五行朴素哲理春属木，自然五时定春天，五成属生，五藏为肝胆，五色表现为青色，五味属酸味，五谷以麻为代表，五菜常食韭菜，五果则是李果，五畜中以犬肉属此范畴，如调节身心、则宜升补，选用药物以提升之品为合适。

**2．香椿汤**

原料配方：鲜嫩的香椿芽75克，生抽30克，虾米皮15克，香油3毫升，水500毫升。

原料分析：

香椿，即香椿芽，又叫香椿头，香椿尖，被称为“树上蔬菜”。每年春季谷雨前后，香椿发的嫩芽可做各种菜肴。它不仅营养丰富，且具有较高的药用价值。香椿叶厚芽嫩，营养之丰富远高于其他蔬菜，为宴宾之名贵佳肴。

功效：香椿是时令名品，含香椿素等挥发性芳香族有机物，可健脾开胃，增加食欲。

香椿具有清热利湿、利尿解毒之功效，是辅助治疗肠炎、痢疾、泌尿系统感染的良药。

它含有维生素E和性激素物质，能抗衰老和补阳滋阴作用，对不孕不育症有一定疗效，故有“助孕素”的美称。

虾米皮：虾，也叫海米、开洋，主要分为淡水虾和海水虾。我们常见的是青虾、红虾等都是海水虾。虾的肉质肥嫩鲜美，食之既无鱼腥味，又没有骨刺，老幼皆宜，备受青睐。虾的吃法多样，可制成多种美味佳肴。虾肉历来被认为既是美味，又是滋补壮阳之妙品。

功效：虾营养极为丰富，含蛋白质是鱼、蛋、奶的几倍到几十倍；还含有丰富的钾、碘、镁、磷等矿物质及维生素 A、氨茶碱等成分，且其肉质和鱼一样松软，易消化，不失为老年人食用的营养佳品，对健康极有裨益；对身体虚弱以及病后需要调养的人也是极好的食物。

制作方法：

（1）将香椿芽切碎与其他调料一起放到一个大碗内。

（2）用热水壶烧水，将烧开的热水沏到碗内，将原料搅拌调匀即可。

（3）此原料鲜嫩美味不下锅，直接烫熟。

饮用剂量：每周 2～3 次，每次 100～150 毫升。

相关知识：

（1）酱油、生抽、虾米皮中均含有盐分，因此本汤不需再放盐。

（2）不下锅，但味道很鲜美。

（3）春天话健康：

①春季人体与运气关系：季节转化春季阳气旺上升，人们易于困倦，所谓“春眠不觉晓”，表明机体内部对气候的反应性；因之食用酸味食物或药物，相应可以振奋精神，而解除其疲劳之感，致使精力充沛，工作效率提高，生活尤富有趣味或进取心可增长。

②春季药膳烹调适应性：每当春季期间，不论食品原料或佐烹饪为调料，均需注意采用酸性煮为宜，烹制鱼类以糖醋为佳，炒菜可用山楂调配，如山楂肉丁，糖醋伴三丝等，均体现酸味的特点，饮料可选乌梅天然果品为佳。至少家庭常用酸辣汤，虽是家常便餐，但颇顺应春天的需要。

③春季药膳调节功能：要知道凡属味酸之物，均对人体的眼神有加强作用、对肝胆具有调节其代谢，排泄通达肝胆的藏腑功能，又是酸性食品或药物，都能使人强筋有力，所以运用此类烹调的膳食、自然有益于它们之间的功能调节，更适应气运变化的需要，故药膳之方义不难理解。

### 3．豆腐菠菜汤

原料配方：豆腐 150 克，菠菜 150 克，鸡汤 800 毫升，鱼精 3 克，香油 2 克。

原料分析：

豆腐：豆腐是我国的一种古老传统食品，在一些古藉中（如明代李时珍的《本草纲目》）都有记载。中国人首开食用豆腐之先河，在人类饮食史上，树立了嘉惠世人的丰功。豆腐不仅是味美的食品，它还具有养生保健的作用。五代时人们就称豆腐为“小宰羊“，认为豆腐的白嫩与营养价值可与羊肉相提并论。豆腐干是豆腐的半干制品，营养价值基本与豆腐相同。

功效：豆腐有抗氧化的功效。所含有植物雌激素能保护血管内皮细胞，使其不被氧化破坏。如果经常食用就可以有效地减少血管系统被氧化破坏。另外这些雌激素还能有效地预防骨质疏松、乳腺癌和前列腺癌的发生，是更年期的保护神。

丰富的大豆卵磷脂有益于神经、血管、大脑的发育生长。比起吃动物性食品或鸡蛋来补养、健脑，豆腐都有极大的优势，因为豆腐在健脑的同时，所含的豆固醇还抑制了胆固醇的摄入。

菠菜：古代中国人称菠菜为“红嘴绿鹦哥”，又叫波斯菜、赤根菜。《本草纲目》中认为食用菠菜可以“通血脉，开胸膈，下气调中，止渴润燥”。古代阿拉伯人也称它为“蔬菜之王”。菠菜不仅含有大量的β胡萝卜素和铁，也是维生素 $B_6$、叶酸、铁质和钾质的极佳来源。菠菜含有十分可观的蛋白质，每0.5公斤菠菜相当于两个鸡蛋蛋白质含量。菠菜还富含酶。

功效：如果人脸色不佳就请常吃菠菜。它对缺铁性贫血有改善作用。与胰岛素非常相似，能使血糖保持稳定。

菠菜丰富的维生素含量能防止口角炎、夜盲等维生素缺乏症的发生。

菠菜中含有大量的抗氧化剂，具有抗衰老、促进细胞增殖作用，既有激活大脑功能，又可增强青春活力，有助于防止大脑的老化，防治老年痴呆症。

鸡：鸡肉的肉质细嫩，滋味鲜美，适合多种烹调方法，并富有营养，有滋补养身的作用。鸡肉不但适于热炒、炖汤，而且是比较适合冷食凉拌的肉类。

功效：鸡肉蛋白质的含量比例较高，种类多，而且消化率高，很容易被人体吸收利用，有增强体力、强壮身体的作用。

鸡肉含有对人体生长发育有重要作用的磷脂类，是中国人膳食结构中脂肪和磷脂的重要来源之一。

鸡肉对营养不良、畏寒怕冷、乏力疲劳、月经不调、贫血、虚弱等有很好的食疗作用。

制作方法：

（1）将豆腐切成丁状块，用开水焯一下，捞出。

（2）放800毫升鸡汤将豆腐、精盐放入炖煮5分钟，看豆腐已浮起就可将菠菜洗净切碎，撒入锅中，滴上香油，出锅即可。

饮用剂量：每周2~3次，每次150~200毫升。

相关知识：

（1）鸡汤里多数都已放盐，因此利用鸡汤炖菜，不需加盐。若用清水炖煮需加3克食盐。

（2）有人对此汤提出异议，说菠菜中的草酸会影响钙的吸收？此观念欠妥，豆腐在加工过程中，从豆浆变成豆腐已经用过酸性物质，大豆蛋白遇酸后变性，其营养价值不变。这时用汤炖豆腐5~10分钟，再加进碧绿的菠菜，能促进蛋白质吸收消化。并且是我国劳动人民长期保留的传统家常蔬菜。在北方的春季很流行，广为百姓所赞美。

（3）另一种做法是加少量的虾米皮勾芡，在出锅前勾上10克水淀粉使糊化反应，并增加热量。

**4．夏季绿豆汤**

原料配方：绿豆150克，矿泉水900克。

原料分析：

绿豆又叫青小豆，是我国人民的传统豆类食物。绿豆蛋白质的含量几乎是粳米的3倍，多种维生素、钙、磷、铁等无机盐都比粳米多。因此，它不但具有良好的食用价值，还具有非常好的药用价值，有“济世之良谷”之说。在炎炎夏日，绿豆汤更是老百姓最喜欢的消暑饮料。

功效：绿豆性味甘凉，有清热解毒之功。夏天在高温环境工作的人出汗多，水液损失很大，体内的电解质平衡遭到破坏，用绿豆煮汤来补充是最理想的方法，能够清暑益气、止渴利尿，不仅能补充水分，而且还能及时补充无机盐，对维持水液电解质平衡有重要意义。

绿豆还有解毒作用。如遇有机磷农药中毒、铅中毒、酒精中毒（醉酒）或吃错药等情况，在医院抢救前都可以先灌下一碗绿豆汤进行紧急处理。经常在有毒环境下工作或接触有毒物质的人，应经常食用绿豆来解毒保健。

制作方法：

（1）将绿豆捡净，用水淘洗干净，用铁锅烘炒到微黄。

（2）加水900毫升，用砂锅炖煮，开锅后改用微火炖煮35分钟。

（3）加进红花再炖5分钟即可饮用。

饮用剂量：每周可饮2~3次，每次280~350毫升。

相关知识：夏季之美，适应夏季的药膳。

（1）初夏季节气候变化：天然气候运行，初夏气温逐渐趋高，盛夏湿度相应更高，酷暑火旺，日照炎热，地面蒸炽，对生物当然影响其生活与功能；人与自然界变化，应当以生活条件调节适应，运用食物功能势在必行，而行之有效也。

（2）生物、运气相适应与仲夏：富于生命之物，皆运行而得气，增长发育，繁衍后代，延续生命。植物从自然界充分摄取营养成分，根深蒂固，枝生叶茂，或开花而结果，准备藉自然条件播散种子，而繁殖演化，致使本身结构趋于旺盛状态，以求生存。动物，例如侯鸟迁栖至适合的环境，积极觅取食物，发情交配，可让生物体得以增殖，个体或多或少或加倍而昌盛，群体则成为一族更为茂盛的家族。不论何种生物，都离不开营养成分及食物的功能。

（3）哲理·医学·药膳与夏季：夏令属火、配五味为苦，支配舌、心、血脉、小肠、经络、左右身体百骸，避害趋利，以保健康，而顺乎自然。古云："国以民为本、民以食为天"。医食同源，以膳为医，既能强身，又可体现药膳在夏季的作用。

### 5．姜母老鸭汤

原料配方：生老姜150克，白条鸭一只约1500克，鱼精5克、大料3克、小茴香0.5克、葱20克、料酒15毫升、精盐5克、水2000毫升。

原料分析：

人们常言"鸡鸭鱼肉"四大荤，可见鸭肉在人们生活中的地位不低。

以鸭肉为原料制成的北京烤鸭、南京板鸭、江南香酥鸭等，均为国宴中所不可缺少的名菜。

功效：鸭肉中的蛋白质含量约16%～25%，比畜肉含量高得多。鸭肉中的脂肪适中，并分布较均匀，脂肪酸主要是不饱和脂肪酸和低碳饱和脂肪酸，因此，溶点低，易于消化。有报道称，居住在法国西南部的加斯科尼人，祖祖辈辈习惯于用鸭、鹅的脂肪代替牛油烹饪菜肴，当地人很少患有心脏病。究其原因，可能是鸭鹅脂肪是类似于橄榄油的食用油，几乎不增加机体的胆固醇含量。

B族维生素是抗脚气病、抗神经炎和抗多种炎症的维生素，在生长期、妊娠期及哺乳期的人比一般人需要量更大。维生素E是人体多余自由基的清除剂，在抗衰老过程中起着重要的作用。鸭肉是含B族维生素和维生素E比较多的肉类，吃鸭肉有很好的补充作用。

姜：姜是一种极为重要的调味品，同时也可作为蔬菜单独食用，而且还是一味重要的中药材。它可将自身的辛辣味和特殊芳香渗入到菜肴中，使之鲜美可口，味道清香。

功效：吃饭不香或饭量减少时吃上几片姜或者在菜里放上一点嫩姜，都能改善食欲，增加饭量，所以俗话说："饭不香，吃生姜。"

生姜是传统的治疗恶心、呕吐的中药，有"呕家圣药"之誉。

生姜还具有解毒杀菌的作用。日常我们在吃松花蛋或鱼蟹等水产时，通常会放上一些姜末、姜汁。

姜还具有促进血行、祛散寒邪的作用。着凉、感冒时不妨熬些姜汤，能起到很好的预防、治疗作用。

制作方法：

（1）将鸭子切成块状，焯水，去掉血沫和腥味；

（2）用砂锅加水装入原料和调料炖煮90分钟，加盐再炖5分钟即可，取汤，吃肉。

饮用剂量：每周1次，每次200～300毫升。

相关知识：

（1）若将清水改用啤酒，其味道更鲜美，又称啤酒鸭子汤。

（2）也可以一次炖煮多次用汤，取鸭汤饮用或烹制菜肴。

(3)夏季与健康：

人体内部功能调节适应夏季季节：

①仲夏人体与运气关系：酷暑炎热，人喜多用苦味之品，人亦多嗜饮汤或喝水，从而补充津液（水分、电解质、微量元素等），以促进体内的新陈代谢而达解暑消渴之目的。维持体液和电解质平衡状况。

②夏季药膳烹调适合性：当令夏季，药膳烹调技艺，通常是运用饮用水，或清凉解毒、除热渗湿之药，盐类及食糖等天然食品，为原料经过开水沏泡或以笼蒸，或以沸水煮制，既能消毒膳食，又可制成以清淡类型的熟食，使其易于消化、吸收、代谢而发挥饮食药物适应夏季之功效，从而起到对人体保健、抗老、益寿的意义。

③夏天药膳调节功能：每逢夏季时节，五时则属“火”，五成为生长，五脏属心（小肠），五色表为赤色，五味是苦味，五谷为麦，五菜为燕，五果为杏，五畜为羊，五补宜清补，故选用当令之食物与药物时，必须顺乎季节性为原则，才能适应人体的需要性，以增进身心强壮，精力充沛，身体安康的生理及生化的需要。

**6．西瓜桑椹汤**

原料配方：西瓜皮150克、桑椹200克、大枣15克、矿泉水800毫升。

原料分析：

西瓜又叫水瓜、寒瓜、夏瓜，堪称“果中之王”，因是在汉代从西域引人，故称“西瓜”。西瓜味道甘甜多汁，清爽解渴，是盛夏佳果。西瓜除不含脂肪和胆固醇外，几乎含有人体所需的各种营养成分，是一种最富有营养、最纯净、食用最安全的食品。

西瓜可清热解暑，除烦止渴。西瓜中含有大量的水分，在急性热病发烧、口渴汗多、烦躁时，吃上一块又甜又沙、水分十足的西瓜，症状会马上改善。

在治疗肾炎和降低血压方面，西瓜可算是果菜之中的好医生。它所含的糖和盐能利尿并消除肾脏炎症；蛋白酶能把不溶性蛋白质转化为可溶的蛋白质，增加肾炎病人的营养；它还含有能使血压降低的物质。

桑椹：又名桑果，早在2000多年前，桑椹已是中国皇帝御用的补品。因桑树特殊的生长环境，使桑果具有天然生长、无任何污染的特点，所以桑堪又被称为“民间圣果”。它含有丰富的活性蛋白、维生素、氨基酸、胡萝卜素、矿物质等成分，营养是苹果的5~6倍，是葡萄的4倍，具有多种功效，被医学界誉为“21世纪的最佳保健果品”。常吃能显著提高人体免疫力，具有延缓衰老、美容养颜的功效。

功效：它有改善皮肤（包括头皮）血液供应、营养肌肤、使皮肤白嫩及乌发等作用，并能延缓衰老。桑果是中老年人健体美颜、抗衰老的佳果与良药。

常食桑椹可以明目，缓解眼睛疲劳干涩的症状。

桑椹具有免疫促进作用。桑椹对脾脏有增重作用，对溶血性反应有增强作用，可防止人体动脉硬化、骨骼关节硬化，促进新陈代谢。

桑椹可以促进血红细胞的生长，防止白细胞减少，并对治疗糖尿病、贫血、高血压、高血脂、冠心病、神经衰弱等病症具有辅助疗效。

桑椹具有生津止渴、促进消化、助排便等作用，适量食用能促进胃液分泌，刺激肠蠕动及解除燥热。

大枣：原料分析：大枣，又名红枣。自古以来就被列为“五果”（桃、李、梅、杏、枣）之一，历史悠久。大枣最突出的特点是维生素含量高。在国外的一项临床研究显示：连续吃大枣的病人，健康恢复比单纯吃维生素药剂快3倍以上。因此，大枣就有了“天然维生素丸”的美誉。

功效：大枣能提高人体免疫力，并可抑制癌细胞。药理研究发现，红枣能促进白细胞的生成，降低血清胆固醇，提高血清白蛋白，保护肝脏。红枣中还含有抑制癌细胞，甚至可使癌细胞向正常细胞转化的物质。

经常食用鲜枣的人很少患胆结石，这是因为鲜枣中丰富的维生素C，使体内多余的胆固醇转变为胆汁酸。胆固醇少了，结石形成的概率也就随之减少。

大枣中富含钙和铁，它们对防治骨质疏松和贫血有重要作用。中老年人更年期经常会有骨质疏松，正在生长发育高峰的青少年容易发生贫血，枣对他们会有十分理想的食疗作用，其效果通常是药物不能比拟的。对病后体虚的人也有良好的滋补作用。

枣所含的芦丁，是一种使血管软化，从而使血压降低的物质，对高血压病有防治功效。

大枣可以抗过敏，除腥臭怪味，宁心安神，益知健脑，增强食欲。

制作方法：

（1）取西瓜外皮，洗净切块；

（2）用砂锅加水，放入原料炖煮30分钟，即可取第一道汤；

（3）再用热水壶烧开水，沏入砂锅浸泡10分钟，取第二道汤。剩果大枣被煮熟后可食之。

饮用剂量：每周2～3次，每次150～200毫升。

相关知识：

（1）夏季天气炎热，以凉性、寒性食物饮食可以增加营养与抗热。

（2）薄荷汤、乌鸡汤、兔肉汤、黄花汤、黄瓜片汤，也是夏季养生的好汤。

### 7．柚子排毒汤

原料配方：柚子皮500克、冰糖15克、银耳30克、矿泉水700毫升。

原料分析：柚子属桔科灌木的果实，又名文旦、香抛，是产于福建、广东、广西等南方地区的南方水果，以广东沙田柚为上品。它味道酸甜，略带苦味，含有丰富的维生素C及大量其他营养成分，是医学界公认的最具食疗效果的水果。

食补功效：高血压患者常利用药物来排除体内多余的钠，柚子正好含有这些患者必需的天然矿物质——钾，不含钠，因此是患有心脑血管病及肾脏病患者最佳的食疗水果。

柚子含有一种天然果胶，能降低血液中的胆固醇，是现代人追求健康的理想食物。

美国研究发现，每天饮用柚汁的人较少出现呼吸器官系统毛病，尤其是感冒、咽喉疼痛时，吃一瓣新鲜柚子能令您舒适自然。

柚所含的天然维生素P能强化皮肤细孔功能，加速复原受伤的皮肤组织功能。女性常吃柚子最能符合“自然美”的原则。

柚子还有增强体质的功效。它能使身体更容易吸收钙及铁质；同时，所含的天然叶酸，对于服用孕药或怀孕的妇女们，有预防贫血症状发生和促进胎儿发育的功效。

新鲜的柚子肉中还含有类似胰岛素的成分，能降低血糖。同柚子的排毒通气功效十分明显。

银耳又名白木耳，质量上乘者称作雪耳。它被人们誉为“菌中之冠”，既是名贵的营养滋补佳品，又是扶正强壮之补药。历代皇家贵族将银耳看作是“延年益寿之品”、“长生不老良药”。

食补功效：银耳能提高肝脏解毒能力，保护肝脏功能。

它不但能增强机体抗肿瘤的免疫能力，还能增强肿瘤患者对放疗、化疗的耐受力。

它也是一味滋补良药，特点是滋润而不腻滞，具有补脾开胃、益气清肠、安眠健胃、补脑、养阴清热、润燥之功，对阴虚火旺不受参茸等温热滋补的病人是一种良好的补品。

银耳富有天然植物性胶质，加上它的滋阴作用，长期服用可以润肤，并有祛除脸部黄褐斑、雀斑的功效。

银耳是一种含膳食纤维的减肥食品。它的膳食纤维可助胃蠕动，减少脂肪吸收。

制做方法：

（1）将柚子皮剃去外皮，保留肉质部分，切条或切成工艺花刀状，用水洗净。

（2）银耳剪去根蒂用清水泡发 1 小时捞出，挤干水份。

（3）将原料加水放到砂锅内炖煮 60 分钟，先用大火烧开改用微火炖煮。

饮服剂量：冬秋季可一周一次，每次 150～200 毫升。

相关知识：

（1）柚皮通气理肺，排毒养颜效果明显。食用柚子时，应保留柚皮，当时不用可以晾干备用。

（2）本品略带苦味用冰糖中和可减少苦味并有适口的甜味。

（3）用银耳炖后的黏稠度代替淀粉的效果，因此不需再加淀粉。

8．双豆金针菇汤

原料配方：大豆100克、豆腐150克、金针菇200克、百合100克、胡萝卜半根（约100克）、高汤精6克、精盐3克、大料5克、水1200毫升、水淀粉10克。

原料分析：

黄豆，与青豆、黑豆统称为大豆。它既可供食用，又可以榨油。由于它的营养价值很高，只蛋白质一项就比瘦肉多1倍，比鸡蛋多2倍，比牛乳多1倍，故被称为“豆中之王”、“田中之肉”、“绿色的牛乳”等，是数百种天然食物中最受营养学家推崇的食物。

黄豆中的大豆蛋白质和豆固醇能明显地改善和降低血脂和胆固醇，从而降低患心血管病症的概率。大豆脂肪富含不饱和脂肪酸和大豆磷脂，有保持血管弹性、健脑和防止脂肪肝形成的作用。

大豆中富含皂角苷、蛋白酶抑制剂、异黄酮、钼、硒等抗癌成分，对前列腺癌、皮肤癌、肠癌、食道癌等几乎所有的癌症都有抑制作用。这就是经常食用黄豆及其制品的人很少发生癌症的原因。

金针菇：又名金菇、毛柄金钱菌。其菌盖小巧细腻，呈黄褐色或淡黄色，干部形似金针，故名金针菇。还有一种色泽白嫩的，叫银针菇。金针菇不仅味道鲜美，而且营养丰富，是拌凉菜和火锅食品的原料之一。

功效：金针菇中赖氨酸的含量特别高，含锌量也比较高，有促进儿童智力发育和健脑的作用，在日本等许多国家被誉为“益智菇”和“增智菇”。金针菇能有效地增强机体的生物活性，促进体内新陈代谢，有利于食物中各种营养素的吸收和利用，对生长发育也大有益处。

百合：是著名的保健食品和常用中药，因其鳞茎瓣片紧抱，“数十片相摞”，状如白莲花，故名“百合”。人们常将百合看作团结、友好、和睦、合作的象征。民间每逢喜庆节日，有互赠百合的习俗，或将百合做成糕点之类食品，款待客人。广东人更喜欢用百合、莲子同煲糖水，以润肺补气。

功效：支气管不好的人，食用百合有助病愈。因百合富含水分，可以解渴润燥。

百合主要含秋水仙碱等多种生物碱和营养物质，有良好的营养滋补之功，特别是对病后体弱、神经衰弱等症大有裨益。

百合可显著抑制黄曲霉素的致突变作用，临床上常用于白血病、肺癌、鼻咽癌等疾病的辅助治疗。常食有润肺清心调中之效，可止咳、止血、开胃、安神，有助于增强体质、抑制肿瘤细胞的生长，缓解放疗反应。

胡萝卜：又叫黄萝卜、红萝卜，原产于中亚，元代以前传入我国。因其颜色靓丽，脆嫩多汁，芳香甘甜而受到人们的喜爱。胡萝卜对人体具有多方面的保健功能，因此被誉为“小人参”。

胡萝卜能提供丰富的维生素A，具有促进机体正常生长与繁殖、维持上皮组织、防止呼吸道感染及保持视力正常、治疗夜盲症和眼干燥症等功能。

胡萝卜能增强人体免疫力，有抗癌作用，并可减轻癌症病人的化疗反应，对多种脏器有保护作用。妇女进食胡萝卜可以降低卵巢癌的发病率。

胡萝卜内含琥珀酸钾，有助于防止血管硬化，降低胆固醇，对防治高血压有一定效果。

胡萝卜素可清除致人衰老的自由基，B族维生素和维生素C等营养成分也有润皮肤、抗衰老的作用。

它的芳香气味是挥发油造成的，并有杀菌作用。

制作方法：

（1）将金针菇、百合用5%淡盐水浸泡20分钟洗净。

（2）黄豆提前24小时水发好。

（3）将原料加调味品放到砂锅内炖煮20分钟，出锅前勾入淀粉即可。

饮用剂量：每周2～3次，每次200～300毫升。

相关知识：秋季养生。

（1）秋季人体与运气关系：人们于此季候，往往喜食用辛辣食品，不仅可以燥湿而增强体质，并且通过饮食结构以调节体内新陈代谢功能，从而适应气温趋冷变寒的自然变化，因此既可使人精力旺盛，又可让躯体生长得大为结实。

（2）秋季药膳烹调技艺：时届秋椒、各种果类原料成熟的旺季，可食的动物肉类，亦膘肥肌丰，所以烹饪取料非常有利。诸如辣椒、榨菜、牛羊肉，加上调味品花椒、胡椒之类，都是非常适应本季的需求品。

（3）秋季药膳调节功能：本季气候凉爽，此时五藏属于肺藏，如强化以藏功能，可采用猪全肺加白胡椒以抵御气道感染之患。若肺部患有慢性病，则可采用白果排骨为药膳，并佐以蜜贝秋犁膏以镇咳祛痰，无疑是有益的佳品。

**9．南瓜薏米汤**

原料配方：南瓜300克、薏米100克、水850毫升。

原料分析：

南瓜，又称楼瓜、饭瓜，很早就传入我国广泛栽种、食用，因此有“中国南瓜”说。在我国，南瓜既当菜又代粮，在乡下有人缘。近年来，人们发现南瓜不但可以充饥，而且还有一定的食疗价值，于是土味十足的南瓜得以登大雅之堂。

功效：吃南瓜可以有效地防治高血压以及肝脏和肾脏的一些病变。有的报道说，常吃南瓜可以化掉胆结石。

南瓜中含有丰富的果胶和微量元素钴。果胶可延缓肠道对糖和脂质的吸收；钴的含量较高，是其他任何蔬菜都不可相比的，它是胰岛细胞合成胰岛素所必需的微量元素，常吃南瓜有助于防治糖尿病。

此外，南瓜还能消除致癌物质——亚硝酸胺的突变作用，其中的果胶还可以中和和清除体内重金属和部分农药，故有防癌防中毒的作用，并能帮助肝、肾功能减弱患者增强肝肾细胞的再生能力。

薏米：又名薏苡、薏仁、六谷米等。薏米在我国栽培历史悠久，是我国古老的药食皆佳的粮种之一。由于薏米的营养价值很高，被誉为“世界禾本科植物之王”；在欧洲，它被称为“生命健康之禾”；在日本，最近又被列为防癌食品，因此身价倍增。薏米具有容易被消化吸收的特点，不论用于滋补还是用于医疗，作用都很缓和。

功效：薏米因其热量较高，有促进新陈代谢和减少胃肠负担的作用，可作为病中或病后体弱患者的补益食品。经常食用薏米食品对慢性肠炎、消化不良等症也有效果。

制作方法：

（1）先将薏米放入砂锅内加水炖煮15分钟；

（2）将南瓜去皮，切块洗净，再放入锅内继续煮30分钟；

（3）微火慢煮。

饮用剂量：每月1~2次，每次150~200毫升。

相关知识：

（1）秋燥、干渴，以润肺、生津、鲜渴为基本饮食方略；

（2）白萝卜、罗汉果、百合食用菌是较好的食物。

### 10．冬季开胃汤

原料配方：山楂150克、陈皮30克、水850毫升。

原料分析：

山楂又名山里红、红果、胭脂果，有很高的营养和医疗价值。因老年人常吃山植制品能增强食欲，改善睡眠，保持骨和血中钙的恒定，预防动脉粥样硬化，使人延年益寿，故山楂被人们视为“长寿食品”。

功效：山楂能防治心血管疾病，具有扩张血管、增加冠脉血流量、改善心脏活力、兴奋中枢神经系统、降低血压和胆固醇、软化血管及利尿和镇静等作用。山楂酸还有强心作用，对老年人心脏病有益。

陈皮：陈皮就是橘子皮，橘子常与柑子一起被统称为柑橘，鲜艳，酸甜可口，是日常生活中最常见的水果之一。与梨相比，其蛋白质含量是梨的9倍，钙的含量是梨的5倍，磷的含量是梨的5.5倍，维生素$B_1$的含量是梨的8倍，维生素$B_2$的含量是梨的3倍，烟酸的含量是梨的1.5倍，维生素C的含量是梨的10倍，可谓营养丰富。

功效：橘子含有丰富的柠檬酸，前者具有美容作用，后者则具有消除疲劳的作用。如果把橘子内侧的薄皮一起吃下去，除维生素C外，还可摄取膳食纤维——果胶，它可以促进通便，并且可以降低胆固醇。

橘子苷可以加强毛细血管的韧性，降血压，扩张心脏的冠状动脉，因此可以说，橘子是预防冠心病和动脉硬化的食品。美国佛罗里达大学研究人员证实，食用柑橘可以降低沉积在动脉血管中的胆固醇，有助于使动脉粥样硬化发生逆转。

制作方法：将原料洗净，放到砂锅内炖煮30分钟，即可取汤饮用。

饮用剂量：每周1~2次，每次200~300毫升。

相关知识：银装的冬季，适应冬季的药膳。

（1）初冬季节气候变化：古云秋收冬藏，由秋天收获的各种五谷杂粮，疏菜水果，届时均需设法储存，以应冬季严寒少菜缺果之情；人们于此季节必需忍受气温极低的侵袭，俗话说寒风入骨，便是形容低温环境对人体的影响。肾主骨、强肾即可御寒，是保护人体越冬的重要所在。现代医学认为肾的含义是包括垂体肾上腺轴系内分泌器的功能在内，同时人体凡遇逆境恶劣条件刺激时，往往对皮肤丰富的神经血管有所袭击，所谓毛骨悚然，当然也反应至高级中枢，采取积极措施，以免遭到不测；因此，在冬季摄入热量不但要高，而且质量要求也要好，如此才能安度严冬的时节。

（2）生物钟与隆冬相适应：生物活到此季节，为了保全自身，都本能地有一套适当过冬的办法，否则，生命难存，身焉能在？譬如昆虫——蜜蜂，采集花蜜、花粉而储粮，以利越冬。又如松鼠也自知严寒的来临，早已将粮食和果类储于树穴之中，当然也是为了冬天以免饿死的保身行为。植物类在一年的前三季内充分利用自然条件而合成自身所需的营养成分，储存于根干部，同样也是为了安全过冬。虽说运气客观变化，不由人们的意志所转移，然而恰当地利用食物功能以养身利体，维护机体的适应性，才能应付人与自然的应变关系。

（3）哲理·医学·药膳与冬季：《内经》告诉人们如在秋季收藏不当，甚至违背自然规律，则逆而伤肺；时届冬令，则冬为之飧泄，则主因奉藏者少之故。隆冬三月，此为闭藏，水冰地冻，无扰禾阳。早卧晚起，必待日光。避寒就温，无泄皮肤，使气亟夺，此冬气之应，养藏之哲理不为背，逆之则伤肾，春为痿厥。联系药膳原则，宜用温热之品，油脂较多之物；食味宜先咸味，使体内盐分稍多一点，对御寒冷保暖而卫生，是有莫大的益处。

### 11. 汽锅人参汤

原料配方：人参100克、鸡肉300克、高汤精5克、大料5克、食盐3

克、葱 6 克、姜 10 克。

原料分析：

人参，生长在山谷和辽东等地。误用它，不但无益，反而导致乖戾，不可不察。又名神草、地精。

在二月、四月、八月上旬挖采它的根，用竹刀刮去泥土，然后晒干，不能见风。传说根像人形的有神性。

性味：味甘，性寒，无毒。

主治：主补五脏，安精神，定魂魄，止惊悸，除邪气，使人肌肤润泽，精力旺盛，不易衰老，开心益智。久服可轻身延年。又治五劳七伤，虚损劳弱，保中守神，消痰，治慢性肺病，体虚，梦多而杂乱，肺脾元气不足，短气少气，止渴，生津液。治土火旺的病，就适宜用有凉薄之气的生人参，来泻火补土，这是纯用它的气。脾虚肺怯的病，则适宜用有甘温之味的熟参，以补土生金，这是纯用它的味。

制作方法：

①适用特制的汽锅；

②将原料切块焯水，加调料，分别装到汽锅中（不加水）；

③用蒸锅上锅盖打孔，上汽锅蒸锅 45 分钟，即可。

饮用剂量：每月 1～2 次，每次 100～150 克。

相关知识：冬季养生饮食。

（1）严冬人体与运气关系：冬天降临，气温严冷，水盐的需求量必然增加，如此不仅调节体液以御寒冷，而且对广义的肾脏功能亦有帮助；食用豆类如大豆、黑豆之品，其中除含有相当量的植物蛋白外，脂肪成分亦颇丰富。当然从营养学观点出发，是合乎卫生标准和保护机体创造了条件。通过运用合理的药膳，使人体安然无恙地越过冬天，是食养食治的惟一目的。

（2）严冬药膳烹调的适合性：逢冬令季节，烹调技术与其他季节有别，尤其在北方寒冷地域味口偏咸味（当然也不能过于盐多），每日每人限用总食盐 6～9 克为宜，植物油适当可以放宽一点用来做菜肴，以满足身体热能的需求量；而且动物蛋白及脂肪合理调配应用，以全面营养膳食为妙。加用补肾中草药类，致使烹饪艺术达到与众不同的境界。

（3）冬季药膳调节功能：冬季人体五脏属肾为主，用药以咸为佳，此既能强骨骼，又可祛腰病；内经指出饮食入于胃、游滋精气，上输于脾，脾气散精，上归于肺，通调水道，下输膀胱，水精四布，五经并行，合于四时。原则上以补肾偏于重补，则对人体支柱骨骼加强调节，其功显著，难道药膳的保健和治疗意义不是不言而喻了么？

12．**牛筋珍菇汤**

原料配方：牛筋500克、香菇100克、鱼精5克、大料5克、姜10克、葱5克、精盐2克。

原料分析：

牛尾是牛肉的精华，牛肉是中国人的第二大肉类食品，仅次于猪肉。牛肉蛋白质含量高，而脂肪含量低，所以味道鲜美，受人喜爱，享有“肉中骄子”的美称。

功效：牛肉含有丰富的蛋白质，氨基酸组成比猪肉更接近人体需要，能提高机体抗病能力，对生长发育及手术后、病后调养的人在补充失血、修复组织等方面特别适宜。

寒冬食牛肉，有暖胃作用，为寒冬补益佳品。

中医认为，牛肉有补中益气、滋养脾胃、强健筋骨、化痰息风、止渴止涎的功效。适用于中气下陷、气短体虚、筋骨酸软、贫血久病及面黄目眩之人食用。

香菇：又称香菌、冬菇。由于它味道鲜美，香气沁人，营养丰富，不但位列草菇、平菇上，而且素有“植物皇后”之誉，为“山珍”之一。香菇具有高蛋白、低脂肪、多糖、多种氨基酸和多种维生素的营养特点。由于香菇中富含谷氨酸及一般食品中罕见的伞菌氨酸、口蘑酸及鹅氨酸等，故味道特别美。

功效：香菇能起到降低胆固醇、降血压的作用。香菇汁完全可以代替降压剂，而且没有副作用。香菇中有一种一般蔬菜缺乏的麦淄醇，可转化为维生素D，促进体内钙的吸收，并可增强人体抵抗疾病的能力。

多吃香菇对于预防感冒等疾病有一定帮助。

制作方法：

（1）将牛尾、香菇焯水洗净，切段，香菇去根。

（2）加调料后放入牛尾、香菇炖煮120分钟即可饮用。

饮用剂量：每周1～2次，每次300～350毫升。

相关知识：

（1）谚语讲：冬季进补，冬季养生十分重要。

（2）冬季切忌反季瓜果蔬菜。例如：西瓜、黄瓜属于凉性、寒性，在冬季寒冷的季节，体内需要补充热量，而你吃些寒冷的食物，等于雪中送冰。

（3）羊肉、食用菌、大白菜、冬笋等也是冬季进补的好食物。

### 13. 牡蛎韭菜汤

原料配方：鲜牡蛎肉200克、韭菜150克、胡萝卜100克、鱼精3克、精盐2克、水淀粉10克、鸡汤800毫升。

原料分析：

韭菜：韭菜别名壮阳草、起阳草，古称长生韭，原产东亚，有人称它为“春菜第一美食”。含有纤维素、蛋白质、糖、维生素A、维生素C、胡萝卜素、钙、磷和挥发油等。在风寒料峭、百蔬萧条的早春，民间有“黄韭试春盘”的食俗。生长在冬季的韭菜，颜色浅黄，称为韭黄。

食补功效：

补肾温阳。韭菜性温，味辛，具有补肾起阳作用，故可用于治疗阳痿、遗精、早泄等病症。

润肠通便。韭菜含有大量维生素和粗纤维，能增进胃肠蠕动，治疗便秘，预防食道癌。

行气理血。韭菜的辛辣气味有散瘀活血，行气导滞的作用，可适用于跌打损伤，反胃，肠炎，吐血，胸痛等症。止汗固涩。韭菜叶微酸，具有酸敛固涩作用，可用于治疗阳虚自汗，遗精等病症。

益肝健胃。韭菜含有挥发性精油及硫化物等特殊成分，散发出一种独特的辛香气味，有助于疏调肝气，增进食欲，增进消化功能。

牡蛎：又称牡蛎、海蛎子、蚝，有胎生和卵生两种形式。只有雄的，没有雌的，在海边都附在石头上。像房子一样相连，称为蛎房。渔民得到它后，凿开它的小房，并用烈火烧，挑出房中的肉当食品吃，味道鲜美且益人，是很珍贵的海味。又名蚝。

味甘，性温，无毒。可治伤寒寒热、温症、风症，消气，除急性或慢性淋巴结炎、女子白带含血。长期服用，能壮筋骨，辟邪，延年益寿。除去留在骨节之间的热结、虚热、心中烦满疼痛气结。能止汗止渴，除淤血，治早泄，充实大小肠，止大小便频繁。还可治咽喉肿痛、咳嗽胸闷、下结块热。做成粉擦身，可以治愈大人、小孩盗汗。治阴虚盗汗还可与麻黄根、蛇床子、干姜为粉。又治风疟及鬼邪身。能补肾安神去烦热，治男子虚劳、小儿惊痫。还可化痰软坚，清热除湿，治疝瘕积块、甲状腺肿大等男性症病。同时其生精补血功效明显，若计划怀孕的夫妇，在怀孕前一个月之内多饮食此品，对优生优育有帮助。

制做方法：

（1）牡蛎捡去皮壳残渣，洗净韭菜，切碎，胡萝卜去皮洗净切成丁状块。

（2）将鸡汤放到炒锅内加鱼精、精盐烧开，放入胡萝卜丁。

（3）勾进水淀粉，将韭菜牡蛎肉同时下锅，变色即可。

饮用剂量：每周1～2次，每次200～300毫升。

相关知识：

（1）牡蛎要选择新鲜、汤水少的好品。

（2）下锅后不可久煮，以免失去风味，火大久煮会缩少到看不见牡蛎。

（3）大而新鲜的牡蛎可以生吃，名为生蚝，是男人滋补佳品。准备怀孕的夫妻，食用效果更好。

### 14. 山珍蛤汤

原料配方：蘑菇150克、竹荪30克、虫草花100克、花菇60克、黄花15克、海蛤肉干50克、姜10克、大料5克、鱼精3克、精盐2克、猪蹄汤800毫升。

原料分析：

蘑菇：我国古代把蘑菇称为菌、茸、荪、菇等，是高蛋白、低脂肪、富含天然维生素的食物。在战国和秦代，人们就已认识到蘑菇的生长环境并开始大量将其作为食品，秦汉之后，食菌之风日渐兴盛。现在，蘑菇已成为世界各地人民非常喜爱的美味，美国人称它为“上帝的食品”，日本人说它是“植物食品的顶峰”，很多国家的人民视它为“菜中之王”。

食补功效：

提高机体免疫力。蘑菇的有效成分可增强淋巴细胞功能，从而提高机体抵抗各种疾病的免疫功能。

抗癌。日本研究人员在蘑菇有效成分中分析出一种分子量为288的超强力抗癌物质，能抑制癌细胞的生长，其作用比绿茶中的抗癌物质强1000倍。蘑菇中还含有一种毒蛋白，能有效地阻止癌细胞的蛋白合成。

竹荪：别名竹笙。含有较高的氨基酸、无机盐及其他成分。有的竹荪多糖能抑制和消除癌细胞，长期食用竹荪可以降低血糖，减少血液中胆固醇含量，并能起到减肥的作用。灯荪是名贵的山珍，生长在竹类根部上面，有许多品种，形态美丽。常见食用竹荪有4种，即竹荪也叫长裙竹荪、短裙竹荪、红托竹荪和棘托竹荪。

食补功效：

中医认为，竹荪性凉，味极甘甜，有大补之功，类似人参。作为筵席上的名贵珍品，它具有延长汤羹等食品存放时间、保持菜肴鲜味不腐不馊的奇特功效，因而一向被帝王列为御膳，现在则是国宴中不可缺少的一味山珍。

作为药膳，竹荪具有健脾益胃、补气止痛和解腻减肥之功用。对高血压、高胆固醇症有相当的抑制作用。

蛤蜊：被称为“天下第一鲜”，有“青蛤”和“四色蛤”、“花蛤”之分。在我国沿海分布极广，以辽宁、山东和江苏的盐城、南通最为盛产。蛤蜊味道鲜美，营养全面，是物美价廉的海产品。它含有蛋白质、脂肪、碳水化合物、铁、钙、磷、碘、维生素、氨基酸和牛黄酸等多种成分，是一种低热能、高蛋白、可防治中老年人慢性病的理想食品，也是补钙健身的美食。

制作方法：

(1) 将干蘑菇用水泡发100分钟，捡去杂质，剪去泥根，切成丁状块。

（2）将原料调料加猪蹄汤装入砂锅内煮沸，改用文火炖120分钟，调剂口味即可。

饮用剂量：每周1~2次，每次150~200毫升。

相关知识：

（1）食用菌类品种较多，营养价值大同小异，可以根据情况选择或替换。

（2）猪蹄汤可提前炖煮，可称为基汤。

15. **羊头萝卜汤**

原料配方：羊头肉1个（约750克）、萝卜150克、大料10克、鱼精5克、精盐5克、姜5克、大葱10克、清水1500毫升。

原料分析：

羊肉，羊是纯食草动物，所以羊肉较细嫩，脂肪含量较少，但又含有丰富蛋白质和维生素。羊肉肉质细嫩，容易被消化。多吃羊肉能提高身体素质，提高抗疾病能力，而不会有其他副作用，人们常说："要想长寿，常吃羊肉。"

食补功效：

羊肉：性温味甘，既可食补，又可食疗，有益气补虚，温中暖下，补肾壮阳，抵御风寒的功效。用于治疗气血不足，腹痛欲呕；肾虚阳衰，腰腿酸软，尿频，阳萎。

萝卜：在我国民间有"十月萝卜小人参"的说法。萝卜品种很多，有青皮、白皮、红皮、青皮红心等。其价格低廉而营养价值甚高，是普通百姓的养生食品，含有多种维生素和矿物质，不含脂肪，所含的芥子油和淀粉酶能促进新陈代谢、增进食欲、帮助消化。常言说得好："冬吃萝卜夏吃姜，一年四季保安康。""扬州八怪"之一的郑板桥先生，曾写过这样一幅养生保健联："青菜萝卜糙米饭，瓦壶天水菊花茶"，"萝卜就茶"是郑老先生的养生之道。

食补功效：

中医认为，萝卜能助消化，生津开胃，润肺化痰，祛风涤热，平喘止咳，顺气消食，御风寒，养血润肤，百病皆宜。

萝卜对于百病皆宜，特适宜于气管炎、多痰、胃脘腹胀、肠炎腹泻、痢疾、便秘、小儿百日咳、糖尿病、高血压、高血脂和癌症患者食用。

制作方法：

（1）将羊头肉剃骨，切块焯水去腥膻味和血沫。

（2）将羊头肉和调料放入锅内加水炖煮60分钟。

（3）加入萝卜、精盐再煮3分钟即可。

饮用剂量：秋冬季每周1~2次，每次300~350克。

相关知识：

（1）羊头肉比羊肉的营养价值高，刮毛后的羊头肉还含有大量的胶原蛋白，羊脑、羊眼中更含有许多人体所需的营养素，对明目、增强记忆力都是有益的食物。

（2）美味加营养，饮食新时尚。

### 16. 鹿血豆腐汤

原料配方：鹿血150克、豆腐150克、鸡汤800毫升、高汤精5克、淀粉10克、大料5克、姜5克、葱10克、香油3克。

原料分析：

鹿肉、鹿血：梅花鹿肉和马鹿肉，二者均为我国特产，早在公元前11世纪，中国就有驯鹿的记载。北魏贾思勰的《齐民要术》已经详细记述了鹿肉的烹饪技术。到了清朝，鹿肉成为贡品，是皇亲贵族才能享受到的美味。鹿肉含有较丰富的蛋白质、脂肪、无机盐、糖和一定量的维生素，且易于被人体消化吸收。鹿茸有“益气强志”、“生精补髓”的疗效和作用。

食补功效：

鹿肉适宜肾虚遗精、头昏耳鸣、腰脊疼痛、阴冷、羸弱虚瘦、血脉不活及容颜欠佳等症患者食用。

鹿茸主治因肾阳不足而引起的眩晕、阳萎、滑精、尿频尿多、宫寒不孕、崩漏带下、筋骨萎软、神倦、腰膝酸软、贫血、骨折久不愈合及小儿发育不良等症。

淮山：也叫山薯、淮山药。含多种氨基酸和糖、蛋白质、黏液质、多酚氧化酶、维生素C等。山药外貌不美，但其内在质量极佳，只要用竹片轻轻刮去嫩皮，雪白的肉质便显露精华。山药在我国已有几千年栽培历史，以河南沁阳的怀庆山药最为著名。

食补功效：

健脾胃、补肺肾、止泻。用于脾虚食少、久泻不止、肺虚喘咳、肾虚遗精、带下、尿频。最适宜于身体虚弱，精神倦怠，食欲不振，消化不良，慢性腹泻，遗精盗汗，妇女白带，夜多小便和糖尿病患者食用。

制作方法：

（1）将鹿血和豆腐切成丁状小块。

（2）先用鸡汤加调料炖鹿血5分钟，勾芡（淀粉），再放入豆腐、滴香油。

（3）装碗前可将大料葱、姜调味品捡去。

饮用剂量：两周一次，每次300~350毫升。

相关知识：

（1）若用山药与鹿血炖，效果也很好。此汤又称为“鸳鸯豆腐”、“双色豆腐”，还是宫廷养生名菜，也是高档婚宴用汤。

（2）若有鹿骨头汤或羊头汤，可以代替鸡汤。

（3）鹿肉和鹿血要到有经营许可证的专营店采购。

**17．地肤海参汤**

原料配方：海参6只、地肤根100克、姜15克、葱10克、虫草花15克、高汤精5克、精盐3克、鸡汤800毫升。

原料分析：

海参：又名灰参、辽参、刺参、海鼠。是生活在海底的棘皮类动物，形如黄瓜，体表肉质突起，呈黑褐色。是高蛋白低脂肪食品，碳水化合物、矿物质和多种维生素以及独特的海参素A和B，它的胆固醇含量几乎为零。以个大、均匀、肉厚为上品。

食补功效：

中医认为海参性温，可补肾壮阳，益气生精，通肠润燥，止血消炎，利小便，治溃疡，消痰涎。常吃海参，有延缓衰老除疲劳、减轻关节炎和神经痛的作用，还对高血压、血管硬化、冠心病、心绞痛、心肌梗塞和肝炎等有良好的疗效。

海参中的海参素A和B，对癌症有明显的抑制作用，用于治疗大脑瘫痪、脑震荡以及脊椎损伤也有疗效。

制作方法：

(1) 将海参提前24小时涨发好。

(2) 将鸡汤、海参、地肤根放入锅内，同煮15分钟，捞出地肤根，装碗即可。

饮用剂量：两周一次，每次300~320毫升。

相关知识：

(1) 鸡汤、猪蹄汤、鸭架汤、猪皮汤均为调汤中的基础汤，又称原汤、基汤。应提前调好高汤、清汤，奶汤也是基汤与调味剂。在以前没有使用味精、鸡精时厨师就是以汤调味。

(2) 汤不仅可以调味，溶解食物，而且是最廉价的营养品。

(3) 海参的加工方法，可以选用两种方法来涨发：第一，热发，用开水将海参放在暖瓶中，沏入开水，盖塞后密封8小时即可，倒出后去掉肚肠即可食用；第二，冷发，用温开水浸泡海参2小时后，换清水放到冰箱的冷藏室，浸发3天，每天换一次水，3天后即可食用。

### 18. 芹菜降压汤

原料配方：芹菜根100克、大枣50克、西瓜皮120克、枸杞5克、水1000毫升。

原料分析：

芹菜为伞形花科植物芹菜的全草，别名香芹。原产地中海沿岸，生于沼泽地带的叫水芹，旱地的叫旱芹，茎、叶均可食用。我国栽培芹菜，据说已有2000多年的历史。芹菜中含有蛋白质、脂肪、碳水化合物、纤维素、维生素、矿物质等营养成分，其中，维生素B、维生素P的含量较多，矿物质元素钙、磷、铁的含量更是高于一般绿色蔬菜。

食补功效：

性凉，味甘辛，无毒。可清热除烦，平肝，利水消肿，凉血止血。主治高血压，头痛头晕，暴热烦渴，黄疸，水肿，小便热涩不利，妇女月经不调，赤白带下等病症。

大枣：也叫红枣、大枣等，是多年生乔木枣树的果实。枣树在中国的培育史已超过4000年，枣内含蛋白质、脂肪、糖、抗坏血酸、钙、铁、维生素等多种人体所需的微量元素。新鲜枣果中的维生素C含量非常高，几乎一个枣果就可以满足一个成人一天的需要量，所以，大枣有“天然维生素丸”的美誉。但在高温干燥过程中，鲜果中的维生素C绝大部分都会被分解破坏掉。

食补功效：大枣中的维生素C含量特别高，对防癌抗癌有重要作用；所含大量的维生素P能对人体的毛细血管起健全作用，因此常吃枣子可以有效地预防和治疗高血压以及心血管疾病。中医认为，大枣有益气补血，健脾和胃，润心肺，缓阴血，生津液，悦颜色，通九窍，助十二经及和百药之功效。

制作方法：将原料洗净放入砂锅内加水，用中火烧开，改为微火炖煮30分钟，以汤饮食。

饮服剂量：高血压患者每周3~4次，每次200~300毫升，常人保健保养血脂每周1次，每次150~200毫升。

### 19．排毒养颜汤

原料配方：车前草100克、薄荷100克、金银花15克、藏红花2克、枸杞50克、矿泉水1000毫升。

原料分析：

车前草又叫猪耳朵当道草。此草爱长在路旁，所以有两种名称。

现在山里人仍然采他的嫩叶，同水煮汤熟晒用酱、油拌匀蒸来吃，味道很好。味甘，性寒，无毒。

食补功效：

主治下腹至阴囊胀痛、小便不畅或尿后疼痛，利尿，除湿痹。长期服用轻身耐老。治男子伤中，女子尿急、尿频、尿痛不思饮食，养肺强阴益精，使人有子，耳聪明目、轻身，使人肌肤润泽，精力旺盛，不易衰老，疗目赤肿痛。去风毒，肝中风热，毒风钻眼，赤痛眼浊，头痛，流泪。压丹石毒，除心胸烦热。治妇人难产，养肝，清小肠热，止夏季因湿气伤脾引起的痢疾。陶弘景说：车前子，性冷利，神仙也食车前草饼，说能令人身轻，可跳岸谷，长生不老。

薄荷：多有栽种。二月份宿根长出苗，清明前后可分植。方茎赤色，它的叶子为时生，初时形状不长且叶梢是圆的，长成后就变成尖形。味辛，性湿，无毒。

食补功效：

有通利关节，发毒汗，除体内毒气，散痰血，祛风热的作用。治诸多风邪导致的伤寒发汗，胸腹部胀满，腹泻，消化不良。煮成汁服用，能发汗。长期作菜或生熟吃，却肾气，祛邪毒除劳气，解劳乏，使人口气香洁。煎汤可洗治膝疮。四季都可以吃。另可治因中风而失语、吐痰及各种伤风头脑痛，是治小儿风涎的要药。榨汁服，可去心脏风热及口齿诸病。治淋巴结核疮疥，风瘾疹。捣成汁含漱去舌苔苦涩。用叶塞鼻，止衄血。涂蜂螫蛇伤。

枸杞：又称红耳坠、狗奶子等，茎上有短刺，开淡紫色花，浆果为红色，多产于宁夏。含 14 种氨基酸及甜菜碱、酸浆红素、枸多糖、胡萝卜素、核黄素、烟酸、维生素 C 等营养成分。枸杞的成熟子实，既可作为坚果食用，又是一味营养丰富滋补品。古人认为，枸杞能留驻青春美色，是神仙服用的。传说有一人到河西做官，路见一女子，看起来只有十五六岁的样子，却正在责打一个八九十岁的老人。这人很是气愤，就上前责问。女子说，“他是我曾孙，有良药不肯服食，致使年老不能行走，所以要打他。”这人问该女子年龄，女子说已有三百七十余岁。

这个人吓了一跳，又问：“你吃了什么良药，能告诉我吗?”女子说：“这药只有一种，却有五名，春名天精，夏名枸杞，秋名地骨，冬名仙人杖，亦名西王母杖。四季常服，可与天地齐寿。”

食补功效：

中医认为枸杞可以滋肝补肾，安神明目。用于腰膝酸痛、眩晕耳鸣、内热消渴、血虚萎黄、目昏不明等症。不仅有降低血压的作用，还能降低血脂和血糖，防止动脉粥样硬化，保护肝脏，抑制脂肪肝。

金银花：具有较强的广谱抗菌作用，在东南亚一些国家中被称为“神水”。别名忍冬花，气味清香，味微苦。含挥发油，油中主要为双花醇、芳樟醇，并含木槲草素、氯原酸、异氯原酸、番木鳖甙、肌醇。

食补功效：中医认为，金银花入肺、心、胃经，能清热解毒，补虚疗风，主治胀满下疾、温病发热、热毒痈疡和肿瘤等症。现代医学发现，金银花茶有独特的减肥功能，还能抑制与杀灭咽喉部的病原菌，对老人和儿童有抗感染功效。因此，经常服用金银花浸泡液或煎剂，有利于咽喉肿痛、风火目赤、肥胖症和肝热型高血压的治疗与康复。

制作方法：

（1）将以上原料用淡盐水浸泡25分钟，洗净放到汤盆里。

（2）将水烧开，沏到盆内将原料烫熟，再焖10分钟，取汤即可。

饮用剂量：每周1~2次，每次100~150毫升。

相关知识：车前草在我国大部分地区都有生长，它开花结子后，子粒称为车前子是很好的养生保健品。因为它遍地生长，人们常见，所以不被人们所重视，而它的排毒、养颜、消炎、止疼作用很明显，物美价廉，随地可取。采制后应用淡盐水浸泡20分钟，再清洗后用于烹调炖汤。

### 20．鱼头汤

原料配方：野生草鱼头1个（约750克）、料酒15克、辣椒酱10克、红油5克、大料5克、姜15克、紫苏叶5克、鱼精5克、精盐3克、水1200毫升。

原料分析：

草鱼：淡水鱼，别名鲩、混子等。背和鳍为青黄色，栖息在水的底层，主要吃水草，是我国四大淡水人工养殖鱼类之一。含蛋白质、脂肪、钙、磷、铁、硫胺素、核黄素、尼克酸等营养成分。

食补功效：暖胃和中，平肝。草鱼头蒸食后可治虚劳及头痛、健忘。

制作方法：

（1）将鱼头挖去内刺，洗净，用75℃的热水焯烫一下去泥腥味。

（2）用调料煸炒加水炖鱼45分钟，与鱼头汤汁一起上桌。

饮用剂量：每周1次，每次200~250毫升。

相关知识：

鱼头汤的另一种做法是喝汤不见鱼头，也是适应西方人的饮食习俗。

做法是将鱼头加调料炖煮60分钟，把汤滗出，用鱼头汤再加豆腐、青菜等炖制成“鱼头豆腐汤”、“鱼头头双菇汤”等。

21．果珍西瓜汤

原料配方：西瓜皮500克、果珍100克、精盐1克、苹果1个、胡萝卜半根、樱桃10个、矿泉水500毫升、淀粉10克。

原料分析：

西瓜：为葫芦科植物西瓜的果实，原产非洲，目前除少数边远寒冷地区外，各地均有种植。表皮绿白、绿、深绿、墨绿、黑色，间有细网纹或条带。果肉呈乳白、淡黄、深黄、淡红、大红等色。肉质分紧肉和沙瓤，果肉含有多种人体所需的营养成分和有益物质，如蛋白质、葡萄糖、蔗糖、果糖、苹果酸、瓜氨酸、谷氨酸、精氨酸、磷酸、丙酸、乙二醇、甜菜碱、蔗糖、萝卜素、胡萝卜素、西红柿烃、维生素A、维生素B、维生素C以及钙、磷、铁等矿物质成分，挥发性成分中含有多种醛类。

西瓜种子含脂肪油、蛋白质、维生素$B_2$、淀粉、戊聚糖、丙酸、尿素、蔗糖等。

食补功效：

生津利水、消渴、降压解烦、滋补、壮阳、润肤亮泽、消夏止渴。

苹果：苹果含丰富糖类，主要含蔗糖、还原糖，以及蛋白质、脂肪、多种维生素及钙、磷、铁、钾等矿物质；还含有苹果酸、奎宁酸、柠檬酸、酒石酸、单宁酸、黏液质、果胶、胡萝卜素，果皮含三十蜡烷。果原产西伯利亚西南部及土耳其，在欧洲经长期栽培后，于1870年传入我国山东，称为西洋苹果。苹果是全世界著名的高贵水果，形、质、色、香、味俱佳，故有水果之王的美誉。西方传统膳食观念认为“每天吃吃苹果，医生远离我”。我国北方民间也有“饭后吃苹果，老头赛小伙”之说。

食补功效：

降低血压，消除疲劳。苹果中所含有的钾，能与体内过剩的钠结合，使之排出体外，因此对于食盐分过多的人们，多吃苹果可以将其清除，以软化血管壁，使血压下降。另外，由于苹果能够影响体内的钾、钠代谢，因此具有预防和消除疲劳的作用。

益智，增强记忆力。研究发现，苹果不但含有维生素、矿物质、脂肪、糖类等大脑发育所必需的营养成分，而且还含有增强儿童记忆力的锌（试验证明，体内摄入锌不足，对儿童记忆力和学习能力有严重影响）。因此，儿童多吃苹果，对大脑发育及增强记忆力，提高智能非常有益。同时，苹果中的胡萝卜素，被人体吸收后可转化成维生素A，能促进人体的生长发育。

止泻，通便。苹果中含有鞣酸以及有机酸、果胶和纤维等，其中鞣酸和有机酸有收敛作用；果胶、纤维有吸收细菌和毒素的作用，能够止泻。另一方面，苹果中的粗纤维能使大便松软，排泄便利，同时有机酸也有刺激肠壁增加蠕动的作用，故又能够通便。

制作方法：

（1）将西瓜皮剥除外皮保留肉质部切成瓜条。

（2）拌入果珍粉、精盐腌制90分钟。

（3）将腌制西瓜的汤汁倒入锅内再加矿泉水烧开。

（4）加水量是1∶15，即1公斤瓜汁加15公斤矿泉水。

饮用剂量：每周1~2次，每次200~300毫升。

相关知识：

饮料要少喝，目前，市场上的果汁饮料分为纯果汁饮料和含果汁饮料两种。但是，只要是果汁饮料，都含有丰富的糖分和果酸，少量喝应该不成问题。但对于胃酸分泌过多的人群和糖尿病患者来说，显然不适合。大量的果酸对胃是刺激的，空腹下再大量饮用，会造成胃黏膜损害。而糖尿病患者本身作息不规律，就容易使血糖出现较大的浮动。如果再从饮食补充太多的糖分，会使血糖有一个明显的上升。而且果酸和一些矿物质结合，可以形成不能被人体所吸收的物质。

纯果汁饮料，天气炎热，容易出现变质。一般而言，鲜榨的果汁比买来的好一些，对维生素的破坏也较少，但从营养学的角度来讲，并不主张喝果汁，因为鲜榨后会破坏水果和蔬菜中的膳食纤维。

而对于含果汁的饮料，因为他们往往是由事实上的纯果汁加色素、糖和水调配而成，其中色素对人体健康不利，经常饮用含有人工色素的饮料对儿童健康危害更大。另外，含果汁的饮料糖分较多，经常饮用可能导致肥胖症。

自制果珍汤不含防腐剂、添加剂、色素等，是绿色健康饮品。

**22. 降糖灵芝汤**

原料配方：铁观音 5 克（或乌龙茶）、灵芝孢子粉 2 克、矿泉水 500 毫升。

原料分析：

铁观音：铁观音（乌龙茶）综合了绿茶和红茶的制法，品质介于二者之间，既有红茶的浓鲜味，又有绿茶的清香，所以有“绿叶红镶边”的美誉。也称青茶、半发酵茶。富含铁、钙等矿物质，含有促进消化酶和分解脂肪的成分。以茶的创始人而得名，是我国独具鲜明特色的茶叶品类。

灵芝：为多孔菌科植物紫芝或赤芝的子实体。前者分布于华南及浙江、福建等地；后者分布于华东、华南、西南及河北、山西等地。现多有人工栽培。本品又名灵芝草、木灵芝、菌灵芝。味淡、微苦，性温。入脾、肾经。含糖类、水溶性蛋白、甘露醇、麦角甾醇、树脂、甜菜碱、苯甲酸、硬脂酸、延胡索酸、香豆精、内脂、酶类等。滋阴益气、养血安神，强身延年。

食补功效：

现代药理研究证明，本品具有提高 T 细胞比值，增强巨噬细胞的吞噬能力，提高免疫机能和抗病能力，保护肝脏，降低血清胆固醇，降低血糖，改善心肌供血，提高耐缺氧、耐寒能力、并有解痉、镇痛、镇静等作用。

制作方法：

将铁观音（乌龙茶）加灵芝孢子粉和水，放到壶内煮 3 分钟，即可饮服。

饮用剂量：

高血糖、糖尿病患者每周 2～3 次，每次 300～350 毫升。

相关知识：

喝酒莫贪杯，酒的主要成分是酒精，也就是乙醇，喝下的酒在人体内的吸收速度很快，尤其是在空腹的情况下。酒精进入人体后，会对胃黏膜造成刺激和伤害，严重的还会导致胃出血。同时，大量喝酒会加重肝脏的排毒负担，损伤肝细胞，干扰肝脏的正常代谢功能。

饮酒过量造成酒精中毒，在早期会出现面红、激动、语无伦次、恶心、呕吐、嗜睡等症状，严重的可出现昏迷，甚至呼吸麻痹而死亡。到底喝多少量会引起酒精中毒，这是因人而异的。

一旦出现酒精中毒的症状，就应该停止饮酒，如果症状不严重，醉酒者意识较清醒，可以多喝水，并刺激舌根部以催吐。在催吐的时候，可以用手抠喉咙，或者喝点糖茶水，能冲淡血液中的酒精浓度，加速酒精的排泄。一旦出现呕吐，朋友或者家人要特别留意，以免呕吐物进入气管，应该把头偏向一侧，醉酒比较严重的应立即上医院。

酒逢知己千杯少，酒后驾车半口多！所以喝酒的时候要掌握好量，同时要避免空腹喝酒。喝酒前应先吃一点东西，食物进入体内后，可以对胃黏膜形成一层保护作用。也可以喝点水，在一定程度上起到稀释酒精的作用。

### 23．四君子汤

原料配方：甘草10克、人参20克、茯苓10克、白术10克、鸡汤750毫升。

原料分析：

甘草：为豆科植物甘草的根及根状茎。主产内蒙古、新疆、甘肃等地。又名美草、蜜草、国老、粉草。以质坚实而重、皮细而紧有抽沟、断面黄白色、粉多味甜、嚼之纤维少者为佳。本品有生用、炙用之别，作为补益之用宜炙用。含甘草甜素、甘草素、异甘草素、甘草甙、异甘草甙等。

食补功效：

甘草能缓解胃肠平滑肌的痉挛，抑制组织胺引起的胃酸分泌，同时具有肾上腺皮质激素样作用，以及抗炎、抗变态反应作用等。味甘，性平。入脾、胃、心、肺经。补脾益胃，润肺止咳，缓急止痛，解毒，调和诸药。①脾胃气虚所致的体倦乏力、脘腹疼痛。②肺气阴不足所致的干咳痰少。③气虚血少之心悸自汗、脉结及无脉症。④肾上腺皮质机能减退、胃及十二指肠溃疡。

注意：①脘腹胀满、恶心呕吐、舌苔厚腻等湿浊内阴者不用。②本品反甘遂、大戟、芫花、海藻，故均忌同用。

人参：为五加科草本植物人参的干燥根。主产吉林、辽宁、黑龙江等地。商品药材，因产地、加工方法及野生与栽培不同，而有野山参、移山参、生晒参（直接晒干者）、红参（蒸熟后晒干者）、白参（煮后在糖汁中浸后晒干者）、朝鲜参（别直参、高丽参）等不同名称。含人参皂甙、人参酸、烟酸、泛酸、挥发油、糖类、胆碱、人参烯、人参素、多种氨基酸、维生素（$B_1$、$B_2$）等。均以根肥体大，质硬而脆，表皮完整，皱纹细密者为佳。

食补功效：

人参具有增强大脑皮层的兴奋、抗御疲劳、提高对低温、高温的耐受能力；能增强心肌活动，促进造血功能；能促进肝细胞中的核糖核酸、蛋白质、脂肪及骨髓中血细胞脱氧核糖核酸的生物合成；能提高机体代谢与免疫抗病能力；能促进性腺激素的分泌，降低血清胆固醇等。

味甘、微苦，性温。入脾、肺、心经。大补元气，健脾益肺，宁神益智，生津止渴。用于①元气虚极或气虚欲脱所致的休克、大出血。②心脾、脾肺气虚或气阴两虚所致的食欲不振、神疲乏力、气短喘促、常自汗出、心悸心烦、失眠健忘、久泻尿频、肛门下坠、子宫及内脏下垂或淋沥不尽、容易感冒等。

注意：①本品不宜与藜芦同用。②服用时忌食萝卜、茶叶。③水煎忌用铁器。④胸闷纳差、肢体困重、舌苔黄腻、小便短赤之湿热症者，不宜服用。

白术：为菊科多年生草本植物白术的根茎。主产浙江、安徽、湖南、江西等地。又名于术、冬术、山蓟、山精。以个大、表面色灰黄、断面色白黄、质坚实、无空心者为佳。含维生素 A、挥发油。挥发油主要成分为苍术醇、苍术酮等。

食补功效：

白术具有降低血糖、升高白血球、促进肠胃分泌、促进血液循环、增加蛋白、抗血凝、利尿、保护肝脏、防止肝糖原减少等作用。

性味：味甘、苦，性温。入脾、肺经。

功效：益气健脾，燥湿消痰，利水止汗。

应用：脾胃气虚所致的食欲不振、脘腹胀满、倦怠乏力、大便溏泄、小便不利、肢体浮肿、常自汗出、胸闷痰多，以及慢性非特异性结肠炎、消化不良、营养不良性水肿、慢性肾炎水肿而属脾胃气虚，运化失常者。

茯苓：楚蜀山树木丛生的山谷很多。像莵一样枝茎上有细小的斑点。它的叶不片生，形状颇似大竹叶但厚滑如瑞香叶但要长五六寸。它的根部像鸡鸭蛋，连级而生。远的有一尺左右，相距近的只有几寸。它的肉柔软，可以有赤、白二种，以白的为佳。它也叫冷饭团。

食补功效：

味甘、淡，性平，无毒。调中止泄，健忘不睡。健脾胃，强筋骨，去风湿，利关节，治拘挛骨痛，恶疮肿块，解汞粉、银朱毒。

制作方法：

（1）将原料洗净放到砂锅内加鸡汤，炖煮45分钟，取第一道汤。

（2）再加一次鸡汤可取第二道汤。

饮用剂量：每周1次，每次250~300毫升。

相关知识：

此方是根据《本草纲目》，原文摘录，是中华养生千年秘方。

**24．酸辣汤**

原料配方：黄花菜50克、冬笋丝60克、猪里脊肉丝100克、淀粉5克、陈醋100毫升、白胡椒粉2.5克、精盐2克、清汤800毫克、香油2毫升。

原料分析：

黄花菜：学名萱草黄花，又称金针菜，古时称忘忧草，是干制蔬菜。含有丰富的蛋白质、18种人体必需的氨基酸，尤以精氨酸、赖氨酸含量最为丰富。在我国栽培历史悠久，因花蕾色黄，形似金针而名。

食补功效：

中医认为，黄花菜安五脏，利心志，止渴消烦，令人心平气和，无忧郁。这也许就是古人叫它“忘优”、“疗愁”的原因吧。

现代医学也证明：黄花菜可止血、消炎、清热，可用于治疗便血、小便不通、肺结核等症。

冬笋：冬笋富含蛋白质、钙、磷、铁、多种维生素和抗坏血酸。中国以冬笋入菜，历史悠久，清代的文学家李渔，曾在《闲情偶寄》中写道："有此诸味皆鲜。庖人之善治具者，凡有焯笋之汤，悉留不去，每作一撰，必以和之。"先人认为，烧冬笋要么存其本味，要么与猪肉相辅相成。民间留传的凉拌冬笋与冬笋烧肉即为证明。

猪肉：含脂肪、蛋白质、碳水化合物、钙、磷、铁、维生素（$B_1$、$B_2$、C）、菸酸。味甘、咸，平。归脾、胃、肾经。食补功效滋阴润燥。用于热病伤津，消渴羸瘦，燥咳，便秘。

陈醋：是一种发酵的酸味液态调味品，含大量醋酸、乳酸、琥珀酸、葡萄酸、苹果酸、氨基酸。多由高粱、米、水果或酒糟发酵制成，在我国民间传说中，醋是由老子发明的。

醋是价格便宜又可增强体力的健康食品。只要加醋，即可将食物中的营养成分发挥出来。

食补功效：

中医认为食醋有开胃、养肝、强筋、暖骨、醒酒、消食、下气、辟邪之功效。

醋中的氨基酸可促使体内过多的脂肪消耗后变为能量，因而具有减肥作用。常食一些醋还可降低血压，防止动脉硬化。

山西产的陈醋不仅含有多种氨基酸，也含有多种酵解酶类及不饱和酸，它们能促进肠道蠕动，降低血脂，中和毒素，维持肠道环境的平衡，对治疗习惯性便秘不仅有效，而且没有毒副作用。

白胡椒：胡椒又称古月、红川等，含有挥发油、胡椒碱、粗脂肪、粗蛋白、淀粉、可溶性氮等营养物质，是一种热带香辛料。一般有白胡椒、黑胡椒之分，果实球形。为多年生木本植物，一般植后 2~3 年即可开花结果，经济寿命达 20 年左右。

食补功效：

中医认为胡椒性热味辛，有祛腥、解油腻、防腐、消炎、解食物中毒、增进食欲和促进消化的作用。

制作方法：

（1）将猪里脊肉丝焯水去血沫和异味；

（2）将黄花菜、冬笋、肉丝加清汤炖煮5分钟勾入淀粉；

（3）把陈醋、白胡椒粉、精盐、香油放到汤盆里，把煮好的汤沏入即可。

饮用剂量：每周1次，每次200～300毫升。

相关知识：

（1）陈醋、白胡椒不入锅煮，沏入烫熟，清香麻辣，否则会出现泔水之味

（2）装碗后可撒香菜装后，香菜要先用绿色美观的好香菜，并且先用清水浸泡10分钟，以免香菜遇醋酸变立即变黄。

**25．牛肉丸子汤**

原料配方：牛肉（7分瘦3分肥）500克、料酒30克、鱼精5克、精盐5克、淀粉50克、胡椒粉5克、姜15克、大葱10克、水1200毫升。

原料分析：

牛肉：含蛋白质、脂肪、维生素（$B_1$、$B_2$）、钙、磷、铁。蛋白质中含多种人体所需氨基酸。味甘，性平。归脾、胃经。

食补功效：

补脾胃，益气血，强筋骨。用于虚损羸瘦、消渴、脾虚、水肿、腰膝酸软等症。

制作方法：

（1）将牛肉洗净，搅成肉馅，或用刀切成碎小丁状。

（2）加入料酒调料腌制去异味，确定口味。

（3）加淀粉制成肉丸。用汤煮熟约5分钟左右即可。

饮用剂量：每周1次，每次200～300毫升。

相关知识：

（1）牛肉在制丸时要反复拌打，使其上劲，有弹性，劲道有力。

（2）美味的健康汤。

**26．羊蹄汤**

原料配方：羊蹄6只、胡萝卜1根、豆腐200克、香油2毫升、鱼精5

克、香菜15克、精盐3克、姜10克、葱10克、水1500毫升。

原料分析：

胡萝卜：又称红萝卜、黄萝卜等，是胡萝卜素的重要来源，肉质有紫红、桔红、黄色、白色等多种。富含维生素A，以及极为丰富的胡萝卜素。原产中亚细亚，阿富汗是紫色胡萝卜最早演化的中心，栽培历史在2000年以上。10世纪时经伊朗传入欧洲大陆，演化发展成短圆锥形橘黄色。中国于13世纪经伊朗传入，发展成长根形。

食补功效

性微寒，味微苦甘辛，可下气补中，补肝益肺。胡萝卜中含有的胡萝卜素，分子结构相当于2个分子的维生素A，进入机体后，经过酶的作用，有50%可变成维生素A，有补肝明目的作用，可治疗夜盲症。胡萝卜中的植物纤维，吸水性强，在肠道中容易膨胀，可加强肠道蠕动，从而利胃宽肠，通便防癌。

制作方法：

（1）将羊蹄洗净加调料炖煮120分钟，取汤使用；

（2）将豆腐、胡萝卜、葱切成丁状，洗净将豆腐放入羊汤内炖煮5分钟，再加进胡萝卜和葱、香菜。

饮用剂量：每周1次，每次200~300毫升。

相关知识：

（1）羊蹄可以加蒜泥陈醋制成凉菜食用；

（2）此汤可以变换花样，例如：加进淮山药、萝卜、大白菜等均可。也可做成羊蹄面条汤。

### 27. 乌鱼蛋汤

原料配方：乌鱼蛋100克、鸡蛋清一个（取蛋白部分）、姜5克、白胡椒粉2.5克、高汤精3克、盐2克、水淀粉5克、香菜15克、鸡汤750毫升。

原料分析：

乌鱼又称墨鱼，墨斗鱼、乌贼、冬鸡，是鱼类的一种，是海洋奉献给人类的一味美食和良药。

食补功效：中医认为，乌鱼性温味咸，具有养血滋阴、益胃通气、收敛止血的功效。乌鱼蛋是三年以上雌性乌鱼的卵胞，俗称乌鱼蛋。乌鱼海水生鱼类，三年以上的乌鱼体重在250～300克之间，可取其卵胞。

制做方法：

（1）干货先用温水涨发再用手撕片，鲜货直接撕片，冲洗干净。

（2）将调料原料放鸡汤内炖煮5分钟，勾芡汁加白胡椒粉和陈醋，撒上香菜末即可。

饮服剂量：每两周一次，每次150～200毫升。

相关知识：

（1）乌鱼骨、乌鱼墨汁是天然药材和食品。乌鱼骨有止血、止痛、收敛、消炎之功效。乌鱼墨汁（又称墨斗）是天然的黑色食物，具有补肾滋阴补血的功效。

（2）用量方面：鲜品用100克，干品50克即可。头瓶装以鲜品比照即可。

（3）本节介绍的用量是5人份的用量标准。

### 28．牛杂汤

原料配方：牛肝100克、牛肚100克、牛百叶100克、牛头肉100克、牛肺100克、牛肠100克、白胡椒粉2.5克、高汤精5克、精盐3克、大料3克、姜10克、料酒15克、水淀粉10克、清水1200毫升。

原料分析：

牛肉：含蛋白质、脂肪、维生素（$B_1$、$B_2$）、钙、磷、铁。蛋白质中含多种人体所需氨基酸。甘，平。归脾、胃经。

食补功效：补脾胃，益气血，强筋骨。用于虚损羸瘦、消渴、脾虚、水肿、腰膝酸软等症。

制作方法：

（1）将原料洗净，切成条状焯水，去异味和血沫；

（2）加调后淀粉，腌渍；

（3）加水和调料入锅炖煮90分钟即可装碗上桌。

饮用剂量：每周1～2次，每次200～260毫升。

相关知识：

(1) 牛杂汤在福建闽西地区比较流行，也是客家人的一道名菜，他们把牛视为力量的象征，喝牛杂汤能有力量。

(2) 若全用熟牛杂，用火时间30分钟即可，用生鲜牛杂，腌煮前应焯水去异味。

**29. 淮山汤**

原料配方：淮山（山药）300克、白糖3克、矿泉水550毫升。

原料分析：

淮山为薯蓣科多年蔓生草本植物薯蓣的块茎。主产河南、山西、河北、陕西、湖南等地。又名淮山药、山药、薯蓣。以身干坚实、粉性充足、颜色洁白、味微酸者为佳品。

山药能促进肠胃的消化吸收。味甘，性平。入脾、肺、肾经。含胆碱、皂甙、淀粉、蛋白质、脂肪、碘质、黏液质、氨基酸、多酚氨多酶、淀粉酶、维生素C、精氨酸、尿素等。

食补功效：

健脾胃，益肺肾，养阴生津。应用：①脾胃气虚所致的形体消瘦、食欲不振、消化不良、便溏泻泄。②肺肾气虚或肺肾气阴两虚所致的虚劳咳嗽、气短喘促、烦热口渴、口渴多尿、遗精早泄、尿频遗尿以及慢性支气管炎、慢性肠炎、慢性肾炎、糖尿病、尿崩症而属气虚或气阴两虚者。

白糖：糖在人们的日常膳食中也是必不可少的调味品之一，最常用的包括白糖、冰糖、红糖几种。它们都是从甘蔗和甜菜中提取的，都属于蔗糖的范畴。白糖性平，纯度较高；红糖性温，杂质较多；冰糖则是糖的结晶。

食补功效：

适当食用白糖有助于提高机体对钙的吸收；但过多就会妨碍钙的吸收。

冰糖养阴生津，润肺止咳，对肺燥咳嗽、干咳无痰、咯痰带血都有很好的辅助治疗作用。

制做方法：

(1) 将山药刮皮洗净。

（2）再用刀继续刮山药，刮成碎沫状，将白糖放到碗中。

（3）矿泉水烧开沏在碗中，搅匀即可。

饮用剂量：每周2～3次，每次200～260毫升。

相关知识：

（1）加工山药时应带乳胶套，防止刺痒过敏；

（2）此做法在日本特流行，是许多日本男人早餐一绝；

（3）也可以用鸡汤炖山药块，是淮山汤的另一种做法。刮皮后，用搓子擦丝也很快捷、实用。

**30．甲鱼汤**

原料配方：甲鱼一只480～500克、啤酒250毫升、姜10克、鱼精5克、清汤500毫升、大料5克、大葱10克。

原料分析：

甲鱼又叫鳖，俗称水鱼、团鱼、脚鱼、圆鱼，养鱼经中称它为“神守”。我国的甲鱼只有鳖、山瑞鳖和中华鳖三种。甲鱼肉味鲜美，集合了鸡、牛、羊、猪、鱼肉的味道，所以有“五味鸡”的美名。

甲鱼是人们喜爱的滋补水产佳肴，它无论蒸煮、清炖，还是烧卤，都风味香浓、营养丰富。甲鱼还具有较高的药用食疗价值。甲鱼喜栖息于干净无污染的水域，因此，大部分野生甲鱼都可放心食用。

食补功效：

中医认为，甲鱼性平味咸甘，具有滋补凉血、平肝益气、散结软坚、活血化瘀之功效。甲鱼有补肾固精的作用，可治疗男性阳痿早泄。有滋阴除热、消结软坚之功能，主治阴虚、劳热。甲鱼不仅肉味鲜美，营养丰富，蛋白质含量高，被视为名贵的滋补品，而且全身各部分均可入药。据民间传说，甲鱼血还能治疗贫血病、肺病、心脏病、气喘、神经衰弱等，具有极高的经济价值。

制做方法：

（1）将甲鱼肚朝上，让其伸出龟头，在脖子处用刀切口（不要切断）放血。

（2）用80～85℃的热水烫洗剥去膜皮、指甲等。

（3）沿甲壳边，切开口，取出内脏，冲洗干净。

（4）加啤酒和清汤调料用砂锅炖煮。约60分钟。

（5）加盐调口味即可。

饮服剂量：两周一次，每次200～300毫升。

相关知识：

（1）死甲鱼不可食用。为了减少泥腥味可以用淡盐水养两天，夏季防蚊子叮咬。

（2）用啤酒炖甲鱼汤就不用料酒了。

（3）另一种做法是加小母鸡一只或鸡翅四块，炖汤，又称霸王别姬。

# 第五编　常用养生食材

## 一、补气类食物

适用于气虚证，表现为精神疲倦，少气懒言，四肢无力，食欲不振，腹胀便溏，甚则脏器下垂等。补气药，包括人参、西洋参、党参、太子参、灵芝、黄芪、白术、山药、扁豆、甘草、大枣、蜂蜜等。

**1．人参**

（1）人参的品种

不同产地：中国产称人参，朝鲜或韩国产称高丽参，日本产称东洋参，美国、加拿大产称西洋参。

生长环境：人工栽培者称“园参”，野生者称“山参”，移植者称“移山参”。

不同部位：主根和须根齐全的称全须参，仅为主根的称人参，仅为须根的称参须。

炮制方法的不同：

生晒参——将人参洗净，晒干或烘干。

红参——将人参洗净，入蒸笼中蒸透，晒干或烘干。

鲜人参——将人参洗净，真空消毒。

糖参——人参洗净刷干，放沸水中浸泡，浸浓糖汁，晒干或烘干。

（2）人参的中药知识

人参味甘微苦，入脾、肺、心经。

红参药性偏温，生晒参性平。

功效主治：

大补元气——气虚欲脱证。

补脾益肺——脾肺气虚证。

生津止渴——气津两伤证。

安神增智——气血两亏健忘证。

（3）人参的服用方法

人参用于治病常用量为5～10克，养生保健用量为1～3克。

常用的服用方法有：噙化服、泡茶服、浸酒服、嚼服或吞服等。

冠心病心绞痛：用红参1克，元胡1克，三七1克，研为细粉，每日分3次冲服。

神经衰弱：生晒参5克，五味子5克，大枣10枚，水煎，分早晚服用。

（4）应用人参的注意事项

人参用量要小，每日不应超过3克，宜长期服用。

当患急性病（如外感、急性传染性疾病等）或发热时不可服用人参。

对人参不能耐受或过敏者不可服用。

服用人参时要忌服萝卜、浓茶，以免减弱人参的作用。

### 2．灵芝

（1）灵芝的合理应用

灵芝的原料主要分为二大类，即灵芝的子实体、灵芝孢子粉。

灵芝的子实体为生长成熟后形成像伞样形状菌体。

灵芝孢子是灵芝繁殖后代的雌雄配子，换言之就是灵芝的种子。

灵芝孢子粉又分破壁与不破壁两种。

（2）灵芝的功效与主治

灵芝：味甘性平，归心脾肾经。

功效：滋补强壮，扶正固本，健脑安神，止咳平喘等。

主治：体质虚弱，免疫功能低下，冠心病，亚健康状态，高脂血症，慢性支气管炎及肿瘤患者的辅助治疗。

（3）灵芝的现代研究

现代医学研究已从灵芝中分离出150余种化合物，分为多糖类、生物碱类、维生素类及微量元素等，其中灵芝多糖及有机锗被认为是灵芝的有效成分。

灵芝具有广泛的抗衰老作用，如提高人体适应能力和抵御疾病的能力，增强免疫功能，抗过敏，抗辐射，降血糖，降血脂，保护肝脏等作用，对增强中老年人的体质和延缓衰老有益。

（4）灵芝的应用

冠心病患者可用灵芝10克，丹参12克，水煎服，有益气活血，改善症状的作用。

高脂血症患者可用灵芝10克，山楂10克，制首乌10克，水煎服，有降血脂，预防动脉粥样硬化的作用。

灵芝15克，生晒参3克，水煎服，有镇静安神，治疗失眠多梦的功效。

灵芝孢子粉可直接用开水浸泡服用。

## 二、补血类食物

适用于治疗血虚证，表现为面色、唇色、指甲等颜色淡白，并有失眠健忘，多梦易惊等症状。补血药，包括当归、熟地黄、何首乌、阿胶、龙眼肉等。

### 1．阿胶

（1）阿胶的合理应用

阿胶为驴皮经煎煮、浓缩制成的固体胶。

阿胶：有补血滋阴，润燥，止血的功效。

阿胶主要由胶原蛋白组成，水解后成为数十种氨基酸，其中含有人体的必需氨基酸，并含有氨酸多糖及矿物质等。

阿胶对贫血、面色萎黄、营养不良、血压偏低等有较好疗效。

（2）阿胶的服用方法

阿胶用于治病的常用量5~10克，养生保健用量为3~5克。

用于血虚证：阿胶5克，大枣10枚，红糖适量，隔水蒸溶后服用。

燥咳证：阿胶，桑叶，麦冬，杏仁各10克，水煎加冰糖少许服用。

阴虚便秘：阿胶、蜂蜜代茶饮。

### 2．何首乌

（1）何首乌的合理应用

何首乌，为蓼科多年生草本植物何首乌的干燥块根。

宋代的《开宝本草》称何首乌有“黑须发，悦颜色，久服长筋骨，益精髓，延年不老”的功效。

何首乌又分生首乌与制首乌两种，制首乌味苦甘涩性微温，有补肝肾，益精血的功效。

（2）何首乌的现代研究

何首乌提取物具有延缓衰老的作用，能够延长动物和离体细胞的寿命，增强机体损伤的修复能力，提高抗氧化酶的活性。降低血液中过氧化脂质的含量。

何首乌有调节血脂和抗动脉粥样硬化的作用，降低低密度脂蛋白，升高高密度脂蛋白胆固醇，减少肠道对胆固醇的吸收，减轻动脉粥样硬化程度。

（3）何首乌的服用方法

①制首乌 10 克，枸杞子 10 克，杜仲 5 克，有补肾壮阳，强身益精的功效。

②制首乌 10 克，决明子 10 克，山楂 5 克，有补肾清肝，消食降脂的功效。

③制首乌 20 克，龙眼肉 15 克，大枣 10 枚，红糖少许，有滋补肝肾，养血安神功效。

④制首乌 50 克，怀牛膝 30 克，黑豆 500 克，将三者同煮 1 小时，食豆喝汤，有补肝肾，强筋骨，乌须发的功效。

## 三、补阳类食物

适用于肾阳虚证，表现为腰膝酸软，神疲乏力，畏寒怕冷，四肢不温及性功能减退等症状。补阳药，包括鹿茸、蛤蚧、冬虫夏草、胡桃仁、肉苁蓉、淫羊藿、杜仲等。

### 1．鹿茸

（1）鹿茸的合理应用

鹿茸，为梅花鹿或马鹿的未骨化密生茸毛的幼角，前者称“花鹿茸”或“黄鹿茸”，后者称“马鹿茸”或“青鹿茸”。

鹿茸即鹿的幼角尚未骨化，如初春之草萌发的嫩芽，表面有细小之茸毛故称之。

鹿茸仅有一个分枝如“Y”形者，称“二杠”，有二个分枝者，称“三岔”，三个侧枝者称“四岔”。

（2）鹿茸片的品质及名称

鹿茸片因所切部位不同，性状、品质、名称不同。

顶端的茸，呈黄棕色，发亮，内圈黄白色半透明，油润如蜡状薄片，称为“蜡片”；

中上端呈红黄或红棕，称为“血片”；中下端呈黄色或洁白，称为“头沙”；接下端的为“二沙”；

最下端的骨化角，不能作鹿茸入药。

（3）鹿茸的质量鉴别

梅花鹿的鹿茸优于马鹿的鹿茸；头茬茸优于二茬茸；锯茸优于砍茸。

“二杠”茸优于“三岔”，“三岔”茸优于“四岔”。

鹿茸“蜡片”优于“血片”；“血片”优于“黄粉片”；“黄粉片”优于“白粉片”。

蜡片和血片的质地细嫩，将其置手心，人体温度可使其内卷，质最佳。

（4）鹿茸的服用方法

鹿茸的治病用量为1~2克，养生保健用量为0.3~0.5克。

中老年人肾阳虚证：用鹿茸粉0.3~0.5克温水或温黄酒冲服；或用鹿茸50克，枸杞子100克，白酒1000毫升浸泡服。

虚损证：鹿茸1克，红参3克，水煎代茶饮。

**2．冬虫夏草**

（1）冬虫夏草的合理应用

冬虫夏草，是麦角菌科冬虫夏草菌寄生在蝙蝠蛾科昆虫幼虫上的子座及幼虫尸体的复合体。

有关冬虫夏草的记载最早见于清代的《本草从新》一书中，称虫草有“保肺益肾，止血化痰，已劳嗽”的功效。

《本草纲目拾遗》中称其“味甘性温，秘精益气，功与人参同”，可见当时已将虫草列为滋补佳品。

（2）冬虫夏草的功效

冬虫夏草具有补肺益肾，止血化痰的功效，治疗中老年虚损，久咳虚喘，腰膝酸痛，阳痿遗精等症。

现代医学研究证实，含有丰富的蛋白质和氨基酸以及甾醇类、核苷类、肽类、单糖和多糖类、有机酸类、多种维生素和微量元素。

有抗氧化、降血脂、提高免疫功能、促进造血功能，改善心脑血管功能等作用。

（3）冬虫夏草的服用方法

①虫草3~5个，老雄鸭一只，将鸭去毛及内脏洗净，劈开鸭头，放入虫草，炖煮2~3小时，食肉喝汤，有补虚健体的功效，适用于病后体虚，体倦乏力的患者。

②虫草5克，龙眼肉10克，大枣10枚，加水适量，炖煮1小时，有补血安神的功效，适用于血虚证（各种贫血）的患者。

③虫草1克，鹿茸0.5克，焙干研细粉。

## 四、补阴类食物

适用于阴虚证，表现为手足心热，口燥咽干，大便干燥等症状。补阴药，包括沙参、麦冬、石斛、玉竹、黄精、百合、枸杞子、桑椹、女贞子、龟板、鳖甲、黑芝麻等。

### 1．枸杞子

（1）枸杞子的合理应用

枸杞，为茄科植物多年生落叶灌木，果实称“枸杞子”、根皮称“地骨皮”，叶称“天精草”，籽称“天精子”均可入药。

《本草纲目》称枸杞子“久服，坚筋骨，轻身不老，耐寒暑。”

枸杞子，药食两用，鲜枸杞子，呈圆形或椭圆形，饱含浆汁，鲜红透亮，味稍甜，可以生吃，经晾晒后可作为中药材。

（2）枸杞子的功效主治

枸杞子，味甘性平，有滋补肝肾，益精明目和润肺的作用。适用于肝肾不足所致的各种证候。

枸杞子味甘质润，滋补肝肾之阴，且能阴中补阳，故治疗因肝肾阴虚，阴不制阳而出现的腰膝酸软，头晕眼花的症状。

枸杞子还有养血，生津止渴功效，可治疗面色萎黄，须发早白和消渴证。枸杞子兼入肺经而滋阴润肺，亦用于阴虚劳嗽证。

（3）枸杞子的服用方法

枸杞子治疗用量为5~15克，养生保健用量为5~10克。

防治中老年人肝肾阴虚所致的头晕眼花，腰膝酸软，视力减退的服用方法：

将枸杞子洗净，每日5~10克，细细嚼服。

枸杞子5~10克，用开水浸泡代茶饮。

枸杞子100克，白酒500克，将枸杞子洗净浸泡于白酒中，早晚各饮用20~30毫升。

**2．银耳**

（1）银耳的合理应用

银耳，又称雪耳、白木耳，为银耳科真菌银耳的子实体。

银耳有薄而皱褶的瓣片，色泽洁白略带微黄，单层似卷曲的鸡冠花，全朵有如盛开的菊花。

银耳富含胶质，半透明状，以耳花大而松散，耳肉肥厚，有轻微的菌香味者为佳。

野生的天然银耳产量很少，价格昂贵；人工培育的银耳已获成功，已走上大众餐桌。

（2）银耳的质量鉴别

一看：银耳的耳花大而松散，呈白色略带微黄，朵形较圆整，大而美观。

二摸：银耳干燥，无潮湿感。

三尝：银耳清香无异味。

四闻：银耳有轻微的菌香味。

银耳色泽暗黄，甚至有黑斑，朵形残破，可能为发霉变质的银耳，切不可食用。

(3）银耳的功效主治

银耳的治病用量为5～10克，养生保健用量为3～5克。

阴虚肺燥证：银耳10克，百合5克，北沙参5克，杏仁5克，冰糖适量，水煎服。

高血压、动脉硬化等：银耳10克，黑木耳10克，冰糖少许，水煎服。

阴虚失眠多梦：银耳10克，龙眼肉10克，大枣5枚，冰糖少许，水煎服。

## 五、清热解毒食物

大自然为人类创造了丰富的食物，据不完全统计，现在可用于饮食的食材达3000多种。清热解毒食物主要是凉性、寒性食物。在满足人们对营养的需求下，又能起到清热解毒，预防疾痛、抗癌、防病的双层功效。供读者学习运用养生食疗参考。

### 1．苦瓜

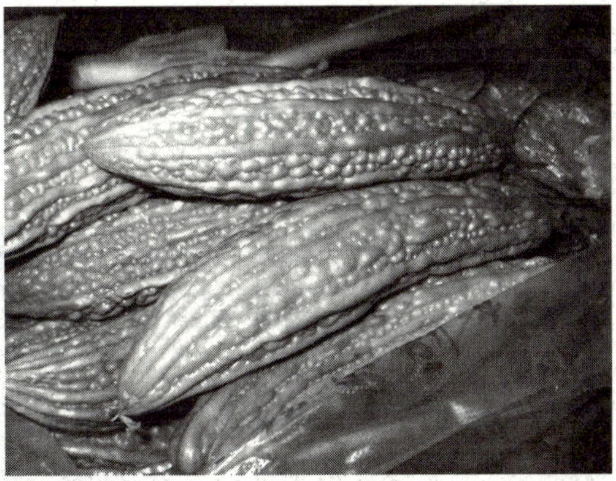

又叫癞瓜、凉瓜，具有特殊的苦味，但仍然受到大众的喜爱。这不单纯因为它的口味特殊，还因为它具有一般蔬菜无法比拟的神奇作用。苦瓜虽苦，却从不会把苦味传给“别人”，如用苦瓜烧鱼，鱼块绝不沾苦味，所以苦瓜又有“君子菜”的雅称。

**功效**

苦瓜中的苦味一部分来自于它所含的有机碱，不但能刺激人的味觉神经，使人增进食欲，还可加快胃肠运动，有助消化。

苦瓜中含有类似胰岛素的物质，有明显的降血糖作用。它能促进糖分分解，具有使过剩的糖分转化为热量的作用，能改善体内的脂肪平衡，是

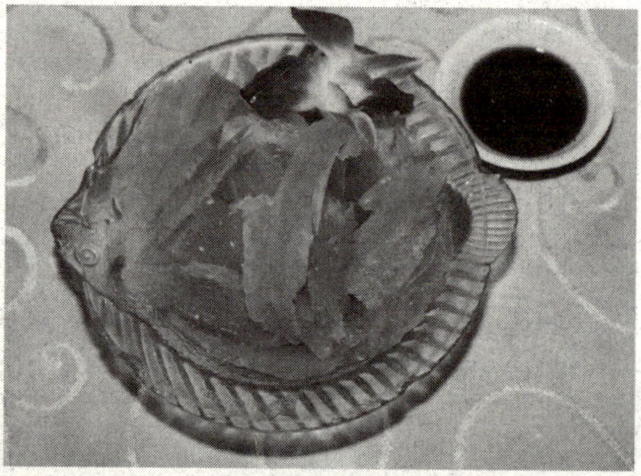

糖尿病患者理想的食疗食物。

苦瓜中含有生理活性蛋白质和维生素 $B_{17}$，经常食用能提高人体免疫功能，可防癌。

苦瓜还具有一种独特的苦味成分——金鸡纳霜，能抑制过度兴奋的体温中枢起到消暑解热的作用。

在炎热夏季，小儿常会生出痱子，用苦瓜煮水擦洗，有清热止痒祛痱的功效。

祖国医学认为它具有除邪热、解劳乏、清心明目的功能。

**2．绿豆**

又叫青小豆，是我国人民的传统豆类食物。绿豆蛋白质的含量几乎是粳米的3倍，多种维生素、钙、磷、铁等无机盐都比粳米多。因此，它不但具有良好的食用价值，还具有非常好的药用价值，有“济世之良谷”之说。在炎炎夏日，绿豆汤更是老百姓最喜欢的消暑饮料。

**功效**

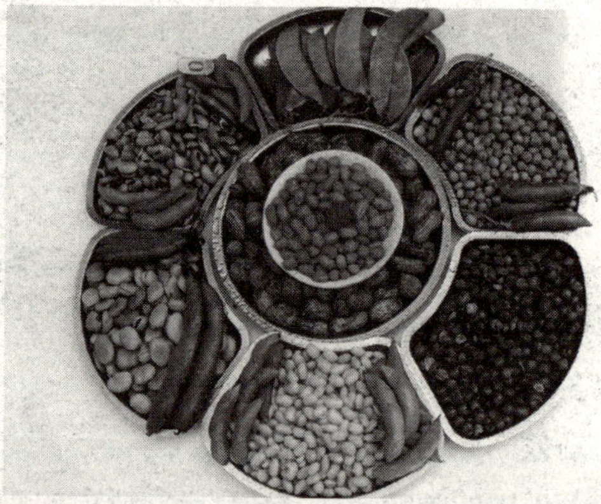

绿豆性味甘凉，有清热解毒之功。夏天在高温环境工作的人出汗多，水液损失很大，体内的电解质平衡遭到破坏，用绿豆煮汤来补充是最理想的方法，能够清暑益气、止渴利尿，不仅能补充水分，而且还能及时补充无机盐，对维持水液电解质平衡有着重要意义。

绿豆还有解毒作用。如遇有机磷农药中毒、铅中毒、酒精中毒（醉酒）或吃药等情况，在医院抢救前都可以先灌下一碗绿豆汤进行紧急处理。经常在有毒环境下工作或接触有毒物质的人，应经常食用绿豆来解毒保健。

经常食用绿豆可以补充营养，增强体力。

3．**豆芽**

食用芽菜是近年来的新时尚，芽菜中以绿豆芽最为便宜，而且营养丰富，绿豆芽也是自然食用主义者所推崇的食品之一。绿豆在发芽的过程中，维生素C会增加很多，而且部分蛋白质也会分解为各种人体所需的氨基酸，可达绿豆原含量的七倍，所以绿豆芽的营养价值比绿豆更大。

据说第二次世界大战中，美国海军因无意中吃了受潮发芽的绿豆，竟治愈了困扰全军多日的坏血病，这是因为豆芽中含有丰富的维生素C。

**功效**

绿豆芽中含有核黄素，口腔溃疡的人很适合食用。

绿豆芽富含纤维素，是便秘患者的健康蔬菜，有预防消化道癌症（食道癌、胃癌、直肠癌）的功效。

它有清除血管壁中胆固醇和脂肪的堆积、防止心血管病变的作用。

中医认为经常食用绿豆芽可清热解毒，利尿除湿，解酒毒热毒。

绿豆芽是祛痰火湿热的家常蔬菜。凡体质属痰火湿热者，血压偏高或血脂偏高，而且多嗜烟酒肥腻者，如果常吃绿豆芽，就可以起到清肠胃、解热毒、洁齿牙的作用。

4．**苹果**

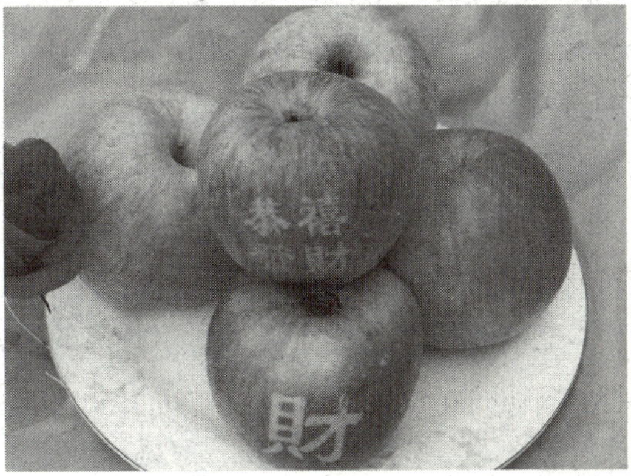


苹果，古称柰，又叫滔婆，酸甜可口，营养丰富，是老幼皆宜的水果之一。它的营养价值和医疗价值都很高，被越来越多的人称为“大夫第一药”。许多美国人把苹果作为瘦身必备，每周节食一天，这一天只吃苹果，号称“苹果日”。

**功效**

苹果是心血管的保护神、心脏病患者的健康水果，因为它不含饱和脂肪、胆固醇和钠。

苹果中的胶质能保持血糖的稳定，所以苹果不但是糖尿病患者的健康小吃，而且是一切想要控制血糖水平的人必不可少的水果。并且它还能有效地降低胆固醇。

苹果汁有强大的杀灭传染性病毒的作用。吃较多苹果的人远比不吃或少吃苹果的人得感冒机会要低。所以，有的科学家和医师把苹果称为“全方位的健康水果”，或称为“全科医生”。现在空气污染比较严重，多吃苹果可改善呼吸系统和肺功能，保护肺部免受污染和烟尘的影响。

苹果还能防癌，预防铅中毒。

祖国医学认为，苹果甘凉，具有生津止渴、润肺除烦、健脾益胃、养心益气、润肠、止泻、解暑、醒酒等功效。

苹果有着天然的怡人香气，具有明显的消除压抑感作用。

5. **大白菜**

古时又叫菘，有“菜中之王”的美名，据说这是齐白石老先生提出来的。齐老有一幅写意的大白菜图，并题句说：“牡丹为花叶中之王，荔枝为百果之先，独不论白菜为蔬之王，何也?”于是“菜中之王”的美名不胫而走，流传开来。在我国北方的冬季，大白菜更是餐桌上必不可少的，故有“冬日白菜美如笋”之说。大白菜具有较高的营养价值，有“百菜不如白菜”的说法。

**功效**

美国纽约激素研究所的科学家发现，中国和日本妇女乳腺癌发病率之所以比西方妇女低得多，是由于她们常吃白菜的缘故。白菜中有一种化合物，它能够帮助分解同乳腺癌相联系的雌激素，其含量约占白菜重量的1%。

秋冬季节空气特别干燥，寒风对人的皮肤伤害极大，而白菜中含有丰富的维生素，多吃白菜，可以起很好的护肤和养颜效果。

白菜中的纤维素不但能起到润肠、促进排毒的作用，还能促进人体对动物蛋白质的吸收。

中医认为白菜微寒味甘有生津、除烦解渴、利尿通便、消热解毒之功。民间也常说：鱼生火，肉生痰，白菜豆腐平安。

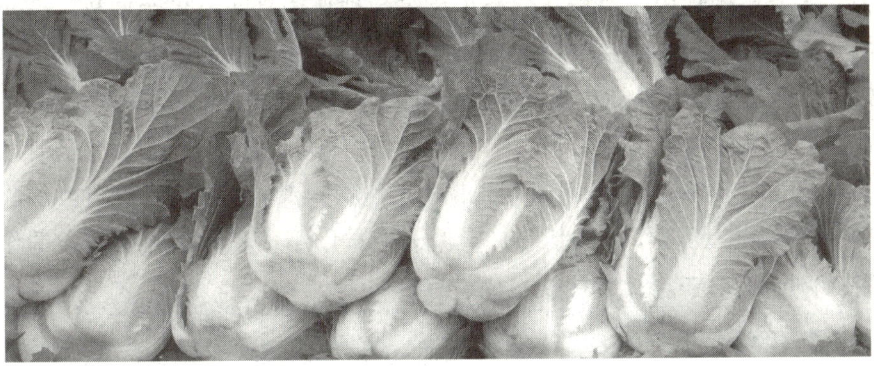

6．**牛蒡**

别名牛菜、大力子、恶实、牛蒡子、蝙蝠刺、东洋萝卜、东洋参、牛鞭菜等。为菊科草本直根类植物，是一种以肥大肉质根供食用的蔬菜，叶柄和嫩叶也可食用，牛蒡子和牛蒡根也可入药。

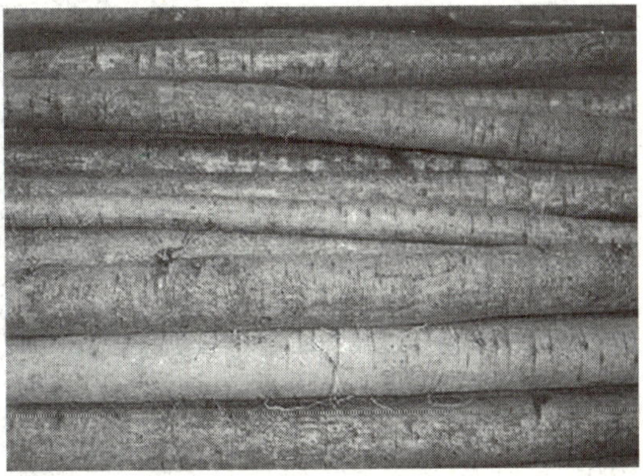

牛蒡的肉质根含有丰富的营养价值。每100克鲜菜中含水分约87克，蛋白质4.1~4.7克，碳水化合物3.0~3.5克，脂肪0.1克，纤维素1.3~1.5克。胡萝卜素高达390毫克，比胡萝卜高280倍。维生素C 1.9毫克。在矿物质元素中含钙240毫克，磷106毫克，铁7.6毫克，并含有其他多种营养素。牛蒡肉质根细嫩香脆。可炒食、煮食、生食或加工成饮料。牛蒡子含一种甙，即牛蒡因，水解后可产生牛蒡配质及葡萄糖。此外尚含有维生素B，少量生物碱与脂肪油，油中主要成分为棕搁酸、硬脂酸、花生酸、油酸、α－亚油酸、牛蒡甾醇。

**功效**

牛蒡的纤维可以促进大肠蠕动，帮助排便，降低体内胆固醇，减少毒素、废物在体内积存，达到预防中风和防治胃癌、子宫癌的功效。西医认为它除了具有利尿、消积、祛痰止泄等药理作用外，还用于便秘、高血压、高胆固醇症的食疗。中医认为有疏风散热、宣肺透疹、解毒利咽等功效。可用于风热感冒、咳嗽痰多、麻疹风疹、咽喉肿痛。《本草经疏》称其为“散风除热解毒三要药”。《本草纲目》称其“通十二经脉，洗五脏恶气”、“久服轻身耐老”。我国《现代中药学大辞典》《中药大辞典》等药典中把牛蒡的药理作用概括为：有促进生长作用；有抑制肿瘤生长的作用；有抗菌和抗真菌作用。

**7．蘑菇**

不同种类的蘑菇具有不同的排毒功效，如香菇抗病毒，草菇排重金属，柳蘑菇降糖降脂，鸡腿蘑菇排酸，牛肝菌排嘌呤。黑木耳、银耳含丰富的硒，硒不仅有抗衰老、增强免疫等功效，还对汞、镉等有解毒作用，黑木耳还可消除体内污染物质。

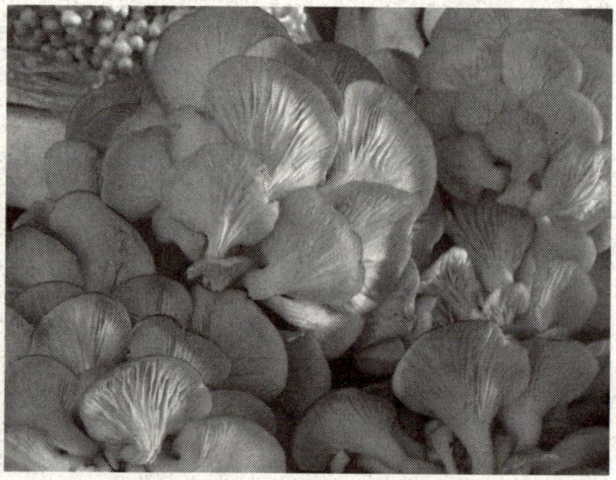

**性味**

性味甘、平、凉，有补肝肾、健脾胃、益智安神、美容颜之功效。

**功效**

蘑菇能起到降低胆固醇、降血压的作用。蘑菇汁完全可以代替降压剂，而且没有副作用。

蘑菇中有一种一般蔬菜缺乏的麦甾醇，它可转化为维生素 D，促进体内钙的吸收，并可增强人体抵抗疾病的能力。

多吃蘑菇对于预防感冒等疾病有一定帮助。

正常人多吃蘑菇能起到防癌作用，癌症患者多吃香菇能抑制肿瘤细胞的生长。

腹壁脂肪较厚的患者多吃蘑菇，有一定的减肥效果。

**8．动物血**

动物血通常被制成血豆腐，是最理想的补血佳品之一。在日本和欧美许多国家的食品市场上出现的以动物血为原料的香肠、点心等很受消费者的青睐。在国内，人们喜欢用血豆腐制作菜肴，称之为“液体肉”。

**功效**

动物血中含铁量较高，而且以血红素铁的形式存在，容易被人体吸收利用。处于生长发育阶段的儿童和孕妇或哺乳期妇女多吃些有动物血的菜肴，可以防治缺铁性贫血。同时，由于动物血中含有微量元素钴，故对其他贫血病如恶性贫血也有一定的防治作用。

动物血具有利肠通便作用，可清除肠腔的沉渣浊垢，对尘埃及金属微粒等有害物质具有净化作用，以避免积累性中毒。因此它是人体污物的“清道夫”。

动物血含有凝血酶，凝血酶能使血溶胶状态纤维蛋白迅速生成不溶性纤维蛋白，使血液凝固，因此有止血作用。

动物血还能为人体提供优质蛋白质和多种微量元素，对营养不良、肾脏疾患、心血管疾病和病后的调养都有益处。

**9．茶叶**

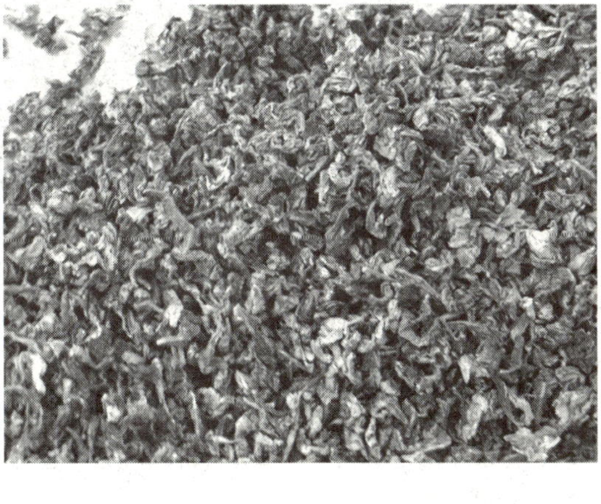

茶叶是大众化饮品，一般分三大类：绿茶、红茶和乌龙茶。其中绿茶在日本、韩国、印度等亚洲国家普及；西方国家更习惯于饮红茶。中国人饮茶历史已有上千年之久。

**功效**

茶叶具有抗血小板凝集、促进纤维蛋白溶解、降血压、降血脂的作用，对防治心血管疾病十分有利。

茶能抗氧化、防辐射、提高免疫力，有一定的抗癌、防癌的作用。

茶中含有氟、茶多酚等成分，饮茶能防龋固齿。

茶是天然的健美饮料，经常饮用，有助于保持皮肤光洁白嫩，推迟面部皱纹的出现和减少皱纹。

茶叶还具有提神醒脑、振奋精神、增强免疫、消除疲劳等作用，并能抗过敏、杀菌、抗病毒、消臭解毒。

红茶有暖胃祛寒的作用；乌龙茶祛脂减肥力强；常饮绿茶能利尿润便，并能清肝明目，有助消化。

**10．芹菜**

芹菜具有一定药理和治疗价值。现代药理研究表明芹菜具有降血压、降血脂的作用。由于它们的根、茎、叶和籽都可以当药用，故有“厨房里的药物”、“药芹”之称。由于芹菜的钙磷含量较高，所以它有一定镇静和保护血管的作用，又可增强骨骼，预防小儿软骨病。

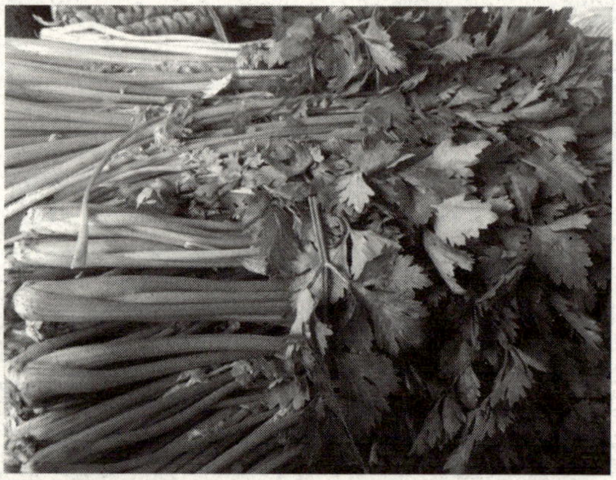

芹菜营养丰富，每100克食用部分（含茎、叶）含蛋白质1.9毫克、粗纤维1.7克、钙60毫克、磷51毫克、铁0.9毫克，还含有挥发性特殊物质。味清香、质甜脆，是凉拌、热炒的美味佳肴。并在人体保健中独具功效，有健胃、利尿、净血、调经、降压、镇静等作用。

常吃芹菜，尤其是吃芹菜叶，对预防高血压、动脉硬化等都十分有益，并有辅助治疗作用。芹菜可炒，可拌；可熬，可煲；还可做成饮品。

**性味**

性凉，味甘辛，无毒；入肺、胃、肝经。

**功效**

清热除烦，平肝，利水消肿，凉血止血。主治高血压，头痛，头晕，暴热烦渴，黄疸，水肿，小便热涩不利，妇女月经不调，赤白带下，瘰疬，痄腮等病症。

11．**黄瓜**

黄瓜最初叫“胡瓜”，这是因为它是西汉时从西域引进的。李时珍说：“张骞使西域得种，故名胡瓜。”黄瓜的含水量为96%～98%，它不但脆嫩清香，味道鲜美，而且营养丰富。

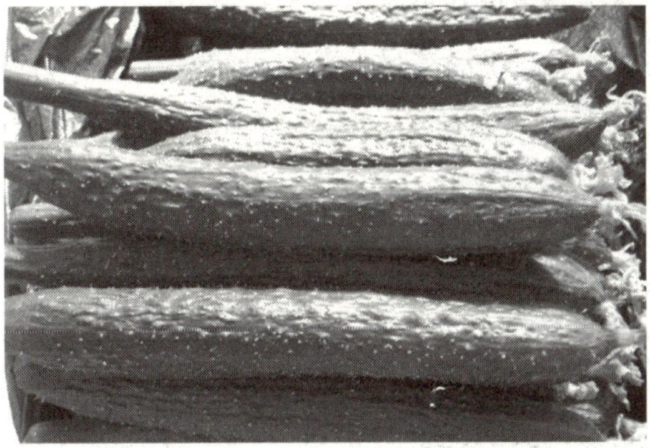

**功效**

黄瓜是一味可以美容的瓜菜，被称为“厨房里的美容剂”，经常食用或贴在皮肤上可有效地对抗皮肤老化，减少皱纹的产生，并可防止唇炎、口角炎。

黄瓜是很好的减肥品，希望减肥的人要多吃黄瓜，但千万记住，一定要吃新鲜的黄瓜而不要吃腌黄瓜，因为腌黄瓜含盐反而会引起发胖。

黄瓜有降血糖的作用，对糖尿病人来说，黄瓜是最好的亦蔬亦果的食物。

12．**胡萝卜**

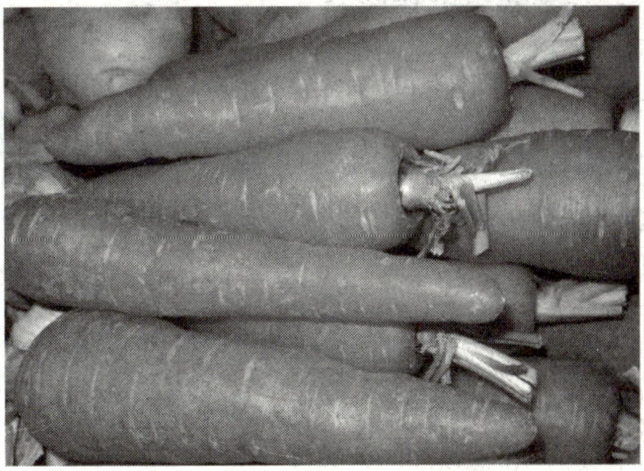

胡萝卜，又叫黄萝卜、红萝卜，原产于中亚，元代以前传入我国。因其颜色靓丽，脆嫩多汁，芳香甘甜而受到人们的喜爱。胡萝卜对人体具有多方面的保健功能，因此被誉为“小人参”。

**功效**

胡萝卜含丰富的维生素A，具有促进机体正常生长与繁殖、维持上皮组织、防止呼吸道感染及保持视力正常、治疗夜盲症和眼干燥症等功能。

胡萝卜能增强人体免疫力，有抗癌作用，并可减轻癌症病人的化疗反应，对多种脏器有保护作用。妇女进食胡萝卜可以降低卵巢癌的发病率。

胡萝卜内含琥珀酸钾，有助于防止血管硬化，降低胆固醇，对防治高血压有一定效果。

胡萝卜素可清除致人衰老的自由基。B 族维生素和维生素 C 等营养成分，也有润皮肤、抗衰老的作用。

它的芳香气味是挥发油造成的，能增进消化，并有杀菌作用。

13. **紫菜**

紫菜属海产红藻。叶状体由包埋于薄层胶质中的一层细胞组成，深褐、红色或紫色。有性生殖结构在叶状体边缘。南北半球均有分布，生长于潮间带的高潮线，在富氮的水中（如污水排水管的出口附近）生长最好。收获干燥后可作食品，消费量超过其他海藻。可作汤的主料、其他食物及肉类的佐料。

紫菜含有高达 29% ~ 35% 的蛋白质以及碘、多种维生素和无机盐类，味鲜美，除食用外还可用以治疗甲状腺肿大和降低胆固醇，是一种重要的经济海藻。

**性味**

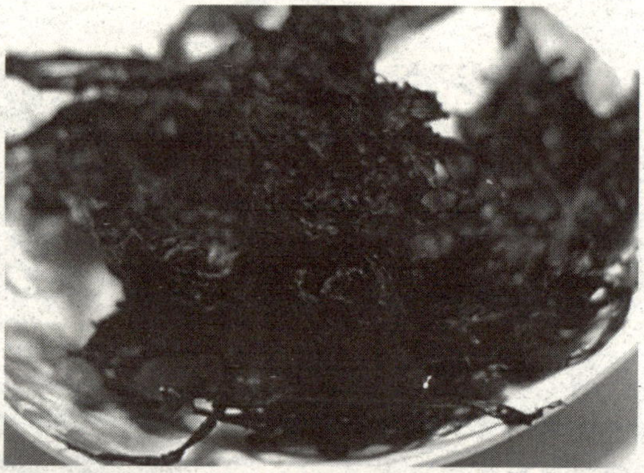

紫菜性味甘咸寒，具有化痰软坚、清热利水、补肾养心的功效。

**功效**

营养丰富，含碘量很高，可用于治疗因缺碘引起的“甲状腺肿大”，紫菜有软坚散结功能，对其他郁结积块也有用途。

富含胆碱和钙、铁，能增强记忆、治疗妇幼贫血、促进骨骼、牙齿的生长和保健；含有一定量的甘露醇，可作为治疗水肿的辅助食品。

紫菜所含的多糖具有明显增强细胞免疫和体液免疫功能，可促进淋巴细胞转化，提高机体的免疫力；可显著降低血清胆固醇的总含量。

紫菜的有效成分对艾氏癌的抑制率53.2%，有助于脑肿瘤、乳腺癌、甲状腺癌、恶性淋巴瘤等肿瘤的防治。

14．**无花果**

又名天生子、文仙果、蜜果、奶浆果等。由于无花果树叶厚大浓绿，而所开的花却很小，经常被枝叶掩盖，不易被人们发现；当果子悄悄地在腋下露出时，花已脱落，所以人们认为它是“不花而实”，故命名为“无花果”。无花果熟时软烂，味甘甜如柿而无核，营养丰富而全面，除含有人体必需的多种氨基酸、维生素、无机盐外，还含有柠檬酸、延胡索酸、琥珀酸、奎宁酸、脂肪酶、蛋白酶等多种成分，具有很好的食疗功效。

**功效**

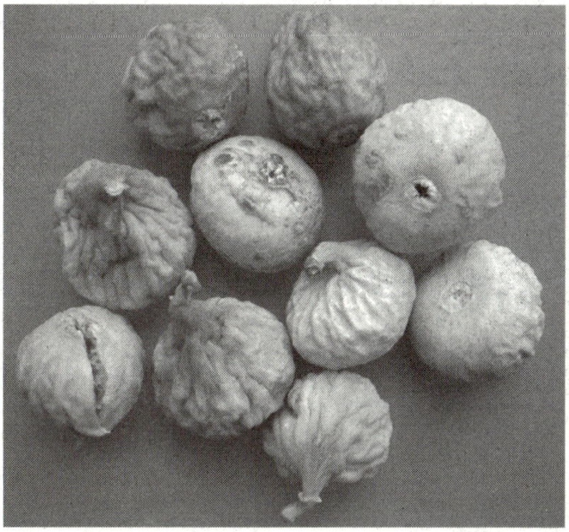

无花果含有苹果酸、柠檬酸、脂肪酶、蛋白酶、水解酶等，能帮助人体对食物的消化，促进食欲，又因其含有多种脂类，故具有润肠通便的效果。

所含的脂肪酶、水解酶等成分有降低血脂和分解血脂的功能，可减少脂肪在血管内的沉积，进而起到降血压、预防冠心病的作用。

无花果有抗炎消肿之功，可利咽消肿。

未成熟果实的乳浆中含有补骨脂素、佛柑内酯等活性成分，其成熟果实的果汁中可提取一种芳香物质“苯甲醛”，二者都具有防癌抗癌、增强机体抗病能力的作用，可以预防多种癌症的发生，延缓移植性腺癌、淋巴肉瘤的发展，促使其退化，并对正常细胞不会产生毒害。

15．**萝卜**

又名莱菔、罗服。我国是萝卜的故乡，栽培食用历史悠久，早在《诗经》中就有关于萝卜的记载。它既可用于制作菜肴，炒、煮、凉拌等俱佳；又可当作水果生吃，味道鲜美；还可腌制泡菜、酱菜。萝卜营养丰富，有很好的食用、医疗价值。有“冬吃萝卜夏吃姜，一年四季保安康”的说法。

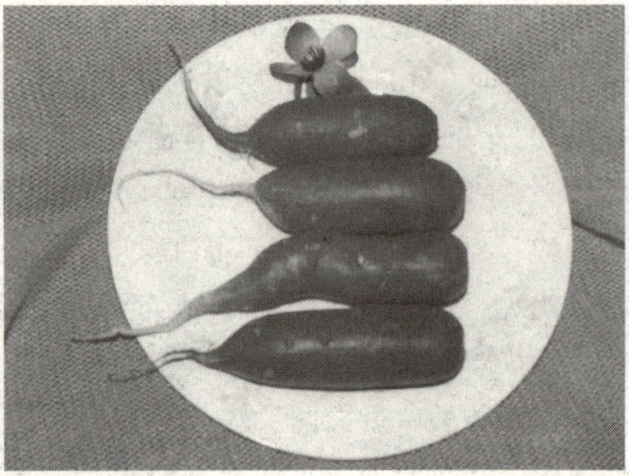

**功效**

萝卜所含热量较少，纤维素较多，吃后易产生饱胀感，这些都有助于减肥。

萝卜能诱导人体自身产生干扰素，增加机体免疫力，并能抑制癌细胞的生长，对防癌、抗癌有重要作用。

萝卜中的芥子油和粗纤维可促进胃肠蠕动，有助于体内废物的排出。

常吃萝卜可降低血脂、软化血管、稳定血压，预防冠心病、动脉硬化、胆石症等疾病。

萝卜还是一味中药，其性凉味辛甘，可消积滞、化痰清热、下气宽中、解毒。

16．**柚子**

又名文旦、香抛，是产于福建、广东等南方地区的水果，以广东沙田柚为上品。它味道酸甜，略带苦味，含有丰富的维生素 C 及大量其他营养成分，是医学界公认的最具食疗效益的水果。

**功效**

高血压患者常利用药物来排除体内多余的钠，柚子正好含有这些患者必需的天然矿物质——钾，却几乎不含钠，因此是患有心脑血管病及肾脏病患者最佳的食疗水果。

柚子含有一种天然果胶，能降低血液中的胆固醇，是现代人追求健康的理想食物。

美国研究发现，每天饮用柚汁的人较少出现呼吸器官系统毛病，尤其是感冒、咽喉疼痛时，吃一瓣新鲜柚子能令您舒适自然。

柚所含的天然维生素 P 能强化皮肤毛细孔功能，加速复原受伤的皮肤组织功能。女性常吃柚子最能符合“自然美”的原则。

柚子还有增强体质的功效。它能使身体更容易吸收钙及铁质；同时，所含的天然叶酸，对于服用避孕药或怀孕中的妇女们，有预防贫血症状发生和促进胎儿发育的功效。

新鲜的柚子肉中还含有类似胰岛素的成分，能降低血糖。

17．**马齿苋**

在田园野外都有生长。它的茎柔软并且铺在地上，叶子很小，对称性地生长。六七月开小花，结小的尖形果实，果实中有籽。它的苗煮熟晒干食用。另一种叫水马苋，生长在水中，形状和马齿苋相似，也可以洗干净后生吃。也叫长命菜。

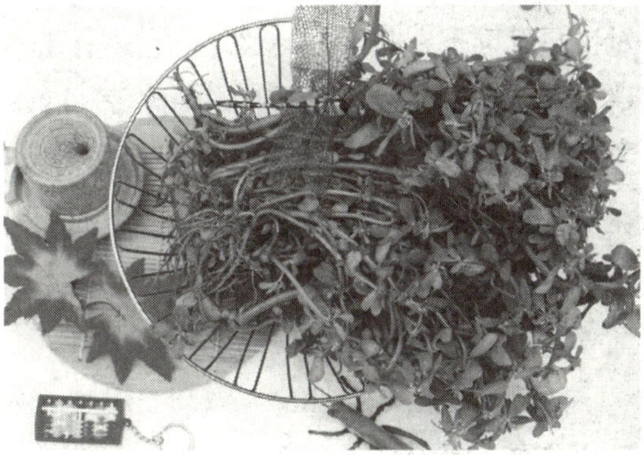

**性味**

味酸，性寒，无毒。

**功效**

马齿苋分为菜与籽。

菜主治各种肿瘘疣结。方法是：将马齿苋捣碎后涂在患处。又能消除腹部包块，止消渴，增强肠道功能，令人不饥饿。治女人赤白带。饮用马齿苋汁水，可以治反胃和各种淋症，止金疮流血，破除局部淤血，尤其对小孩效果较好，汁水还可以治口唇紧闭和皮面上的疮疱。将它制成膏，可以涂抹在湿癣、白发、秃头处，有效。又主治三十六种风症。将它煮成粥，可以治痢疾及腹部疼痛。使人头发长年不白。用生的马齿苋捣碎取汁服用，还可治痈疮，杀灭各种肠道寄生虫。它的汁加梳子上的污垢，调后封贴在疔疮处，有消肿的作用。可以将马齿苋烧成灰加入陈醋浸泡，先烤一下后再封贴在疔疮处，有消肿的作用。马齿苋还有散血消肿，利胸滑胎，解毒通淋，治产后出虚汗的功能。这种菜受阴气很多，所以吃它时应该加蒜调和。马齿苋的节叶间粘有白灰的，是最好的一种。

籽主治：主治眼睛明亮，具有聪耳明目、轻身，使人肌肤润泽，精力旺盛，不易衰老的功效。

**功效 2**

多年恶疮，各种药方都治不愈，或者皮肤发炎肿胀疼痛不止：捣马齿苋敷于患处，两三次即愈。

治妇女产后血痢，小便不通，肚脐腹部疼痛：将马齿苋用木棒捣取它的汁三合，煎到沸腾时加上蜂蜜一合，调和匀后服用。

治小便淋沥不畅：用马齿苋汁服用。

治中毒生命垂危：用马齿苋捣碎后取汁饮用。

### 18．蒲公英

蒲公英属菊科属多年生草本植物。是药食兼用的植物，又称尿床草，对于利尿可是有非常好的效果，它具有丰富的维生素 A 和 C 及矿物质，对消化不良、便秘都有改善的作用，另外叶子还有改善湿疹、舒缓皮肤炎、关节不适的净血功效，根则具有消炎作用，可以治疗胆结石、风湿，不过在没有专业医师指导下还是不要擅自使用为佳，花朵煎成药汁可以去除雀斑，可说是非常有用的一种香药草，新鲜蒲公英要选择叶片干净、略带香气者，干燥蒲公英则选颜色灰绿、无杂质、干燥者。

蒲公英可生吃、炒食、做汤、炝拌、风味独特。生吃：将蒲公英鲜嫩茎叶洗净、沥干蘸酱，略有苦味，味鲜美清香且爽口。凉拌：洗净的蒲公英用沸水焯 1 分钟，沥出，用冷水冲一下。佐以辣椒油、味精、盐、香油、醋、蒜泥等，也可根据自己口味拌成风味各异的小菜。

**性味**

甘，微苦，寒。清热解毒，消肿散结。

**功效**

它性平味甘微苦，有清热解毒、消肿散结及催乳作用，对治疗乳腺炎十分有效。无论煎汁口服，还是捣泥外敷，皆有效验。此外，蒲公英还有利尿、缓泻、退黄疸、利胆等功效，被广泛应用于临床。蒲公英含有丰富的营养价值，含有蛋白质、脂肪、碳水化合物、微量元素及维生素等。

19．**枸杞**

春天生苗，如石榴叶，可以吃，茎高三五尺，丛生，六七月开红紫花，结红色、长形小果。

**性味**

味苦，性寒，无毒。

**功效**

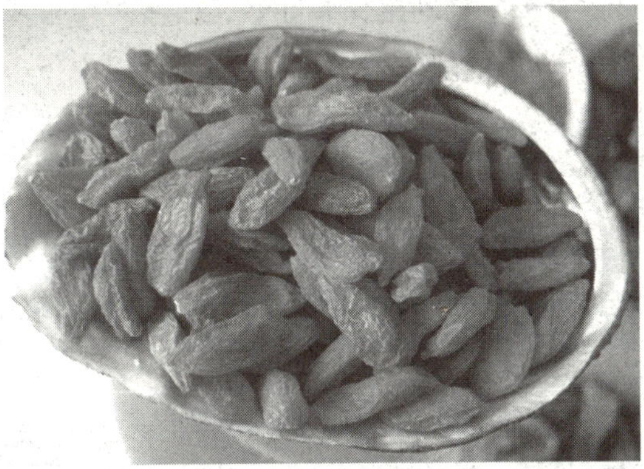

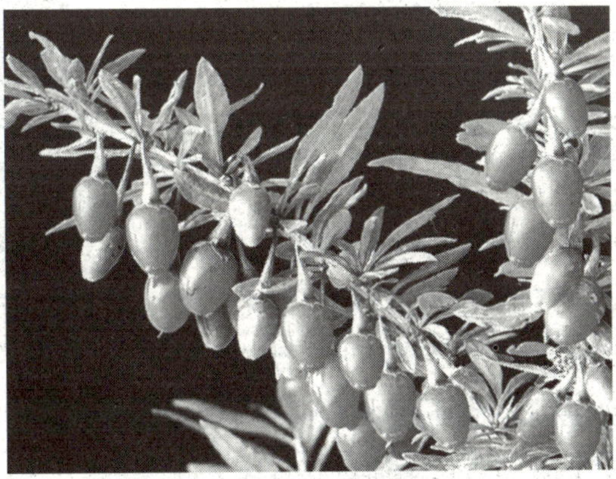

主治五脏内的邪气，热中消渴，风痹及风湿症。久服坚筋骨，轻身不老，耐寒暑。另可下胸胁气，治寒热头痛，补内伤大劳嘘吸，滋阴，利大小肠。补精气诸种不足，养颜、色，肌肤变白，聪耳明目，安神轻身，使人肌肤润泽，精力旺盛，不易衰老，安神，令人长寿。另外将枸杞捣细拌在面食里煮熟了吃，去肾风，益精气，治疗各种慢性疾病，比如结核引起的消渴症状及风湿痹症。又坚硬筋骨，凉血。可治在表气不固定的风邪，泻肾火，降肺中伏火，去胞中火，有退热、补元气的作用。可治肺热吐血，煎汤漱口，止牙齿流血和治骨槽风。另外治金疮非常灵验，可去下焦肝肾虚热。

苗主治除烦益志，补五劳七伤，壮心气。去皮肤骨关节风，消除热毒，散疮肿。和羊肉一起做羹吃，有益人的身体，除风，聪耳明目、轻身，使人肌肤润泽，精力旺盛，不易衰老。作为茶饮，止消渴热烦，壮阳解毒。但与乳酪相忌。汁注入目中，去上焦心肺客热。

枸杞子主治：有壮筋骨，耐老，除风，去虚劳，补精气的作用。主治心病嗌干心痛，渴而引饮，肾病消中。又滋肾润肺。它的子榨油点灯，有聪耳明目、轻身，使人肌肤润泽、精力旺盛、不易衰老的作用。

**20．苦菜**

春天生长幼苗，有红茎、白茎两种。苦菜茎中空而脆，折断后有白汁流出。叶像花萝卜菜叶一样颜色，绿中带碧。叶柄依附在茎上，每片叶子有分叉，相互交撑挺立，开黄花，像野菊。一枝花结籽一丛。当花凋谢时就可以采集。

苦菜籽上有茸茸的白毛，随风飘动，花落的地方就带有籽落地，就会生长出来。又叫苦苣。

**性味**

味苦，性寒，无毒。

**功效**

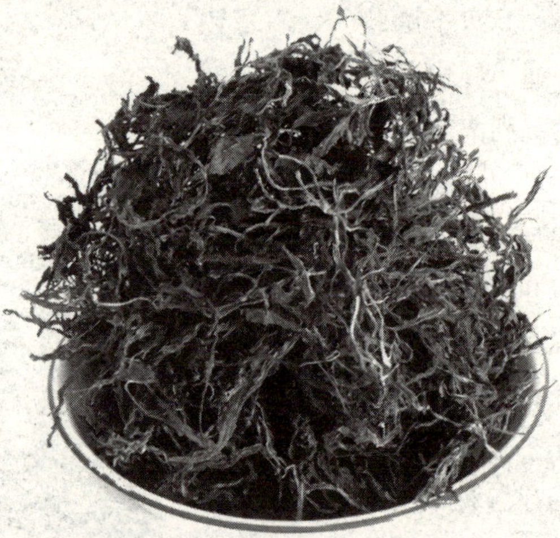

主治五脏邪气，厌食胃痛。经常服用安心益气，精神饱满，轻身耐老，耐饥饿和耐寒，豪气不减，增强体力。虽然苦菜性冷但对人有好处。可治腹泻，清热解毒，及恶疮疾病。调节十二经脉，治霍乱后胃气烦胀。捣它的汁饮用，可清除面目和舌头下的湿热。它的汁是白色的，涂抹在疔疮肿痛之处，能拔出病根。把苦菜汁滴在痈上，立即使痈溃烂，脓汁排出。能耳聪明目、轻身，使人肌肤润泽，精力旺盛，不易衰老，治各种痢疾和血淋痔瘘疾病。野苣不能和蜂蜜一起吃，容易使人患内痔，脾胃虚寒的人不可以食用。凡是患痔疮的人，适宜用苦菜，新鲜或晒干的都可以，放入锅中煮到熟烂的程度，把热的苦菜汤放入器皿中，人横坐在凳上，先用热苦菜汤熏，再用苦菜汤洗，直到汤冷，每天洗数次，数日后见效。

根主治：主治赤痢、白痢和骨结核，三种病都可以煮汁服用。同时苦菜根还能治血淋，利于小便的排泄。

**功效 2**

治口腔恶疮：用野苦苣捣烂取汁水一盅，加入姜汁一匙，调和后用酒服用，用渣敷患处，一二次即可。

治喉痹肿痛：用野苦菜捣烂后取汁半盅，再用灯芯加热浸泡，拘谨捻灯芯汁水半盏，与野苦菜汁调匀拌和后服用。

### 21．百合

百合是著名的保健食品和常用中药，因其鳞茎瓣片紧抱，“数十片相摞”，状如白莲花，故名“百合”。人们常将百合看作团结友好、和睦合作的象征。民间每逢喜庆节日，有互赠百合的习俗，或将百合做成糕点之类食品，款待客人。广东人更喜欢用百合、莲子同煲糖水，以润肺补气。

**功效**

支气管不好的人，食用百合有助病情改善，因百合富含水分，可以解渴润燥。

百合主要含秋水仙碱等多种生物碱和营养物质，有良好的营养滋补之功，特别是对病后体弱、神经衰弱等症大有裨益。

百合可显著抑制黄曲霉素的致突变作用，临床上常用于白血病、肺癌、鼻咽癌等疾病的辅助治疗。常食有润肺清心调中之效，可止咳、止血、开胃、安神，有助于增强体质、抑制肿瘤细胞的生长，缓解放疗反应。

临床观察发现，百合有治疗郁热型胃痛的功效。

### 22．杏（杏仁）

又名甜梅、叭达杏。杏果和杏仁都含有丰富的营养物质。杏果肉黄软，香气扑鼻，酸甜多汁，是夏季的主要水果之一。杏果可以生食，也可以用未熟果实加工成杏脯、杏干等。杏仁有苦甜之分。甜杏仁可以作为休闲小吃，也可做凉菜用；苦杏仁一般用来入药，并有小毒，不能多吃。

**功效**

未熟果实中含黄酮类较多。黄酮类有预防心脏病和减少心肌梗死的作用。因此，常食杏脯、杏干，对心脏病患者有一定好处。

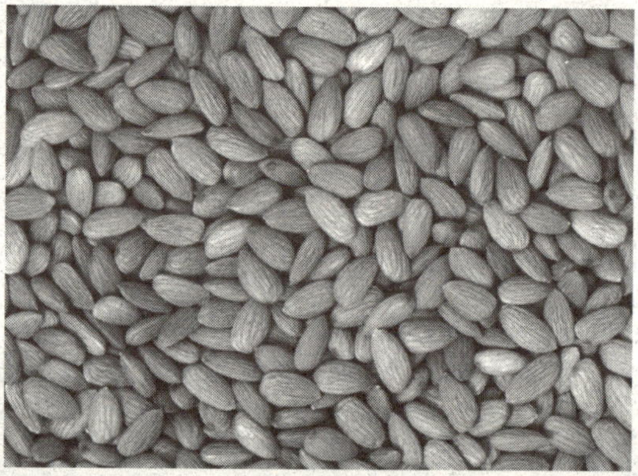

杏是维生素 $B_{17}$ 含量最为丰富的果品，而维生素 $B_{17}$ 又是极有效的抗癌物质，并且只对癌细胞有杀灭作用，对正常健康的细胞无任何毒害。南太平洋上的岛国斐济是世界上独一无二的“无癌之国”。该国盛产杏果，人们都喜欢吃。据调查，该国未曾出现死于癌症者，而且居民的寿命都很长，素有“长寿国”之称。据科学分析，经常吃杏可能是斐济人无癌长寿的主要原因之一。

苦杏仁能止咳平喘，润肠通便，可治疗肺病、咳嗽等疾病。甜杏仁和日常吃的干果大杏仁偏于滋润，有一定的补肺作用。

杏仁还含有丰富的黄酮类和多酚类成分，这种成分不但能够降低人体内胆固醇的含量，还能显著降低心脏病和很多慢性病的发病危险。

杏仁还有美容功效，能促进皮肤微循环，使皮肤红润光泽。

### 23．冬瓜

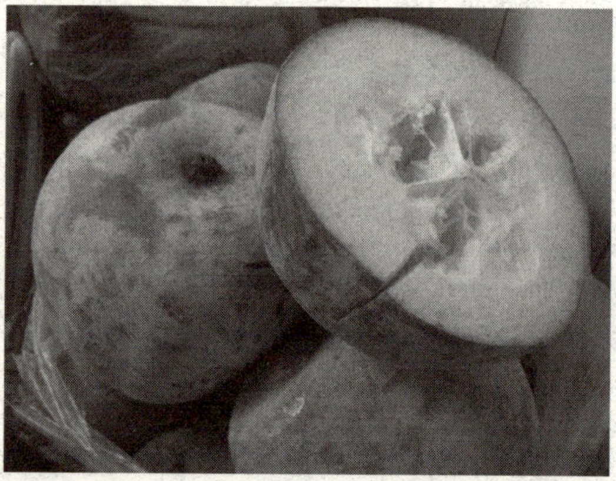

冬瓜形状如枕，又叫枕瓜，生产于夏季。为什么夏季所产的瓜，却取名为冬瓜呢？这是因为瓜熟之际，表面上有一层白粉状的东西，就好像是冬天所结的白霜。也是这个原因，冬瓜又称白瓜。

**功效**

冬瓜有良好的清热解暑功效。夏季多吃些冬瓜，不但解渴消暑、利尿，还可使人免生疔疮。因其利尿，且含钠极少，所以是慢性肾炎水肿、营养不良性水肿、孕妇水肿的消肿佳品。

它含有多种维生素和人体必需的微量元素，可调节人体的代谢平衡。冬瓜性寒，能养胃生津、清降胃火，使人食量减少，促使体内淀粉、糖转化为热能，而不变成脂肪。因此，冬瓜是肥胖者的理想蔬菜。

冬瓜有抗衰老的作用，久食可保持皮肤洁白如玉，润泽光滑，并可保持形体健美。据说，日本皇后美智子常用冬瓜制成冬瓜面霜来美容养颜。

### 24．西瓜

西瓜，又叫水瓜、寒瓜、夏瓜，堪称“瓜中之王”，因是在汉代从西域引入，故称“西瓜”。西瓜味道甘甜多汁，清爽解渴，是盛夏佳果。西瓜除不含脂肪和胆固醇外，几乎含有人体所需的各种营养成分，是一种最富有营养、最纯净、食用最安全的食品。

**功效**

西瓜可清热解暑，除烦止渴。西瓜含有大量的水分，在急性热病发烧、口渴汗多、烦躁时，吃上一块又甜又沙、水分十足的西瓜，症状会马上改善。

**功效2**

在治疗肾炎和降低血压方面，西瓜可算是果菜之中的好医生。它所含的糖和盐能利尿并消除肾脏炎症；蛋白酶能把不溶性蛋白质转化为可溶的蛋白质，增加肾炎病人的营养；它还含有能使血压降低的物质。

吃西瓜后尿量会明显增加，这可以减少胆色素的含量，并可使大便通畅，对治疗黄疸有一定作用。

新鲜的西瓜汁和鲜嫩的瓜皮可增加皮肤弹性，减少皱纹，增添光泽。因此，西瓜不但有很好的食用价值，还是女士们高效经济的美容院，想变得光彩照人就不要放过西瓜。

### 25．丝瓜

葫芦科攀援草本植物丝瓜或粤丝瓜的鲜嫩果实。又称天丝瓜、天罗瓜、布瓜、绵瓜、天吊瓜、倒阳菜、絮瓜等，是人们常吃的蔬菜。丝瓜的药用价值最高，全身都可入药。丝瓜所含各类营养在瓜类食物中较高，所

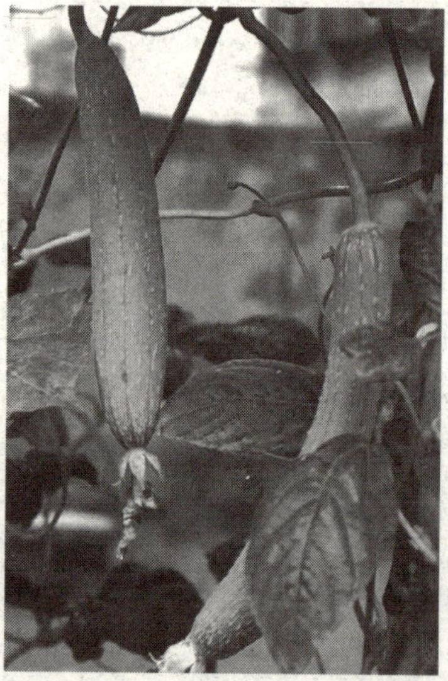

含皂甙类物质、丝瓜苦味质、黏液质、木胶、瓜氨酸、木聚糖和干扰素等特殊物质具有一定的特殊作用。

丝瓜中含防止皮肤老化的 B 族维生素，增白皮肤的维生素 C 等成分，能保护皮肤、消除斑块，使皮肤洁白、细嫩，是不可多得的美容佳品，故丝瓜汁有“美人水”之称。女士多吃丝瓜还对调理月经不顺有帮助。

**性味**

味甘，性凉。能清热，化痰，凉血，解毒。

**功效**

具有消热化痰，凉血解毒，解暑除烦，通经活络、祛风的功效。

用于治疗热病身热烦渴、痰喘咳嗽、肠风痔漏、崩漏、带下、血淋、疔疮痈肿、妇女乳汁不下等病症。

丝瓜络味甘、性平，通行十二经，可通络活络，清热化痰。

**26. 灵芝**

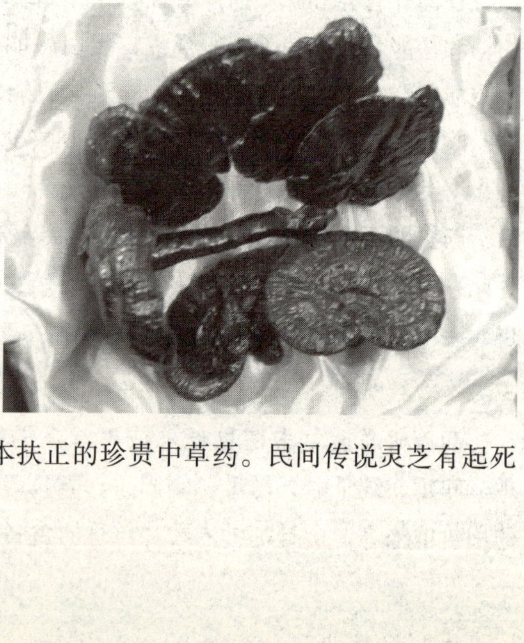

又名灵芝草、菌灵芝、木灵芝、三秀、茵、芝、瑞草、仙草、赤芝。灵芝有紫、赤、青、黄、白、黑六种。

灵芝自古以来就被认为是吉祥、富贵、美好、长寿的象征，有“仙草”、“瑞草”之称，中华传统医学长期以来一直视为滋补强壮、固本扶正的珍贵中草药。民间传说灵芝有起死回生、长生不老之功效。

古今药理与临床研究均证明，灵芝确有防病治病、延年益寿之功效。东汉时期的《神农本草经》、明代著名医药学家李时珍的《本草纲目》，都对灵芝的功效有详细的极为肯定的记载。现代药理学与临床实践进一步证实了灵芝的药理作用，并证实灵芝多糖是灵芝扶正固本、滋补强壮、延年益寿的主要成分。

灵芝的药理成分非常丰富，其中有效成份可分为十大类，包括灵芝多糖、灵芝多肽、三萜类、16 种氨基酸（其中含有七种人体必需氨基酸）、蛋白质、甾类、甘露醇、香豆精苷、生物碱、有机酸（主含延胡索酸），以及微量元素 Ge、P、Fe、Ca、Mn、Zn 等。灵芝对人体具有双向调节作用，所治病种，涉及心脑血管、消化、神经、内分泌、呼吸、运动等各个系统，尤其对肿瘤、肝脏病变、失眠以及衰老的防治作用十分显著。

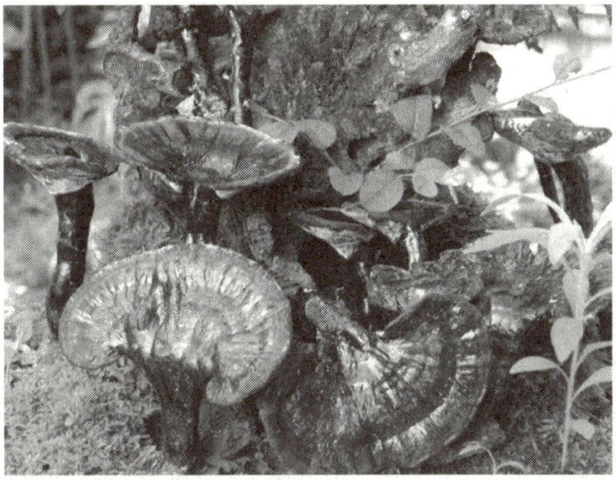

灵芝的应用范围非常广泛。就中医辨证看，由于本品入五脏补益全身五脏之气，所以无论心、肺、肝、脾、肾脏虚弱，均可服之。灵芝所治病种涉及呼吸、循环、消化、神经、内分泌及运动等各个系统；涵盖内、外、妇、儿、五官各科疾病。其根本原因，就在于灵芝扶正固本，增强免疫功能，提高机体抵抗力的巨大作用。它不同于一般药物对某种疾病而起治疗作用，亦不同于一般营养保健食品只对某一方面营养素的不足进行补充和强化，而是在整体上双向调节人体机能平衡，调动机体内部活力，调节人体新陈代谢机能，提高自身免疫能力，促使全部的内脏或器官机能正常化。

**性味**

甘，平。归心、肺、肝、肾经。

**功效**

有抗衰老作用，能增强机体的免疫功能；有镇静作用；有祛痰、止咳、平喘作用；有强心作用，能增加心肌血流量，增加冠脉血流量，降低心肌耗氧量，增强耐缺氧能力；能降低血脂，调节血压，保护肝脏，升高白细胞；有一定抗肿瘤作用。

用于体虚乏力，饮食减少，头昏；心脾两虚，心悸怔忡，失眠健忘；肺气虚，喘咳短气；高血压病，高血脂症，冠心病；白细胞减少症；慢性病毒性肝炎。

**27. 菠菜**

藜科菠菜属一年生或二年生草本。又称菠薐、波斯草。以叶片及嫩茎供食用。菠菜中含有大量的β胡萝卜素和铁，也是维生素$B_6$、叶酸、铁和钾的极佳来源。其中丰富的铁对缺铁性贫血有改善作用，能令人面色红润，光彩照人，因此被推崇为养颜佳品。菠菜叶中含有铬和一种类胰岛素样物质，其作用与胰岛素非常相似，能使血糖保持稳定。丰富的B族维生素含量使其能够防止口角炎、夜盲症等维生素缺乏症的发生。菠菜中含有大量的抗氧化剂如维生素E和硒元素，具有抗衰老、促进细胞增殖作用，既能激活大脑功能，又可增强青春活力，有助于防止大脑的老化，防止老年痴呆症。哈佛大学的一项研究还发现，每周食用2～4次菠菜的中老年人，因摄入了维生素A和胡萝卜素，可降低患视网膜退化的危险，从而保护视力。

**性味**

性凉，味甘辛，无毒；入肠、胃经。

**功效**

补血止血，利五脏，通血脉，止渴润肠，滋阴平肝，助消化。主治高血压，头痛，目眩，风火赤眼，糖尿病，便秘等病症。

**28. 西红柿**

是茄科茄属番茄亚属的多年生草本植物，又称番茄、洋柿子、六月柿。有苹果青、粉红甜肉、桔黄嘉辰等品种。番茄富含维生素A、C、$B_1$、$B_2$以及胡萝卜素和钙、磷、钾、镁、铁、锌、铜和碘等多种元素，还含有蛋白质、糖类、有机酸、纤维素。近年来，营养专家研究发现，番茄还具有新的保健功效和防治多种疾病的药用价值。

**性味**

味甘、酸，性凉。能清热止渴，养阴，凉血。

**功效**

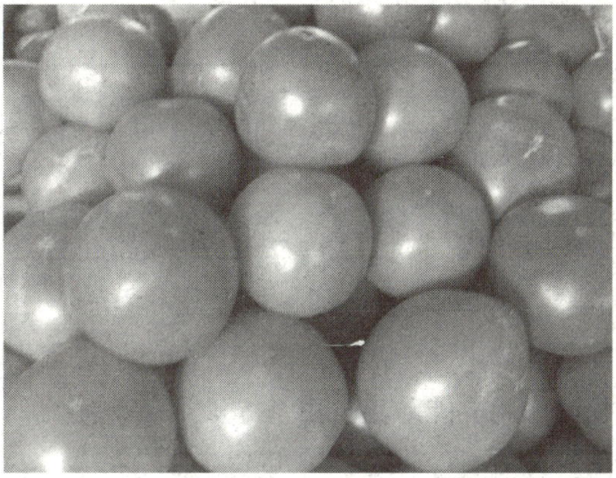

健胃消食，生津止渴，润肠通便。所含苹果酸、柠檬酸等有机酸，能促使胃液分泌，对脂肪及蛋白质的消化。增加胃酸浓度，调整胃肠功能，有助胃肠疾病的康复。所含果酸及纤维素，有助消化、润肠通便作用，可防治便秘。

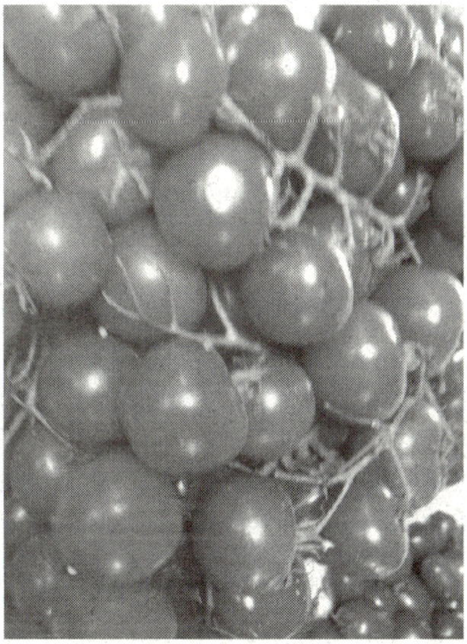

清热解毒，生津止渴。番茄性凉味甘酸，有清热生津、养阴凉血的功效，对发热烦渴、口干舌燥、牙龈出血、胃热口苦、虚火上升有较好治疗效果。

降脂降压，利尿排钠。所含维生素C、芦丁、番茄红素及果酸，可降低血胆固醇，预防动脉粥样硬化及冠心病。另含有大量的钾及碱性矿物质，能促进血中钠盐的排出，有降压、利尿、消肿作用，对高血压、肾脏病有良好的辅助治疗作用。降低血压经常发生牙龈出血或皮下出血的患者，吃番茄有助于改善症状。

抗血凝聚，防脑血栓。国外研究发现，从番茄籽周围黄色果冻状的汁液中分离出来了一种被称为P3的物质，具有抗血小板凝聚的功效，可以防止脑血栓的发生。患冠心病及中风的病人每天适量饮用番茄汁有益于病的康复。

防癌抗癌，延缓衰老。近年来，研究证实番茄中所含番茄红素具有独特的抗氧化作用，可清除体内的自由基，预防心血管疾病的发生，有效地减少胰腺癌、直肠癌、口腔癌、乳腺癌的发生，阻止前列腺癌变的进程。

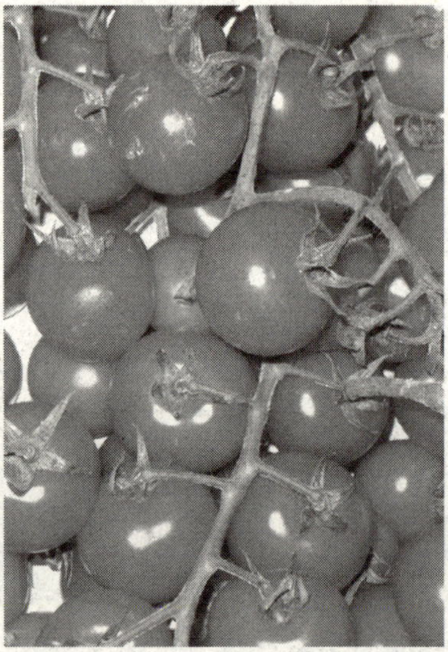

番茄还含有防癌抗衰老的谷胱甘肽，可清除体内有毒物质，恢复机体器官正常功能，延缓衰老，故番茄拥有“长寿果”之美誉。

防白内障，黄斑变性。所含维生素A、C，可预防白内障，还对夜盲症有一定防治效果；番茄红素具有抑制脂质过氧化的作用，能防止自由基的破坏，抑制视网膜黄斑变性，维护视力。

美容护肤，治皮肤病。番茄含胡萝卜素和维生素A、C，有祛雀斑、美容、抗衰老、护肤等功效，治真菌、感染性皮肤病。尼克酸能维持胃液的正常分泌，促进红血球的形成，有利于保持血管壁的弹性和保护皮肤。另一项研究显示，番茄汁还对消除狐臭有一定作用。

维护性功能。番茄红素具有独特的抗氧化能力，能清除自由基，保护细胞，使脱氧核糖核酸及基因免遭破坏，能阻止癌变进程。吸收后聚集于前列腺、肾上腺等处，促使前列腺液分泌旺盛，可维护射精功能；番茄多汁，可以利尿，肾炎病人也宜食用。女性多吃番茄可激发性欲和激情。番茄除了对前列腺癌有预防作用外，还能有效减少胰腺癌、直肠癌、喉癌、口腔癌、肺癌、乳腺癌等癌症的发病危险。

**29．飞碟瓜**

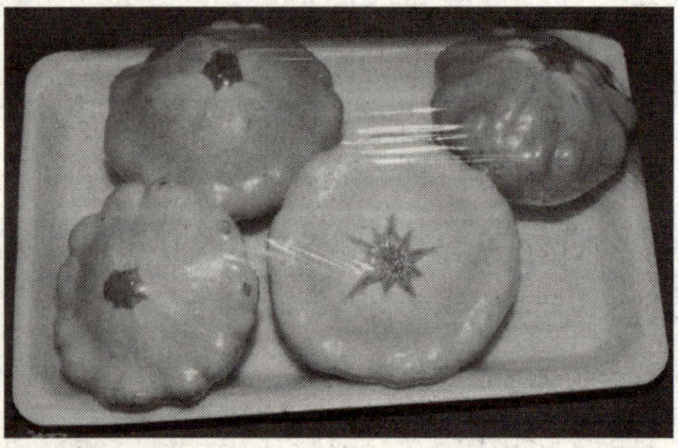

又名碟瓜、碟形瓜、齿缘瓜、扁圆西葫芦，为葫芦科南瓜属美洲南瓜的一个变种。其果实既可以观赏，又可以食用，是一种难得的观食兼用园艺植物。飞碟瓜在我国栽培的历史很短。

飞碟瓜根系发达。茎短缩，蔓性、半蔓性或矮生。真叶近五角掌状，浅至深裂，互生，绿色。雌雄异花同株。一般雌花单生，雄花簇生。花黄色，腋生，花径10~12厘米左右。瓠果，分白、黄、绿三种基本颜色。果缘具棱齿，扁圆、碟形或钟状，所以俄罗斯人称之为碟瓜、碟形瓜、齿缘瓜。因果形美观，状若飞碟，故命名为飞碟瓜。飞碟瓜为虫媒花植物，以观果为主。

**功效**

飞碟瓜不仅具有很高的观赏价值，还具有很高的食用价值和医疗保健价值。它的嫩果、嫩花、叶柄、种子均可以食用。根据测定，飞碟瓜含有丰富的维生素C、$B_1$、$B_2$，胡萝卜素，尼克酸及钾、钙、磷、铁等多种矿质元素。

食用飞碟瓜有助于胆汁的分泌、肝脏中糖原（肝糖）的还原，因此，对治疗肥胖症、动脉粥样硬化、肝肾病、调节微循环有益。果实中富含果胶质，可以使胃黏膜、肠道免遭危害或促进溃疡伤口的愈合。种子还含有可作为驱虫剂使用的成份。此外，飞碟瓜还是一种很好的蜜源植物。

### 30．苋菜

苋菜都是三月撒种，六月以后就能吃。长老了能抽出很高的茎，开小花结成花穗，穗中有细籽，籽呈扁形，有黑色的光泽。苋有六种：赤苋、白苋、人苋、紫苋、五色苋和马苋。又名苋菜。

**性味**

味甘，性冷利，无毒。

**功效**

白苋补气、除热，使九窍畅通。

赤苋主治赤痢、箭伤和虱病。

紫苋主治：消除虫毒，治气痢。

六苋主治：利大小肠，治初痢、滑胎。苋动气，所以令人烦闷，性寒损伤脾胃，不能和鳖一起吃，容易产生结石。五月五日收苋菜籽，和马齿苋一起研为末，两者分量相等，孕妇常服，容易分娩。

苋实主治：主治青光眼，并可聪耳明目、轻身，使人肌肤润泽，精力旺盛，不易衰老。除眼中邪恶之物，利大、小便排泄，去除寒热。经常服用增加元气和体力，使身体感觉轻松，不容易饥饿。又可治眼疾，杀死蛔虫，增加精气。

根主治：捣烂外敷可治下腹及阴部疼痛。

31．**芸豆**

又名菜豆，主要有大白芸豆、大黑花芸豆、黄芸豆、红芸豆等，其中大白芸豆和大黑花芸豆尤为著名。芸豆营养丰富，蛋白质含量高于鸡肉，钙含量是鸡的7倍多，铁为4倍，B族维生素也高于鸡肉。芸豆颗粒饱满肥大，色泽鲜明，营养丰富，可煮可炖，是制作糕点、豆馅、甜汤、豆沙的优质原料，其药用价值也很高。

**功效**

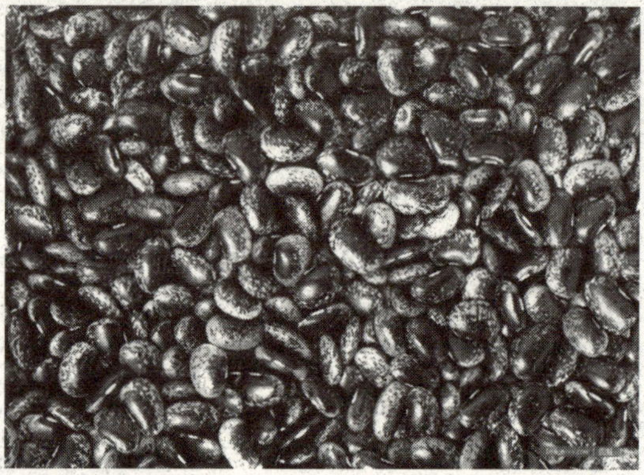

芸豆含有皂苷、尿毒酶和多种球蛋白等独特成分，具有提高人体自身的免疫能力，增强抗病能力，激活淋巴T细胞，促进脱氧核糖核酸的合成等功能，对肿瘤细胞的发展有抑制作用，因而受到医学界的重视。其所含尿素酶应用于肝昏迷患者效果很好。

芸豆还是一种难得的高钾、高镁、低钠食品，每百克含钾1520毫克，镁193.5毫克，钠仅为0.8毫克，这个特点在营养治疗上大有用武之地。芸豆尤其适合心脏病、动脉硬化、高血脂、低血钾症和忌盐患者食用。

吃芸豆对皮肤、头发大有好处，可以提高肌肤的新陈代谢，促使机体排毒，令肌肤常葆青春。芸豆中的皂甙类物质能降低脂肪吸收功能，促进脂肪代谢；所含的膳食纤维还可加快食物通过肠道的时间，想减肥者多吃芸豆一定会达到轻身的目的。

我国古医籍记载，芸豆味甘平，性温，具有温中下气、利肠胃、止呃逆、益肾补元气等功用，是一种滋补食疗佳品。

**32．薄荷**

二月份宿根长出苗，清明前后可分植。方茎赤色，叶子为对生，初生时形状不长而且叶梢是圆的，长成后就变成尖形。人们多有栽种。现在的人常把它加进糖果里和制成的糕点来食用。

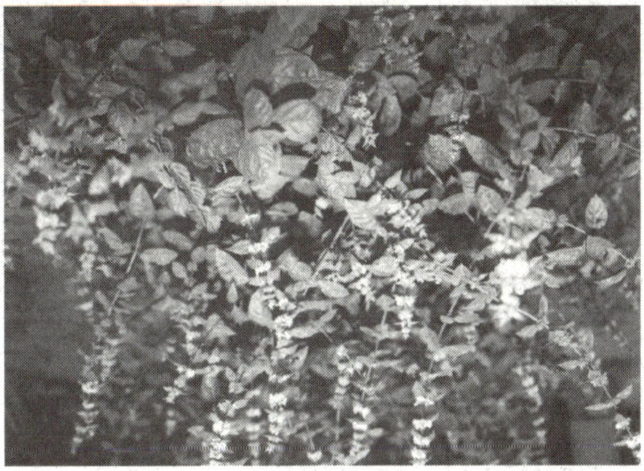

**性味**

味辛，性温，无毒。

**功效**

有通利关节，发毒汗，除体内毒气，散淤血，祛风热的作用。治诸多风邪导致的伤寒发汗，胸腹部胀满，腹泻，消化不良，煮成汁服用，能发汗。长期做菜生或熟吃，却肾气，祛邪毒，除劳气，解劳乏，使人口气香洁。煎汤可洗治膝疮。四季都可以吃。另可治因中风而失语、吐痰及各种伤风头脑风，是治小儿风涎的要药。榨汁服，可去心脏风热及口齿诸病。治淋巴结核疮疥，风瘾疹。捣成汁含漱去舌胎语涩。用叶塞鼻，止衄血。涂蜂螫蛇伤。

**功效2**

清上化痰，利咽膈，治风热：以薄荷末炼蜜丸芡子大，每日吃一丸，白砂糖调和亦可。

治淋巴结核，或破未破：以新薄荷二斤取汁，皂荚一挺，水浸，去皮，捣取汁同于瓦器内熬膏。加连翘末半两，青皮、陈皮、黑牵牛半生半炒各一两，皂荚子一两半，一同捣烂和成梧子大的丸。每次服三十丸，煎连翘汤服下。

治鼻出血不止：薄荷煎汤服。

治便血不止：薄荷叶贴后立即见效。

治水入耳中作痛：薄荷汁滴入，即愈。

**33．紫菀**

路边处处都有。铺地生长，花呈紫色，根有白毛。又名夜牵牛，也叫返魂草。根很柔细有白毛的，叫白菀。将它连根带叶取来浸泡在醋里，加入少许盐收藏做菜，味辛香，号称仙菜。盐不宜多，否则会腐烂。

**性味**

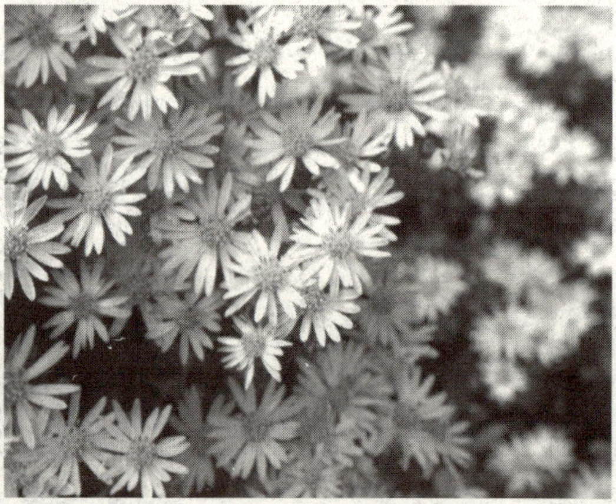

味苦，性温，无毒。

**功效**

主治咳嗽气喘，胸中寒热结气。能去腹内寄生虫及双足萎弱无力，安五脏。疗咳嗽吐脓血，止哮喘、心悸、五劳体虚，补中气不足、小儿惊痫。还可治高烧休克，补虚顺气，劳气虚热，各种邪恶怪气。能调中消痰止渴，润肌肤，填骨髓，益肺气，主治右胁下包块。

**34．香蕉**

香蕉是人们喜爱的水果之一，盛产于热带、亚热带地区，欧洲人因它能解除忧郁而称它为“快乐水果”，而且香蕉还是女孩子们钟爱的减肥佳果。香蕉又被称为“智慧之果”，传说是因为佛祖释迦牟尼吃了香蕉而获得智慧。香蕉营养高、热量低，含有称为“智慧之盐”的磷，又有丰富的蛋白质、糖、钾、维生素 A 和 C，同时纤维素也多，堪称相当好的营养食品。

**功效**

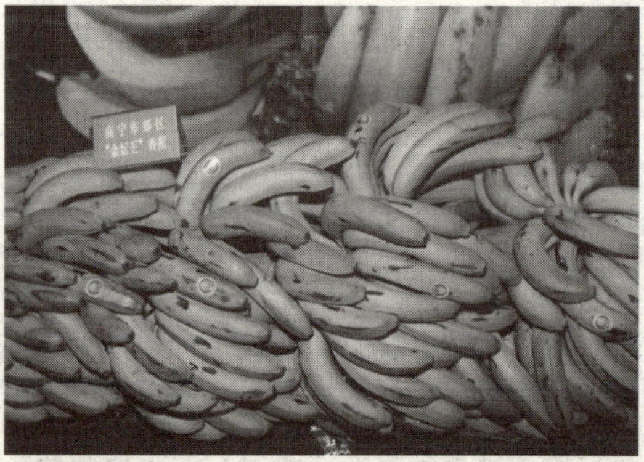

荷兰科学家研究认为：最合营养标准又能为人脸上增添笑容的水果是香蕉。它含有一种特殊的氨基酸，这种氨基酸能帮助人体制造“开心激素”，减轻心理压力，解除忧郁，令人快乐开

心。睡前吃香蕉，还有镇静的作用。

香蕉“一身都是宝”，它可以预防中风和高血压，起到降血压、保护血管的作用。美国科学家研究证实：连续一周每天吃两根香蕉，可使血压降低10%。如果每天吃5根香蕉，其降压效果相当于降压药日服用量产生效果的50%。

香蕉皮也含有某些杀菌成分，如果你的皮肤因为真菌或细菌感染而发炎，不妨把香蕉皮敷在上面，肯定会有意想不到的好效果。香蕉对手足皮肤皲裂十分有效，而且还能令皮肤光润细滑。

在繁忙的生活中，利用健康食品或补充剂来补充饮食不均衡的人越来越多了。香蕉几乎含有所有的维生素和矿物质，食物纤维含量丰富，而热量却很低。因此，香蕉就成了减肥的最佳食品，是女士们的最爱水果。

香蕉还有润肠通便、润肺止咳、清热解毒、助消化和滋补的作用。常吃香蕉还能健脑。

### 35．黄连

为多年生草本植物，有黄连、三角叶黄连、峨眉野连、云南黄连。根须及叶都可入药。秋季采挖5～7年的植株，除去茎叶、须根，晒干或燥干。切片，生用或清炒、姜炒、酒炒、吴茱萸水炒用。

**性味**

味苦，性寒，无毒。

**功效**

清热燥湿，中焦湿热，湿热泻痢，湿热黄疸；泻火解毒热病烦躁，心火亢盛，胃热呕吐，血热妄行，痈肿疮毒。

用于湿温病之中焦湿热，脘闷呕吐、舌苔黄腻者，配以厚朴、半夏、石菖蒲等，如连朴饮；用于大肠湿热之泄泻、痢疾，疗效为佳，如《千金方》《肘后方》治泻痢，均单用本品。若病情较重或兼他症者，则多配入复方中。如用于腹泻而发热者，常配以黄芩、葛根以增强它的止泻退热之功，如葛根芩连汤；用于痢疾，可配伍木香以调气行滞，使后重自除，如香连丸。

本品为泻火解毒之要药，清泻力强而以清心、胃二经之火见长，用于

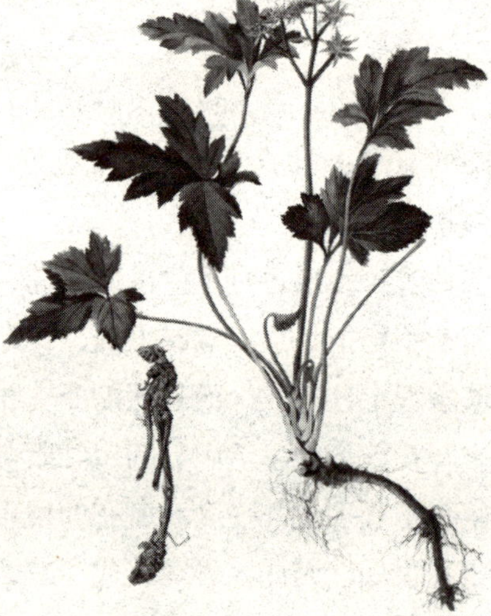

热病，热盛火炽，壮热、烦燥，甚至神昏谵语等症，常配伍黄芩、山栀等，如黄连解毒汤；用于心火旺盛，心烦不眠，可配伍竹叶、山栀等；阴虚火旺之心烦不眠，则配以阿胶、白芍、黄芩，如黄连阿胶汤；用于肝火或胃热呕吐，与吴茱萸同用，即左金丸，或配伍半夏、竹茹等，均可奏清热降逆止呕之效；用于内热炽盛，迫血妄行而见吐血、衄血者，可配用大黄、黄芩，泻心火以凉血止血，如泻心汤用于痈肿疮毒，疔毒内攻，耳目肿痛诸症，内服、外用均有良效，如与黄芩、山栀、连翘等同用；又如黄连煎汁点眼，可治目赤肿痛，配枯矾外用，可治耳内疖肿疔毒。

治胃火炽盛，消谷善饥、烦渴多饮之中消症，但须配伍天花粉、生地黄、知母等清热生津之品。

36．**大蒜**

大蒜是烹饪中不可缺少的调味品，南北风味的菜肴都离不开大蒜。历史上最早食蒜成癖的人是4500年前的古巴比伦国王。据史料记载，这位国王曾经下令臣民向王宫进贡大蒜，以满足其饮食之乐。中国人食用大蒜的年代较晚，大约是汉朝张骞出使西域后才引进的。大蒜既可调味，又能防病健身，常被人们称誉为“天然抗生素”。

**功效**

大蒜中含有一种叫“硫化丙烯”的辣素，其杀菌能力可达到青霉素的1/10，对病原菌和寄生虫都有良好的杀灭作用，可以起到预防流感、防止伤口感染、治疗感染性疾病和驱虫的功效。

大蒜具有明显的降血脂及预防冠心病和动脉硬化的作用，并可防止血栓的形成。

大蒜能保护肝脏，诱导肝细胞脱毒酶的活性，可以阻断亚硝胺致癌物质的合成，从而预防癌症的发生。

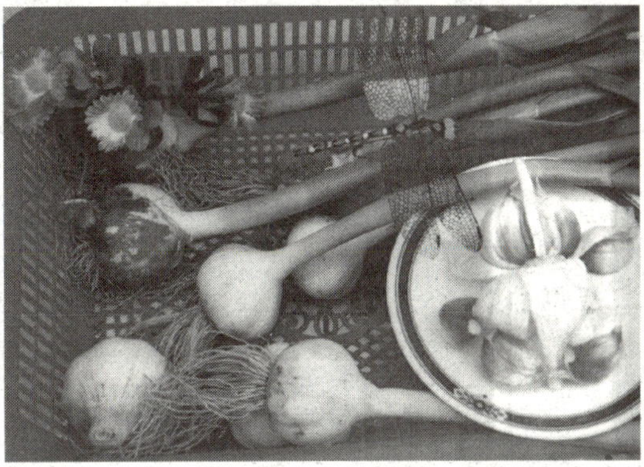

近年来由于人们的膳食结构不够合理，人体中硒的摄入减少，使得胰岛素合成下降。而大蒜中含硒较多，对人体中胰岛素的合成起到一定的作用。所以糖尿病患者多食大蒜有助减轻病情。

常食大蒜能延缓衰老。它的抗氧化活性优于人参。

经常接触铅或有铅中毒倾向的人食用大蒜，能有效地防治铅中毒。

### 37．菊花

多年生菊科草本植物，又名菊华、秋菊、九月菊、日精、九华、黄花、帝女花、笑靥金、节花、鞠、金蕊、甘菊。因其花开于晚秋和具有浓香故有“晚艳”、“冷香”之雅称。

菊花不仅有观赏价值，而且药食兼优，有良好的保健功效。现代科学已能提取菊花中的有效成份，制成菊花晶、菊花可乐等饮品，让喜爱快捷省时的人饮用起来更为方便。菊花茶是老少皆宜的茶饮品。健康的人平常也可当开水饮用。

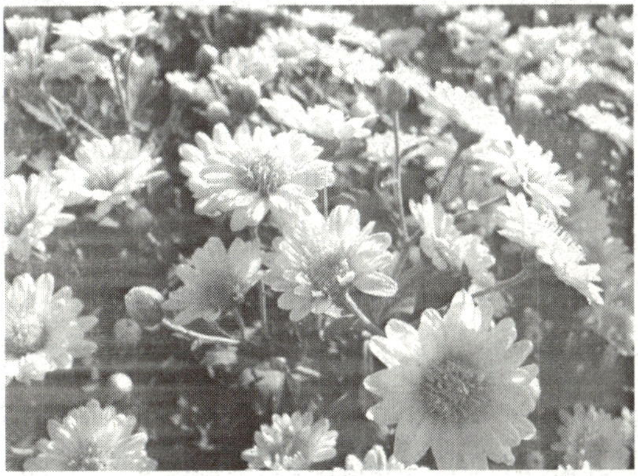

在我国，不少地方都有食菊的风俗。菊花气味芬芳，绵软爽口，是入肴佳品。吃法也很多，可鲜食、干食、生食、熟食，焖、蒸、煮、炒、烧、拌皆宜，还可切丝入馅，菊花酥饼和菊花饺都自有可人之处。菊花入食多用黄、白菊，尤以白菊花为佳，杭白菊，黄山贡菊，福山白菊等都是上品。

注意：菊花与野菊花不同，药性等各方面有很大区别，野菊花有微毒可引起食欲不振、上吐下泻等。这里是菊花，不是野菊花。

**性味**

味辛，甘，苦；性微寒。归肺、肝经。

**功效**

散风清热，平肝明目。用于风热感冒，头痛眩晕，目赤肿痛，眼目昏花。

有的供药用或作消暑清凉饮料如滁菊、杭白菊等，有清凉镇静的功效，治头痛、眩晕、血压亢进、神经性头痛及眼结膜炎等症。

### 38．蜀葵

锦葵科蜀葵属植物蜀葵，又名棋盘花、麻秆花、一丈红、蜀季花、斗篷花、饽饽花、光光花、熟季花、端午花。以根、叶、花、种子入药。春秋采根，晒干切片；夏季采花，阴干；花前采叶；秋季采种子，晒干。

**性味**

甘，凉。

**功效**

根：清热，解毒，排脓，利尿。用于肠炎，痢疾，尿道感染，小便赤痛，子宫颈炎，白带。

子：利尿通淋。用于尿路结石，小便不利，水肿。

花：通利大小便，解毒散结。用于大小便不利，梅核气，并解河豚毒。

花、叶：外用治痈肿疮疡，烧烫伤。

### 39．天麻

生长在郓州、利州、泰山、崂山等地方。叶如芍药但小些，当中长出一茎，直上如箭干。茎端结果实，形状像续随子。等到叶子枯萎时，它就发黄成熟了。它的根连一十二枚犹如天门冬之类的块状茎，形状像黄瓜，也像芦菔，大小不定。生熟吃均可。在二月、三月、五月、八月里采。刚采的天麻趁着鲜润刮去它的皮，用开水煮过以后，晒干收藏，嵩山、衡山人，有的将生天麻蜜煎后当作水果吃，认为非常珍贵。

**性味**

味辛，性温，无毒。

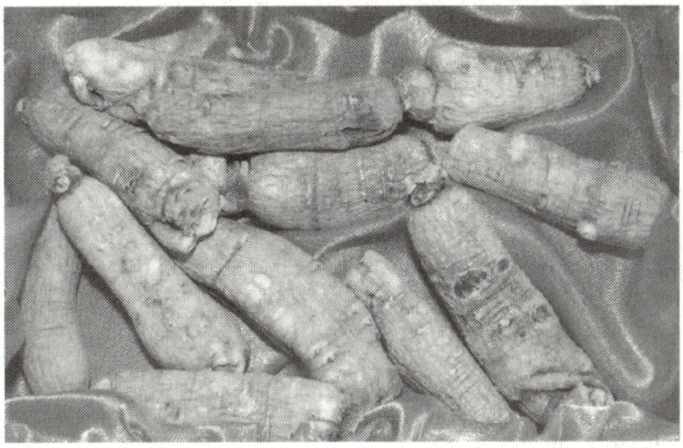

**功效**

主治杀鬼精物，蛊毒恶气。久服益气力，滋阴壮阳，轻身增年，消痈肿、下肢肿胀、寒疝下血。主治各种风湿麻痹，四肢拘挛，小儿风痫惊气，利腰膝，强筋力。久服益气轻身。治寒痹，瘫痪不遂，语多恍惚，善惊失志。助阳气，补阴气，补五劳七伤，环境不适引起的病症，通血脉，开窍，服食无忌。治风虚眩晕头痛。

40．**山楂**

又叫“山里红”、“胭脂果”，蔷薇科落叶小乔木，树皮暗灰色，有浅黄色皮孔，小枝紫褐色，单叶互生或于短枝上簇生，叶片宽卵形，伞房花序，花白色，后期变粉红色，果实球形，熟后深红色，表面具淡色小斑点。花期5~6个月，果期7~10月。生于海拔400~1000米间的向阳山坡、杂木林缘、灌丛间、蔬林内。山里红果实酸甜可口，能生津止渴，具有很高的营养和药用价值。山楂除鲜食外，可制成山楂片、果丹皮、山楂糕、红果酱、果脯、山楂酒等。山楂片和山楂果丹皮是最普通，最流行的品种。亦可入药，入药归脾、胃、肝经，有消食化积、活血散瘀的功效。

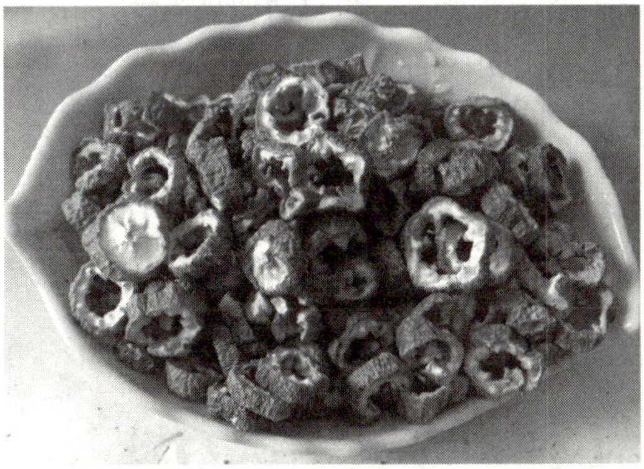

**性味**

味酸、甘，性微温。

**功效**

开胃消食、化滞消积、活血散瘀、化痰行气。用于肉食滞积、症瘕积聚、腹胀痞满、瘀阻腹痛、痰饮、泄泻、肠风下血等。

山楂片含多种维生素、酒石酸、柠檬酸、山楂酸、苹果酸等，还含有黄酮类、内酯、糖类、蛋白质、脂肪和钙、磷、铁等矿物质，所含的解脂酶能促进脂肪类食物的消化。促进胃液分泌和增加胃内酶素等功能。中医认为，山楂具有消积化滞、收敛止痢、活血化淤等功效。主治饮食积滞、胸膈痞满、疝气血淤闭经等症。山楂中含有山萜类及黄酮类等药物成分，具有显著的扩张血管及降压作用，有增强心肌、抗心律不齐、调节血脂及胆固醇含量的功能。

一般人皆可食用。儿童、老年人、消化不良尤其适合食用。伤风感冒、消化不良、食欲不振、儿童软骨缺钙症、儿童缺铁性贫血者可多食山楂片。

### 41．丁香

二三月开花，花圆细，色黄，凌冬不凋，子像钉，长在枝蕊上，长三四分，紫色。其中粗大如山茱萸的，俗称母丁香。又叫丁子香，树高一丈多，似桂树，叶似栎叶。在二月、八月采子和根。

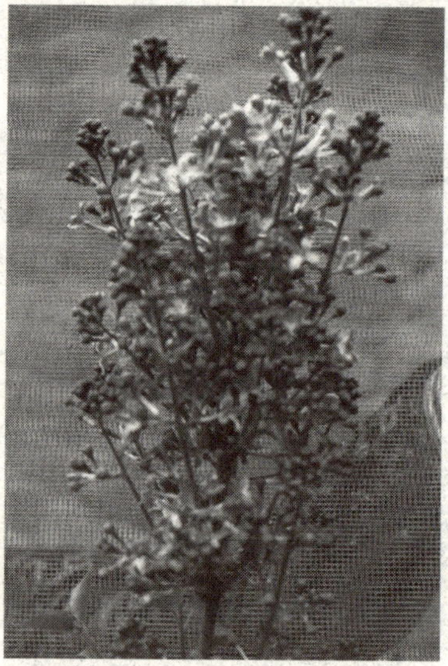

**性味**

味辛，性温，无毒。

**功效**

主治：温脾胃，止霍乱壅胀，风毒诸肿，齿疳溃疡。能发各种香味，风疳𧏾骨，杀虫辟恶去邪。可治乳头花，止五色毒痢，疗五痔。还能治口气冷气，冷劳反胃，鬼疰虫毒；杀酒毒，消胁肋间硬条块；疗肾气奔豚气，阴痛腹痛，壮阳，暖腰膝。疗呕逆，去胃塞，理元气。但气血旺盛的人勿服。又可治虚哕，小儿吐泻，痘疮胃虚，灰白不发。

皮、枝、根：味辛，性热，有毒。

主治：主治齿痛，心腹冷气等。主一切冷气，心腹胀满，恶心，水谷不服。

**功效2**

治暴心痛：用酒送服丁香末一钱。

治于霍乱痛（不吐不下）用丁香十四枚研末，和入一升沸汤，顿服，如不愈，再服。

治小儿吐泻：用丁香、橘红各等分，炼蜜和成黄豆大的丸。米汤化下。

治小儿呕吐：取丁香、生半夏各一钱，姜汁浸一夜，晒干为末。再用姜汁打面，和成黍米大的块，根据小儿的大小用姜汤送下。

治婴儿吐乳：用少妇的乳汁一盏，加入丁香十枚，去白陈皮一钱，放在石器中煎后喂下。

治唇舌生疮：用布包丁香末放入口含。

治痈疽恶疮：用丁香末敷。

治妇人崩中：用丁香二两，酒二升，煎至一升，分次服下。

**42．魔芋**

又称作麻芋、鬼芋。魔芋含有大量甘露糖酐、维生素、植物纤维及一定量的黏液蛋白，具有奇特的保健作用和医疗效果，被人们誉为“魔力食品”，有“不想胖，吃魔芋；要想瘦，吃魔芋；要想肠胃好，还是吃魔芋”的说法。

**功效**

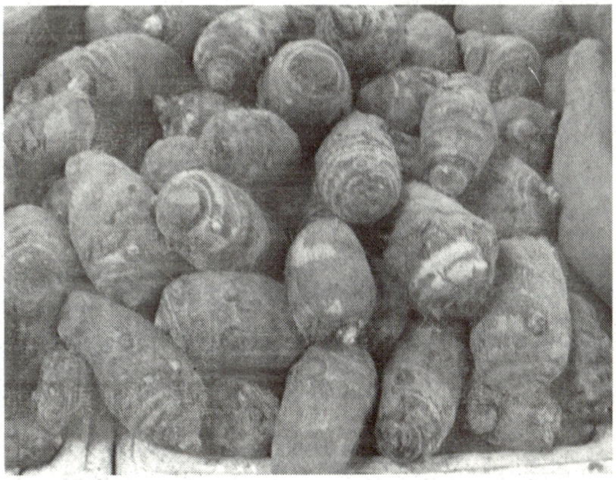

魔芋所含的黏液蛋白能减少体内胆固醇的积累，预防动脉硬化和防治心脑血管疾病。

吃魔芋能提高机体免疫力，所含的甘露糖酐对癌细胞代谢有干扰作用，所含的优良膳食纤维能刺激机体产生一种杀灭癌细胞的物质，能够防治癌瘤。

纤维素能促进胃肠蠕动，润肠通便，防止便秘和减少肠对脂肪的吸收，有利于肠道病症的治疗。魔芋是低热食品，其葡萄甘露聚糖吸水膨胀，可增大至原体积的30～100倍，因而食后有饱腹感，是理想的减肥食品。

魔芋能延缓葡萄糖的吸收，有效地降低餐后血糖，从而减轻胰脏的负担，使糖尿病患者的糖代谢处于良性循环，不会像某些降糖药物那样使血糖骤然下降而出现低血糖现象。

另外，魔芋还具有补钙、平衡盐分、洁胃、整肠、排毒等作用。

### 43．刺槐花

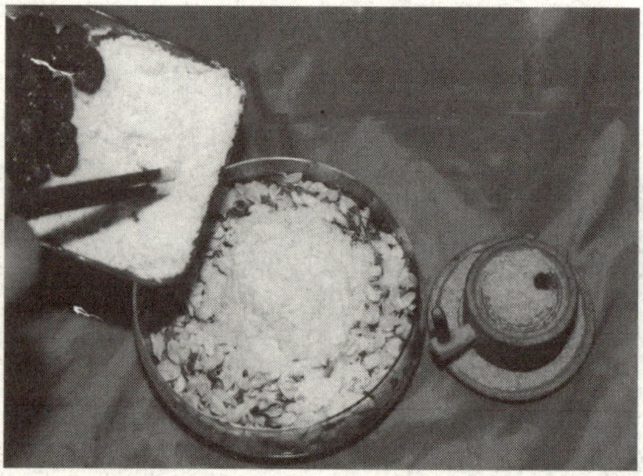

又名洋槐花、刺槐、胡藤，为豆科植物刺槐的花，花色深。有炒、做馅等多种食用方法。

刺槐花含有丰富的蛋白质、脂肪、糖、多种维生素、矿物质、刀豆酸、黄酮类等。所含的花粉营养成分更佳。

**性味**

味甘；性平。

**功效**

咯血；大肠下血；吐血；崩漏。

### 44．槐米

又名白槐、槐花，为豆科植物槐。夏季花蕾形成时采收，及时干燥，除去枝、梗及杂质。

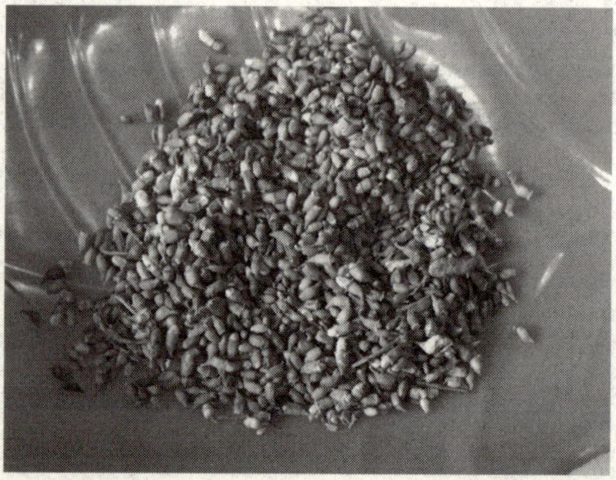

**性味**

性寒凉，味甘平；入肝、大肠经。

**功效**

凉血止血，清肝泻火。用于便血、痔血、血痢、崩漏、吐血、衄血、肝热目赤、头痛眩晕。

花（槐花）凉血止血；

果实（槐角）清热泻火。

45．**芥蓝**

芥蓝的食用部分为带叶的菜薹，因为芥蓝含淀粉多，所以口感不如菜心柔软，但十分爽脆，别有风味。由于叶色翠绿，芥蓝已经成为宴席上一道很受欢迎的菜色。

**功效**

芥蓝中含有有机碱，这使它带有一定的苦味，能刺激人的味觉神经，增进食欲，还可加快胃肠蠕动，有助消化。芥蓝中另一种独特的苦味成分是金鸡纳霜，它能抑制过度兴奋的体温中枢，起到消暑解热作用。

芥蓝含有大量膳食纤维，能防止便秘。

传统医学认为芥蓝具有除邪热、解劳乏、清心明目的功效。

46．**眉豆**

眉豆，又叫菜豆、四季豆、架豆、云豆，是餐桌上的常见蔬菜之一。无论单独清炒还是和肉类同炖，亦或是焯熟凉拌，都很符合人们的口味。

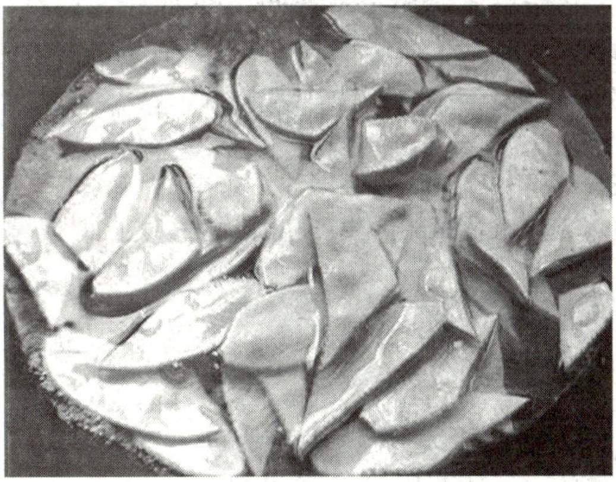

**功效**

眉豆富含蛋白质和多种氨基酸，经常食用能健脾胃，增进食欲。

夏天多吃一些扁豆有消暑、清口的作用。

**性味**

扁豆有调和脏腑、安养精神、益气健脾、消暑化湿和利水消肿的功效。

47．**银杏**

树高二三丈，叶子像鸭掌形，二月开青白花，在夜间开花。最早出产于江南，因为它的形状像小杏，而核是白色的，所以改叫银杏。又名白果，也叫鸭脚子。

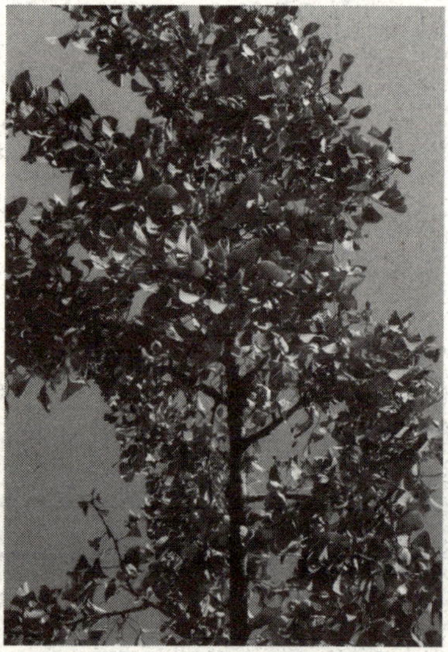

**性味**

味甘、苦，性平、涩，有小毒。

**功效**

生吃引疳解酒，降痰，消毒杀虫，熟后吃益人，温肺益气，定喘嗽，缩小便，止白浊。嚼成浆涂鼻脸和手足，治疱黑斑皴裂及疥癣疳阴虱。与鳗鲡鱼一起吃，会患软风。古人说不可多吃。

**功效2**

治小便白浊：用生白果十个，擂水喝，每天喝一次，有效即停止。

治赤白带下，下元虚惫：白果、莲肉、红米各半两，胡椒一钱半，制成末。用一只乌骨鸡，把内脏取出后装上药，放在瓦器中煮烂，空腹食用。

治阴虱作痒，阴毛间生虫如虱，或红或白，痒不可忍：生白果嚼细后，频频擦上。

治手足皴裂：生白果嚼烂，每晚涂。

治狗咬：嚼生白果涂上。

治水疔暗疔：先刺患处的四周，再取浸在油中多年的银杏去壳后捣烂敷上。

### 48. 雪莲

雪莲是菊科风毛菊属雪莲亚属的草本植物，根状茎粗，黑褐色，基部残存多数棕褐色枯叶柄纤维；雪莲花分为雄、雌两种，据说雌的可以生吃，具有甜味，雄的带苦味。而植物分类学上将雪莲分为雪莲亚属和雪兔子亚属两大类。雪莲通常生长在高山雪线以下。气候多变，冷热无常。雪莲在这种高山严酷条件下，生长缓慢，至少4~5年后才能开花结果。但是，由于生长期短，它能在较短的时间内迅速发芽、生长、开花和结果。

**功效**

雪莲花具有生理活性有效成分。其中伞形花内酯具有明显的抗菌、降压镇静、解痉作用；东莨菪素具有祛风、抗炎、止痛、祛痰和抗肿瘤作用，临床上治疗喘息性慢性支气管炎有效率为96.6%；芹菜素具有平滑肌解痉和抗胃溃疡作用；对羚基苯酮有明显的利胆作用。

雪莲花中所含的秋水仙碱，该成分是细胞有丝分裂的一个典型代表，能抑制癌细胞的增长，临床用以治疗癌症，特别对乳腺癌有一定疗效，对皮肤癌、白血病和何杰金氏病等亦有一定作用。对痛风急性发作有特异功效，12~24小时内减轻炎症并迅速止痛，长期使用可减少发作次数。

此外还具有雌激素样作用活性，能延长大鼠动情期和动情后期，而缩短间情期和动情前期。但秋水仙碱的毒性较大，能引起恶心、食欲减退、腹胀，严重者会出现肠麻痹和便秘、四肢酸痛等副作用。由于雪莲花中含有疗效好而毒性较大的秋水仙碱，所以民间在用雪莲花泡酒主治风湿性关节炎和妇科病时切不可多服。

### 49．地黄

苗初生时贴地，叶如山白菜而有毛，没有光泽。叶面为深青色。又似小芥叶却要厚实些，不分丫杈。叶中擀茎，茎上有细毛，茎梢开小筒子花，红黄色。结的果实如小麦粒。根长四五寸，细如手指，皮呈赤黄色，晒干后成黑色。生食有土气味，俗称它的苗为婆婆奶。

**干地黄**：

**性味**

味苦，性寒，无毒。

**功效**

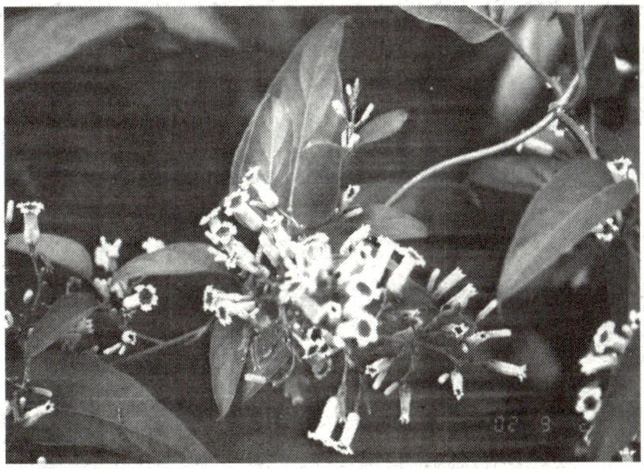

主治元气受伤，气血虚弱，闭阻不通，填骨髓，长肌肉，除寒热积聚及风湿麻木。治跌打损伤。长期服用可轻身不老，服用生地黄疗效更好。还治男子五劳七伤，妇女中气不足、子宫大出血，破恶血溺血，利大小肠，补五脏内伤后引起的虚弱，通血脉，益气力，利耳目。助心胆气，强筋壮骨，提神，安魂定魄。治惊悸劳伤、心肺损、吐血、鼻出血、妇女阴道出血、产后血虚腹痛。能凉血生血，润肤，除皮肤疾病，祛除各种湿热。主心脏功能失调引起的手心发热疼痛，脾虚而卧床不起，足下发热疼痛。制法：用生地黄一百斤，选择肥大的六十斤，洗净后晒至微皱。将挑剩的地黄洗净，在木臼中捣烂绞干，然后加酒再捣。取捣出的汁拌前面选出的地黄，晒干，或用火焙干后使用。

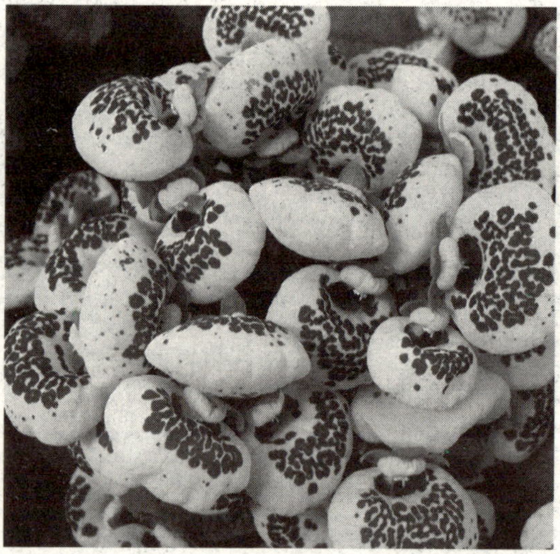

**熟地黄**：

**性味**

味甘，性温，无毒。

**功效**

主治填骨髓，长肌肉，生精补血，滋补五脏。治内伤引起的虚弱，通血脉，利耳目，黑发须，治男子五劳七伤，女子伤中气、子宫出血、月经不调、产前产后百病。滋肾水，补阴，去脐腹急痛。病后胫股酸痛，不能久坐，双眼模糊。凡服地黄，应忌葱蒜、萝卜、各种血，否则，使人荣卫枯涩，须发变白。又忌铜铁器，否则损肾。

叶：治像癞的恶疮，患此病十年的人，先用盐水清洗，然后将地黄捣烂，每天涂抹患处。

果实：四月份采集，阴干，捣成末，用水送服，每日三次，功效与地黄相当。

花：研末食用，功同地黄如。肾虚脊疼痛，将它研为末，用酒送服，每日三次。

**功效2**

治阴虚内热及虚劳发热：用生地黄一斤，捣三次，然后将汁绞尽，每日服一盏。

治咳嗽吐血，肺病消瘦，早晚寒热：用生地黄捣汁，煮白粥快熟时，加汁搅匀，空腹食用。

治鼻腔出血不止：用生地黄、龙脑、薄荷晒干，各取等分为末，用冷水调下。

治便血：酒浸生熟地黄，加入五味子等分，捣烂做成梧子大的蜜丸，每次用酒送服七十丸。

治小儿初生七八日，因热传心肺引起的大小便出血：只用生地黄汁三十五匙。酒蜜各半匙，调匀服下。

治尿血、吐血、鼻出血：用生地黄汁半升，生姜汁半合，蜜一合，调匀服下。

治月经不止：用生地黄汁、没有灰酒各一盏，煎后服用，每日二次。

治产后百病用地黄酒：将地黄汁浸曲二升，糯米一斗，让它像平常酿酒一样发酵。待酿熟后密封七天，取清亮的时间服用，连续不断，一日后见效。

### 50．紫花地丁

为堇菜科多年生草本植物紫花地丁的带根全草。又名地丁苹、地丁。夏季果实成熟时采收，洗净晒干，切段，生用。鲜用随时可采。

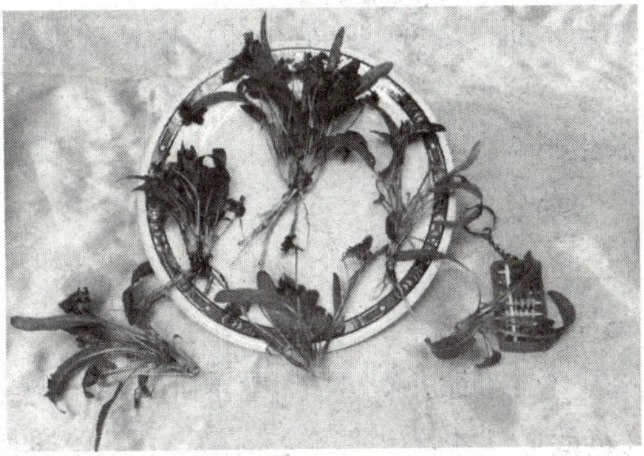

**性味**

味苦、辛，性寒，无毒。

**功效**

清热解毒疮疡疔毒，毒蛇咬伤。

本品苦泄辛散，寒以清热，清热解毒、消痈散结作用与蒲公英相似，为治疗痈肿疔毒通用药，而对疔肿疗效尤良，内服外敷均宜。还可用治毒蛇咬伤。

本品能清热解毒，消散痈肿，用于疔疮、乳痈、肠痈、丹毒等热毒疮疡症，可用鲜品捣汁服，并以它的渣敷患处，或配伍银花、蒲公英、野菊花等煎服，如五味消毒饮。

本品之解毒功效可用于毒蛇咬伤，以鲜品捣汁内服，它的渣加雄黄少许捣匀外敷。

此外，用于肝热目赤肿痛之症，亦可用菊花、蝉蜕等配伍应用。

51．**车前草**

此草多长在路旁，所以有两种名称，又名当道草。现在山里人仍然采它的嫩叶，同水煮汤熟晒干后，用酱、油拌匀蒸来吃，味道很好。

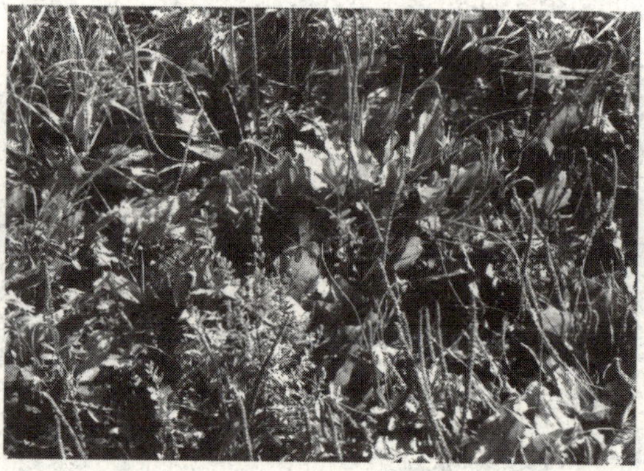

**性味**

味甘，性寒，无毒。

**功效**

主治下腹至阴囊胀痛、小便不畅或尿后疼痛，利尿，除湿痹。长期服用轻身耐老。治男子伤中，女子尿急、尿频、尿痛不思饮食，养肺强阴益精，使人有子，耳聪明目、轻身，使人肌肤润泽，精力旺盛，不易衰老，疗目赤肿痛。去风毒，肝中风热，毒风钻眼，赤痛眼浊，头痛，流泪。压丹石毒，除心胸烦热。治妇人难产，养肝，清小肠热，止夏季因湿气伤脾引起的痢疾。陶弘景说：车前子，性冷利，神仙也食车前草饼，说能令人身轻，可跳越岸谷，长生不老。

**功效**2

治小便血淋疼痛：车前子晒干研成末，每次服用二钱，用车前子叶煎汤冲服。

治难产胎儿不出：车前子研成末，酒送服用。《诗》中说："采芣苡"（苡就是车前子），能令妇人顺产。陆玑注释说：这就是用车前子治妇人难产的缘由。

52．**荞麦**

又名三角麦、乌麦、花荞，我国栽培的主要有普通荞麦和鞑靼麦两种，前者称甜荞，后者称苦荞。由于苦荞的种实含有芦丁，所以也称芦丁苦荞。荞麦在我国种植的历史十分悠久，公元前五世纪的《神农书》中就有关于荞麦是当时栽培的八谷之一的记载。

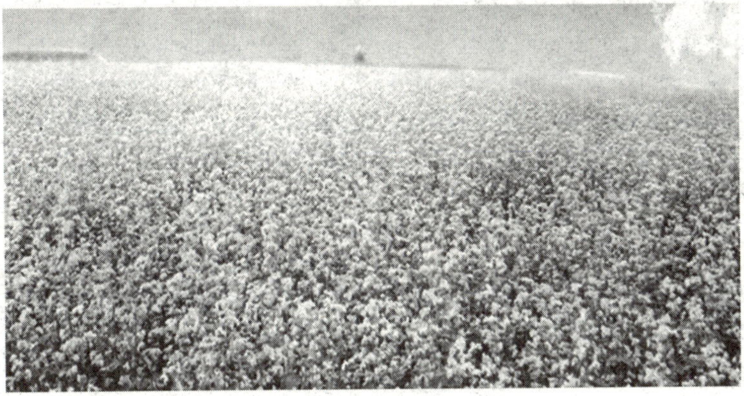



**功效**

荞麦蛋白质中含有丰富的赖氨酸成分，铁、锰、锌等微量元素比一般谷物丰富，而且含有的丰富膳食纤维，是一般精制大米的10倍。所以荞麦具有很好的营养保健作用。

荞麦含有丰富的维生素E和可溶性膳食纤维，同时还含有烟酸和芦丁(芸香甙)，芦丁有降低人体血脂和胆固醇、软化血管、保护视力和预防脑血管出血的作用。

它含有的烟酸成分能促进机体的新陈代谢，增强解毒能力，还具有扩张小血管和降低血液胆固醇的作用。

荞麦含有丰富的镁，有促进人体纤维蛋白溶解，使血管扩张，抑制凝血块的形成，具有抗栓塞的作用，也有利于降低血清胆固醇。

荞麦中的某黄酮成分还具有抗菌、消炎、止咳、平喘、祛痰的作用。因此，荞麦还有“消炎粮食”的美称。另外这种成分还具有降低血糖的功效。

祖国医学认为，荞麦性味甘平，有健脾益气、开胃宽肠、消食化滞的功效。

53．**枇杷**

又称腊兄、金丸、卢橘等，因果形状似琵琶而得名。枇杷清香鲜甜，略带酸味，产自我国淮河以南地区，以安徽“三潭”最为著名。在微州民

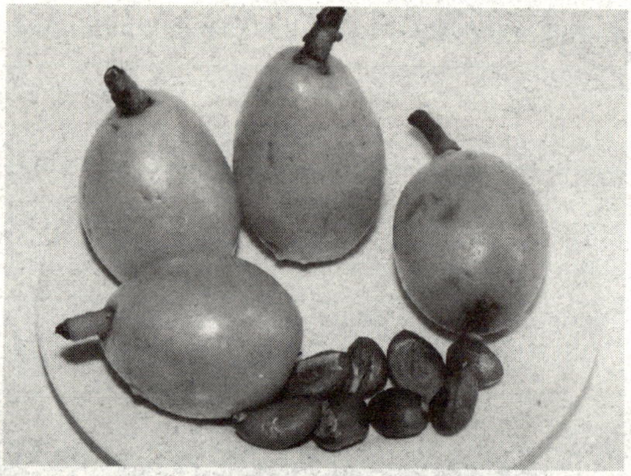

间有“天上王母蟠桃，地上三潭枇杷”之说，枇杷与樱桃、梅子并称为“三友”。

**功效**

枇杷中所含的有机酸，能刺激消化腺分泌，对增进食欲、帮助消化吸收、止渴解暑有相当的作用。

枇杷中含有苦杏仁甙，能够润肺止咳、祛痰，治疗各种咳嗽。

枇杷果实及叶有抑制流感病毒作用，常吃可以预防四时感冒。

枇杷叶可晾干制成茶叶，有泄热下气、和胃降逆之功效，为止呕之良品，可辅助治疗各种呕吐呃逆。

54．**连翘**

连翘是中国临床常用传统中药之一，又名黄花条、连壳、青翘、落翘、黄奇丹等，果实初熟尚带绿色时采收称为青翘，果实熟透颜色发黄时采收称为老翘。

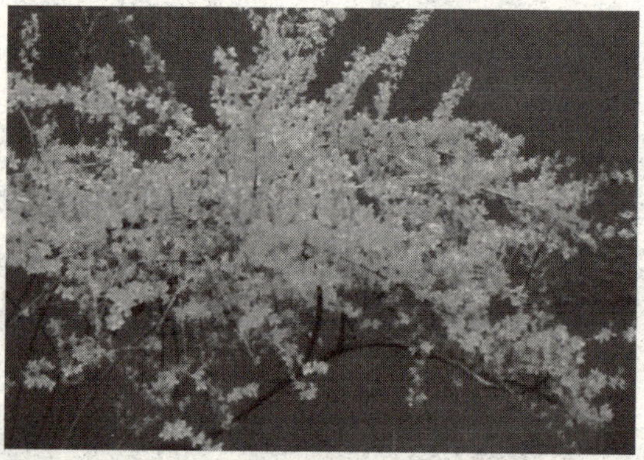

有抗炎、抗菌、抗病毒、解热、镇痛、强心、利尿、抑制磷酸二酯酶、降血压、抑制弹性蛋白酶活力、抗内毒素等作用，清热解毒，消肿散结。用于痈疽，瘰疬，乳痈，丹毒，风热感冒，温病初起，温热入营，高热烦渴，神昏发斑，热淋尿闭；常用连翘治疗急性风热感冒、痈肿疮毒、淋巴结结核、尿路感染等症，为双黄连口服液、双黄连粉针剂、清热解毒口服液、连草解热口服液、银翘解毒冲剂等中药制剂的主要原料。

**性味**

苦，微寒。归肺、心、小肠经。

**功效**

清热解毒，消肿散结。用于痈疽，瘰疬，乳痈，丹毒，风热感冒，温病初起，温热入营，高热烦渴，神昏发斑，热淋尿闭。

连翘药用部分主要是果实。它的果壳，即“芩翘解毒丸”中的“翘”。含有连翘酚、香豆精、齐墩果酸、皂甙、维生素P等。具有清热、解毒、散结排脓等功效。主治温热、疮疡、瘰疬、丹毒、斑疹、流感，用果实10～15克水煎服，或加入方剂中。常用于风热感冒。

### 55．慈菇

根像杏大小，白色，光滑。生长在江湖及近水河沟的砂石中，叶如剪刀，颜色深青绿。每丛有十余茎，茎上分枝，开白花，四瓣，蕊呈深黄色。

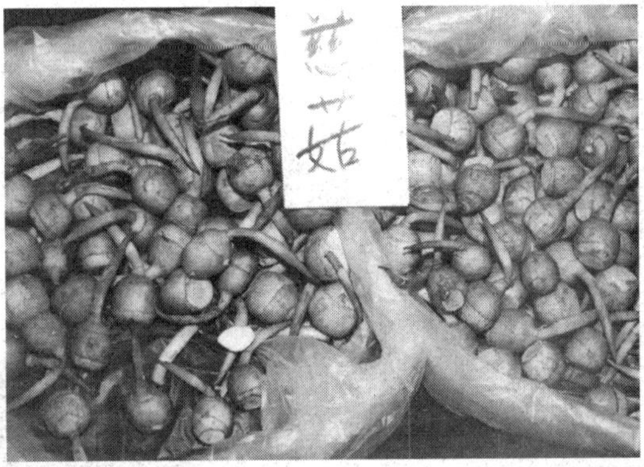


**性味**

味甘，性寒，无毒。

**功效**

主治百毒，产后血淤，攻心欲死，难产胎盘不出，捣汁服。但不可多食，可发虚热、肠胀痛及痔漏等症，致白带多，长疮疖。

主治诸多疮肿，小儿丹毒，捣烂涂于患处即可消退。又可治蛇、虫咬伤，捣烂擦患处。调蚌粉，可去痒消痱。

### 56．火龙果

火龙果树为仙人掌科的三角柱属植物，原产于巴西、墨西哥等中美洲热带沙漠地区，属典型的热带植物。本名青龙果、红龙果，原产于中美洲热带。火龙果营养丰富、功能独特，它含有一般植物少有的植物性白蛋白及花青素，丰富的维生素和水溶性膳食纤维。火龙果因其外表似蛟龙外鳞而得名。它光洁而巨大的花朵绽放时，飘香四溢，盆栽观赏使人有吉祥之感，因而也称“吉祥果”。

从现代科学研究分析成果表明，火龙果确实具备诸多对人类有益的成份，还有更多促进健康、美容、防病强身的元素。

**功效**

火龙果的枝条和花朵因渗透压极低而具备的独特的黏液中，含有大量的药效显著的营养性物质和治疗性物质。火龙果有预防便秘、促进眼睛保健、增加骨质密度、帮助细胞膜形成、预防贫血和抗神经炎、口角炎、降低胆固醇、皮肤美白防黑斑的功效外，还具有解除重金属中毒、抗自由基、防老年病变、瘦身、防大肠癌等功效。而较新的研究结果显示，火龙果果实和茎的汁对肿瘤的生长、病毒及免疫反应抑制等病症上表现出了积极作用。

**57. 仙人掌**

又名风尾筋、龙舌、平虑草、神仙掌、观音刺。仙人掌为肉质多年生植物。仙人掌的营养十分丰富，它含有大量的维生素和矿物质，具有降血糖、降血脂、降血压的功效，食用仙人掌的嫩茎可以当做蔬菜食用，果实则是一种口感清甜的水果，老茎还可加工成具有除血脂、降胆固醇等作用的保健品、药品。

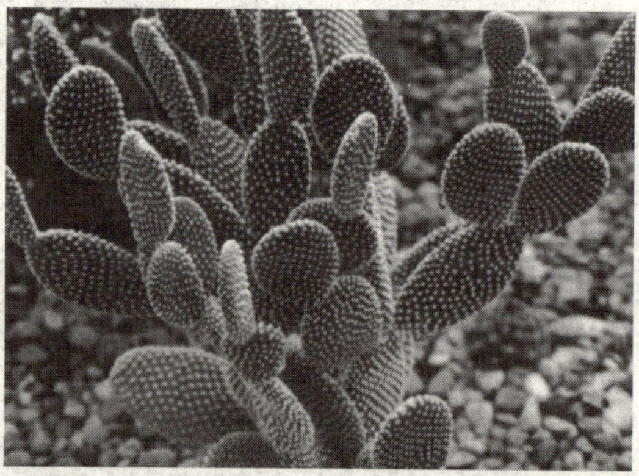

食用仙人掌是已知的含有维生素 $B_2$ 和可溶性纤维最高的蔬菜之一，含有人体必需的 8 种氨基酸和多种微量元素，以及抱壁莲、角蒂仙、玉芙蓉等珍贵成分，不仅对人体有清热解毒、健胃补脾、清咽润肺、养颜护肤等诸多作用，还对肝癌、糖尿病、支气管炎等病症有明显治疗作用。

仙人掌高钾、低钠、低糖，糖分含量比生菜和黄瓜还低。

**性味**

性寒，味苦、涩。

**功效**

清热解毒，散瘀消肿，健胃止痛，镇咳。用于胃、十二指肠溃疡，急性痢疾，咳嗽；外用治流行性腮腺炎，乳腺炎，痈疖肿毒，蛇咬伤，烧烫伤。

58．**芦荟**

芦荟是集食用、药用、美容、观赏于一身的保健植物新星。芦荟蕴含75种元素，与人体细胞所需物质几乎完全吻合。在西方国家，化妆品会因标有含芦荟成分而身价倍增，于是它被誉为“天然美容师”。它有着明显的食疗和医疗效果，对一些医院都束手无策的慢性病、疑难病常常有不可思议的功效，被人们誉为“神奇植物”、“家庭药箱”。

**功效**

芦荟多糖的免疫复活作用可提高机体的抗病能力。各种慢性病如高血压、痛风、哮喘、癌症等，在治疗过程中配合使用芦荟可增强疗效，加速机体的康复。

芦荟是苦味的健胃轻泻剂，有抗炎、修复胃黏膜和止痛的作用，有利于胃炎、胃溃疡的治疗，能促进溃疡面愈合。对于烧、烫伤，芦荟也能有很好的抗感染、助愈合的功效。

它本身还具有胰岛素样的作用，能调节体内的血糖代谢，是糖尿病人的理想食物和药物。

芦荟还是美容、减肥、防治便秘的佳品。对脂肪代谢、胃肠功能、排泄系统都有很好的调整作用。

59．**芦笋**

又名露笋、龙须菜。它并非芦苇的嫩芽，而是因其状如春笋而得名。它有鲜美芳香的风味，纤维柔软可口，能增进食欲，帮助消化。在西方，芦笋被誉为“十大名菜之一”，是一种高档而名贵的蔬菜，营养学家和素食界人士均认为它是健康食品和全面的抗癌食品。

**功效**

芦笋所含蛋白质、碳水化合物、多种维生素和微量元素的质量优于普通蔬菜。经常食用对心脏病、高血压、心动过速、疲劳症、水肿、膀胱炎、排尿困难等病症有一定的疗效。

芦笋中含有丰富的叶酸，大约五根芦笋就含有100多微克，已达到每日需求量的1/4。所以多吃芦笋能起到补充叶酸的功效，是孕妇补充叶酸的重要来源。

芦笋可以使细胞生长正常化，具有防止癌细胞扩散的功能。国际癌症病友协会研究认为，它对膀胱癌、肺癌、皮肤癌和肾结石等有特殊疗效，并且几乎对所有的癌症都有一定疗效。

经常食用芦笋对心血管病、血管硬化、肾炎、胆结石、肝功能障碍和肥胖均有功效。

它性味甘寒，有清热利小便的功效。夏季食用有清凉降火作用，能消暑止渴。

### 60．青笋

青笋肉质细嫩，生吃热炒均相宜。常吃青笋可增强胃液和消化液的分泌，增进胆汁的分泌。青笋中的钾是钠的27倍，有利于促进排尿，维持水平衡，对高血压和心脏病患者有很大的裨益。青笋中所含的氟元素，可参与牙釉质和牙本质的形成，参与骨骼的生长。青笋中的含碘量高，这对人体的基础代谢和体格发育，会产生有利影响。青笋叶的营养远远高于青笋茎，叶比其茎所含胡萝卜素高出72倍多，维生素 $B_1$ 高2倍，维生素 $B_2$ 高5倍，维生素 $C_4$ 高3倍，因此青笋叶丢弃不吃，实在是太可惜了。此外，秋季爱患咳嗽的人，多吃青笋叶还可平咳。

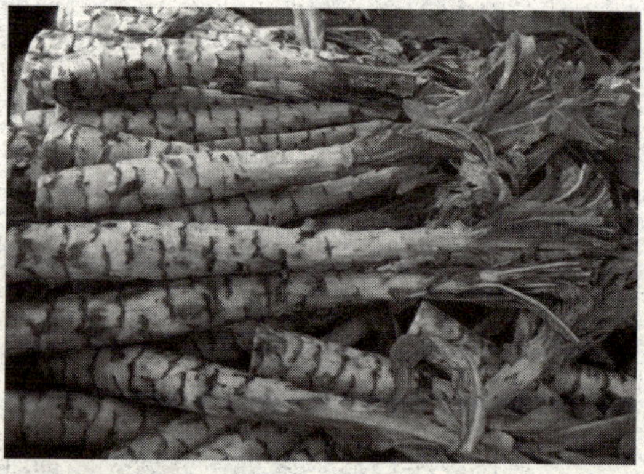

**性味**

味甘、微苦，性凉。能通乳汁，清热利尿。

**功效**

开通疏利、消积下气：青笋味道清新且略带苦味，可刺激消化酶分泌，增进食欲。其乳状浆液，可增强胃液、消化腺的分泌和胆汁的分泌，从而促进各消化器官的功能，对消化功能减弱、消化道中酸性降低和便秘的病人尤其有利。

利尿通乳：青笋钾含量大大高于钠含量，有利于体内的水电解质平衡，促进排尿和乳汁的分泌。对高血压、水肿、心脏病人有一定的食疗作用。

强壮机体、防癌抗癌：青笋含有多种维生素和矿物质，具有调节神经系统功能的作用，其所含有机化合物中富含人体可吸收的铁元素，对有缺铁性贫血病人十分有利。青笋的热水提取物对某些癌细胞有很高的抑制率，故又可用来防癌抗癌。

宽肠通便：青笋含有大量植物纤维素，能促进肠壁蠕动，通利消化道，帮助大便排泄，可用于治疗各种便秘。

### 61．大青叶

为马鞭草科植物路边青寥科植物蓼蓝、十字花科植物菘蓝、草大青或爵床科植物马蓝等的叶或枝叶。以上植物的叶，都做为大青叶使用，也均能作为制青黛的原料，除木蓝外，其根均作为板蓝根使用。

**性味**

苦，寒。归心、胃经。

**功效**

清热凉血，为解毒要药，主要用于热毒发斑、丹毒、咽喉肿痛、口舌生疮、疮痈肿毒等症，故前人认为它能解心胃热毒。近年来此药在临床上广泛应用，除可用治上述诸症外，又可用于痰热郁肺、咯痰黄稠；尤常用于流行性乙型脑炎，既可单味应用于预防，又可配合柴胡、银花、连翘、板蓝根、玄参、生地黄等，能清解气分、营分的热毒，可用治各种乙脑，而以偏热型较为合适。

### 62．板蓝根

为十字花科植物，以根、叶入药。在临床上清热凉血、抗病毒抗菌作用明显，用量大，堪称中成药之最。研究结果表明，板蓝根具有显著的清除体内能引起体温升高的热原作用，并已分离得到这种活性物质。板蓝根的退烧作用即是通过杀灭体内的病毒细菌等病原体、清除引起发烧的过氧自由基和热原等因素而实现的。在低烧的情况下，服用板蓝根等中成药，不但能够有效的退烧，同时，还能够促进身体的康复和免疫力抵抗力的增强。

**性味**

性寒，味苦。

**功效**

清热解毒，凉血利咽。用于温病、发斑、喉痹、丹毒、痈肿；可防治流行性乙型脑炎、急慢性肝炎、流行性腮腺炎、骨髓炎。

### 63. 甘草

又名生甘草炙、甘草梢、粉甘草，是豆科的草本植物。

**性味**

味甘，性平，无毒。

**功效**

补脾益气，脾胃气虚症，心虚动悸脉结代症，脏躁症；润肺止咳嗽气喘症；缓急止痛，脘腹或四肢挛急作痛；清热解毒，痈疽疮毒，咽喉肿痛，食物、药物及农药中毒；缓和药性调和百药。

润肺益气兼祛痰：用治咳喘有止咳平喘作用。所以无论寒热虚实，有痰没有痰咸宜。治风寒犯肺之喘咳，甘草与麻黄、杏仁合用，如三拗汤；治风热犯肺之喘咳，甘草与桑叶、菊花、桔梗、杏仁等合用，如桑菊饮；治肺有郁热之咳喘，甘草与麻黄、生石膏、杏仁等同用，如麻杏石甘汤；治外感风寒、内有停饮之咳喘，常与麻黄、细辛、干姜、五味子等合用，如小青龙汤。甘草与芍药合用，即芍药甘草汤，可治营血受伤，四肢挛急作痛、屈伸不利；若与芍药、桂枝、饴糖、生姜等同用，即小建中汤，可治中焦虚寒、脘腹挛急作痛。

### 64. 红花

又名红蓝花、刺红花、草红花，越年生草本植物，花又可作通经药，有破血、活血、消肿止痛的作用，主治妇女月经不调。它不仅有药用价值，而且种子可以榨油，油中含谷维素，并有丰富的磷脂。红花油含有很高的不饱和脂肪酸，对人体心血管系统具有较好的保健作用。红花油不仅可直接被人们食用，也具有很好的保健作用。

**性味**

性温，味辛。

**功效**

活血通经、散瘀止痛。用于经闭、痛经、恶露不行、症瘕痞块、跌打损伤。古人常有淤血在体内时，常加红花一小把，纱布包煮开，一天两次泡脚，适用各种静脉曲张，末梢神经炎，血液循环。

### 65．月季

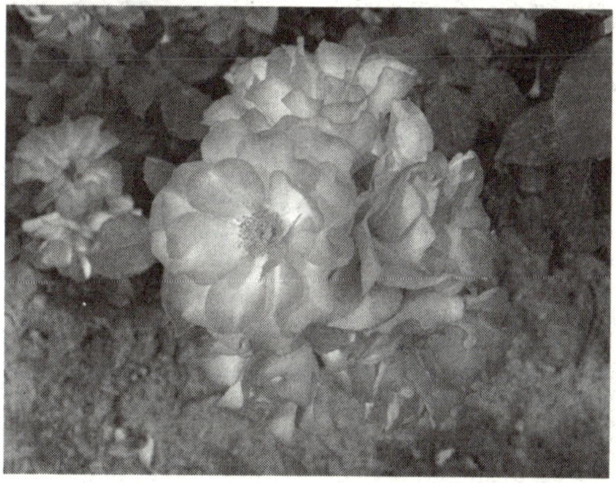

又名长春花、月月红、斗雪红、瘦客。月季为常绿或落叶灌木，小枝绿色，散生皮刺，也有几乎无刺的。月季花种类主要有小月季、月月红、变色月季、切花玫瑰、食用玫瑰、藤蔓月季、大花月季、丰花月季、微型月季、树状月季、地被月季等。其中大马士革玫瑰花香味纯正、产油量高，干燥加工可制作成玫瑰香茶（也可熏茶），在众多食用、药用、保健、养颜花卉品种中最佳。

**功效**

“活血，消肿，散毒”。月季花在中药中的功效在于活血调经，最常用于月经失调。

### 66．南瓜花

杏黄色，雌雄同株，单生。花柄、花托、花冠都能吃。花柄去皮，花托去表，花朵去蕊，其余都能吃。南瓜花的花粉含有丰富的蛋白质、氨基酸、脂肪、糖、B族维生素和酶。南瓜花具有清利湿热、消肿散瘀等特性。对幼儿贫血、黄疸、痢疾、咳嗽、慢性便秘、大肠疾患、高血压、头痛、中风等病症有一定的疗效，又能调整神经状态，改善失眠。花中所含芸香甙，还有促进血管、心脏功能、促进血凝，预防出血的功能。是儿童和老

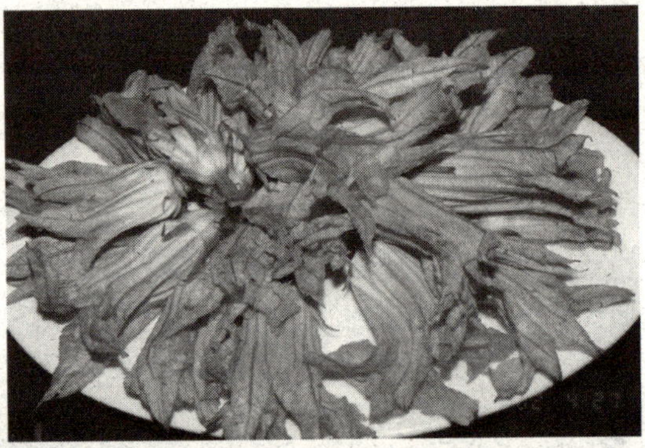

年人理想的天然保健品。近年来研究发现，花中还含大量胡萝卜素，具有防癌抗癌之功效。据新加坡营养学家研究发现，食用南瓜花，还能有效地提高智商。

**性味**

性凉。

**功效**

清湿热，消肿毒。治黄疸，痢疾，咳嗽，痈疽肿毒。

67. **扶桑**

又名佛槿、朱槿、佛桑、大红花、朱槿牡丹、赤槿、日及、花上花，为锦葵科木槿属。以根、叶、花入药。根、叶全年可采，夏秋采花，晒干或鲜用。

**性味**

甘，平。

**功效**

性味甘寒，调经、清肺、化痰、凉血、解毒、利尿、消肿。根：用于腮腺炎，支气管炎，尿路感染，子宫颈炎，白带，月经不调，闭经，肺热咳嗽，急性结膜炎，鼻血。叶、花：外用治疗疮痈肿，乳腺炎，淋巴腺炎。花：月经不调。

68. **桂花**

桂花为木犀科木犀属常绿灌木或小乔木，桂花香气扑鼻，含多种香料物质，可用于食用或提取香料。核果椭圆形，熟时紫黑色。花芳香，提取芳香油，制桂花浸膏，可用于食品、化妆品的生产。花入药有散寒破结、化痰生津的功效。果榨油，食用。亦是观赏植物。

桂花味辛，可入药。有化痰、止咳、生津、止牙痛等功效。桂花味香，持久，可制糕点、糖果，并可酿酒。

**性味**

花：辛，温。果：辛、甘，温。根：甘、微涩，平。

**功效**

花：散寒破结，化痰止咳。用于牙痛，咳喘痰多，经闭腹痛。果：暖胃，平肝，散寒。用于虚寒胃痛。根：祛风湿，散寒。用于风湿筋骨疼痛，腰痛，肾虚牙痛。

### 69．豌豆苗

豌豆苗是刚从种子萌芽而生长的整盘或割下捆把销售的带种子或不带种子的豌豆初生芽，豌豆苗是无土栽培，从播种到成苗一般只需几天。豌豆苗苗茎长白，细条型，叶在苗茎顶段，叶小。无土栽培豌豆苗则只利用一茬。

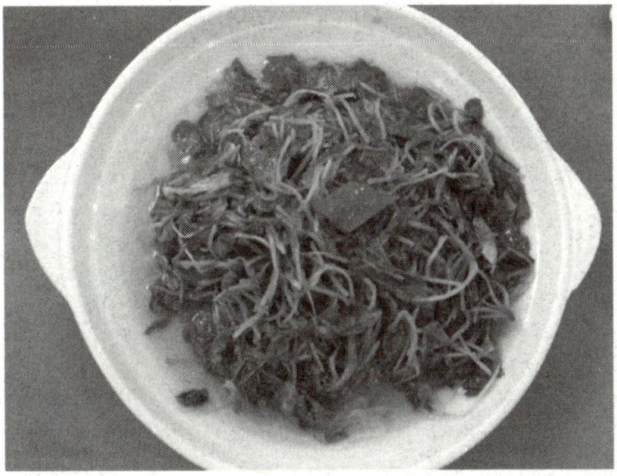

豌豆苗为豆科植物豌豆的嫩苗。豌豆苗的供食部位是嫩梢和嫩叶，营养丰富，含有多种人体必需的氨基酸。其味清香、质柔嫩、滑润适口，色、香、味俱佳。营养价值高和绿色无公害，而且吃起来清香滑嫩，味道鲜美独特。用来热炒、做汤、涮锅都不失为餐桌上的上乘蔬菜，倍受广大消费者的青睐。

豌豆苗营养丰富，含钙质、B族维生素、维生素C和胡萝卜素，有利尿、止泻、消肿、止痛和助消化等作用。豌豆苗能治疗晒黑的肌肤，使肌肤清爽不油腻。豌豆苗含有胡萝卜素、抗坏血酸、核黄素等营养物质。

**味甘**

性平，归脾、胃经。

**功效**

具有益中气、止泻痢、调营卫、利小便、消痈肿、解乳石毒之功效；主治脚气、痈肿、乳汁不通、脾胃不适、呃逆呕吐、心腹胀痛、口渴泄痢等病症。

70．**青豆**

青豆为豆科大豆属一年生草本植物，又名青大豆。按其子叶的颜色，又分为两种：青皮青仁大豆，青皮黄仁大豆。青豆含丰富的蛋白质，其中含人体必需的多种氨基酸，尤其以赖氨酸含量高。

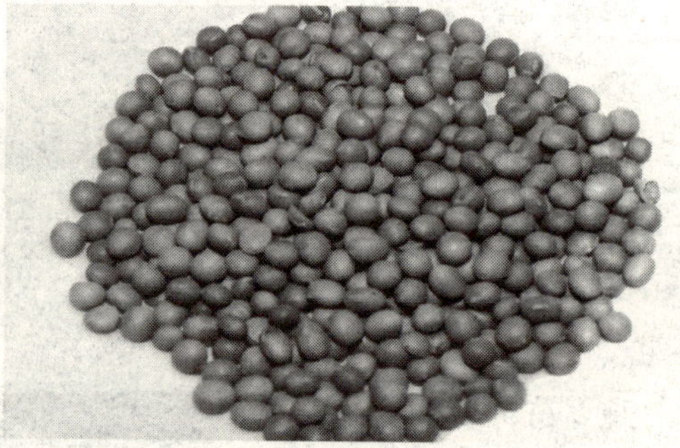

青豆富含不饱和脂肪酸和大豆磷脂，有保持血管弹性、健脑和防止脂肪肝形成的作用；青豆中富含皂角苷、蛋白酶抑制剂、异黄酮、钼、硒等抗癌成分，对前列腺癌、皮肤癌、肠癌、食道癌等几乎所有的癌症都有抑制作用。

**性味**

味甘、性平，入脾、小肠经。

**功效**

具有健脾宽中，润燥消水的作用；主治疳积泻痢、腹胀羸瘦、妊娠中毒、疮痈肿毒、外伤出血等。

71．**草莓**

又叫红莓、地莓等，台湾等地区称其为士多啤梨。它的外观呈心形，鲜美红嫩，果肉多汁，酸甜可口，香味浓郁，不仅有色彩，而且还有一般水果所没有的宜人的芳香，是水果中难得的色、香、味俱佳者，因此常被人们誉为“果中皇后”。

**性味**

性凉，味酸甘。

**功效**

草莓的营养成分容易被人体消化、吸收，多吃也不会受凉或上火，是老少皆宜的健康食品。

草莓中所含的胡萝卜素是合成维生素 A 的重要物质，具有明目养肝作用。

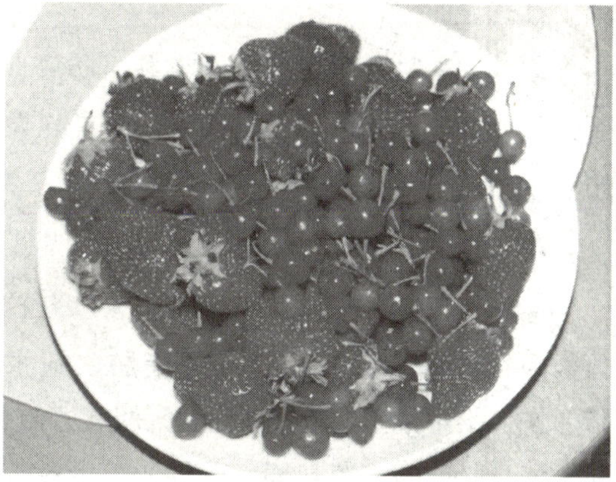

它还含有果胶和丰富的膳食纤维，可以帮助消化、通畅大便。

草莓对胃肠道和贫血均有一定的滋补调理作用。

草莓除可以预防坏血病外，对防治动脉硬化、冠心病也有较好的功效。

草莓是鞣酸含量丰富的植物，在体内可吸附和阻止致癌化学物质的吸收，具有防癌作用。

美国把草莓列入十大美容食品。据研究，女性常吃草莓，对皮肤、头发均有保健作用。草莓在德国被誉为“神奇之果”。草莓还可以减肥，因为它含有一种叫天冬氨酸的物质，可以自然而平缓地除去体内的“矿渣”。

72. **黑糯米**

黑米和紫米都是稻米中的珍贵品种，都属于糯米类，在营养成分上二者基本相同。用黑米或紫米熬制的米粥清香油亮、软糯适口，因其含有丰富的营养，具有很好的滋补作用，因此被人们称为“补血米”、“长寿米”。我国民间就有“逢黑必补”之说。

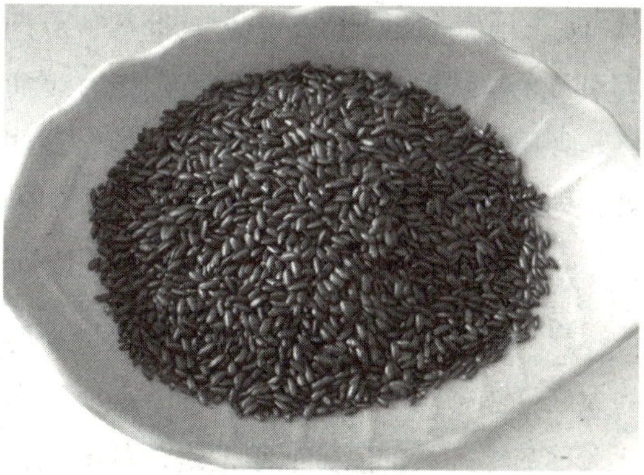

**性味**

性味甘温、入脾肾肺经，具有益气健脾、生津止汗的作用。

**功效**

黑米所含蛋白质是大米的0.5~1倍，所含锰、锌等无机盐大都较之高1~3倍，更含有大米所缺乏的维生素C、叶绿素、花青素、胡萝卜素及强心甙等特殊成分，因而黑米比普通大米更具营养。

多食黑米具有开胃益中、健脾、暖肝、明目活血、滑涩补精之功，对于少年白发、妇女产后虚弱、病后体虚以及贫血、肾虚均有很好的补养作用。

### 73．薏仁米

又称薏仁、苡仁、苡米、薏仁米、薏苡米、药玉米等。薏米的营养价值很高，薏米中含有蛋白质、脂肪、碳水化合物、粗纤维、矿物质钙、磷、铁、维生素 $B_1$、维生素 $B_2$、烟酸、淀粉、亮氨酸、精氨酸、赖氨酸、酪氨酸、脂肪酸、苡仁酯、苡仁油、谷甾醇、生物碱等营养成分。其中蛋白质、脂肪、维生素 $B_1$ 的含量远远高于大米。

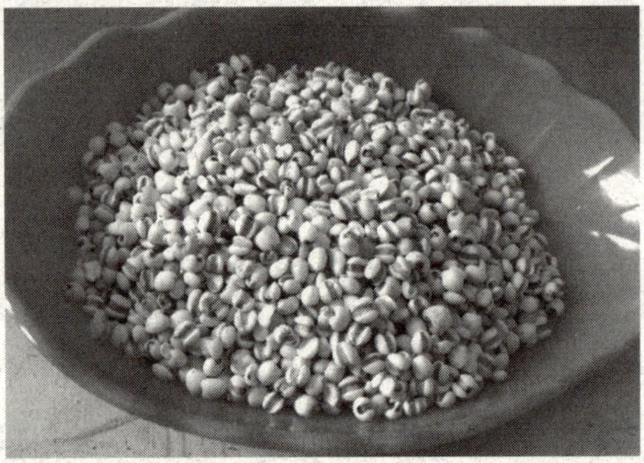

**性味**

性凉，味甘淡，入脾、胃、肺经。具有利水渗湿、健脾胃、清肺热、止泄泻等作用。

**功效**

薏米全身是宝，各部位都可入药。苡仁油，能兴奋呼吸、使肺血管显著扩张，减少肌肉及末梢神经的挛缩及麻痹；苡仁酯，具有滋补作用，而且还是一种抗癌剂，可抑制艾氏腹水癌细胞，用于治疗胃癌及子宫颈癌；薏苡素，具有解热、镇痛作用；薏苡根，具有滋补、抗癌、降压、解热、利尿、驱虫之功能，适用于高血压、尿路结石、尿路感染、蛔虫病等症；薏苡叶，可煎茶饮，其味清香，饮之可以利尿。

### 74．扇贝

扇贝的贝壳色彩多样，常见的扇贝养殖种类有栉孔扇贝、海湾扇贝和虾夷扇贝。扇贝味道鲜美，营养丰富，与海参、鲍齐名，并列为海味中的三大珍品。扇贝的闭壳肌很发达，是用来制作干贝的主要原料。

在扇贝中有两种类型的肉，一种是扇贝的内敛肌，呈白色，很有肉感，另一种则是分布在内敛肌周围的肉，红色且很柔软。通常，扇贝中的肉只取内敛肌作为食材，而周围红色的肉则被丢弃。

新鲜贝肉色泽正常且有光泽，无异味，手摸有爽滑感，弹性好；不新鲜贝肉色泽减退或无光泽，有酸味，手感发黏，弹性差。新鲜赤贝呈黄褐色或浅黄褐色，有光泽，弹性好；不新鲜赤贝呈灰黄色或浅绿色，无光泽，无弹性。不要食用未熟透的贝类，以免传染上肝炎等疾病。

**性味**

性多寒凉。

**功效**

贝类软体动物中，含一种具有降低血清胆固醇作用的代尔太 7 - 胆固醇和 24 - 亚甲基胆固醇，它们兼有抑制胆固醇在肝脏合成和加速排泄胆固醇的独特作用，从而使体内胆固醇下降。它们的功效比常用的降胆固醇的药物谷固醇更强。人们在食用贝类食物后，常有一种清爽宜人的感觉，这对解除一些烦恼症状无疑是有益的。

### 75．海参

又名刺参、海鼠、海瓜，是一种名贵海产动物，因补益作用类似人参而得名。海参肉质软嫩，营养丰富，是典型的高蛋白、低脂肪食物，滋味腴美，风味高雅，是久负盛名的名馔佳肴，是海味“八珍”之一，与燕窝、鲍鱼、鱼翅齐名，在大雅之堂上往往扮演着“压台轴”的角色。

**性味**

性微寒，味甘、咸。

**功效**

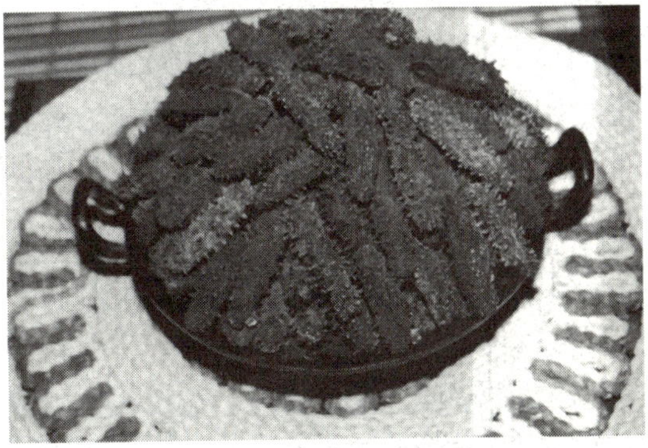

海参在组成成分上有一定特点，即含胆固醇低，脂肪含量相对少，是典型的高蛋白、低脂肪、低胆固醇食物，对高血压、冠心病、肝炎等病人及老年人堪称食疗佳品，常食对治病强身很有益处。

海参含有硫酸软骨素，有助于人体生长发育，能够延缓肌肉衰老，增强机体的免疫力。

海参微量元素钒的含量居各种食物之首，可以参与血液中铁的输送，增强造血功能。

最近美国的研究学者从海参中萃取出一种特殊物质——海参毒素，这种化合物能够有效抑制多种霉菌及某些人类癌细胞的生长和转移。食用海参对再生障碍性贫血、糖尿病、胃溃疡等均有良效。

中医认为海参具有补肾益精、除湿壮阳、养血润燥、通便利尿的作用。

**76．海带**

又名昆布，素有“长寿菜”、“海上之蔬”、“含碘冠军”的美誉。从其营养价值来看，的确是一种保健长寿食品。

海带中的褐藻酸能减慢放射性元素锶被肠道吸收的速度，并能排出体外，具有预防白血病作用，对进入人体内的镉也有促排作用，并能防止便秘和肠癌的发生，有效解铅中毒。

**性味**

咸，寒。

**功效**

海带中的碘极为丰富，它是体内合成甲状腺素的主要原料，而头发的光泽就是由于体内甲状腺素发挥作用而形成的。因此，常吃海带能令你秀发飘飘。

碘可以刺激垂体，使女性体内雌激素水平降低，恢复卵巢的正常机能，纠正内分泌失调，消除乳腺增生的隐患。

海带胶质能促使体内的放射性物质随同大便排出体外，从而减少放射性物质在人体内的积聚，也减少了放射性疾病的发生率。

海带含有大量的不饱和脂肪酸和食物纤维，能清除附着在血管壁上的胆固醇，调顺肠胃，促进胆固醇的排泄；所含的丰富的钙元素可降低人体对胆固醇的吸收，降低血压。这三种物质协同作用，其降血脂效果更好。

**77．黄鱼**

有大小黄鱼之分，又名黄花鱼。大黄鱼又称大鲜、大黄花、桂花黄鱼。小黄鱼又称小鲜、小黄花、小黄瓜鱼。黄鱼身体肥美，鳞色金黄，发育达到顶点，最具食用价值。

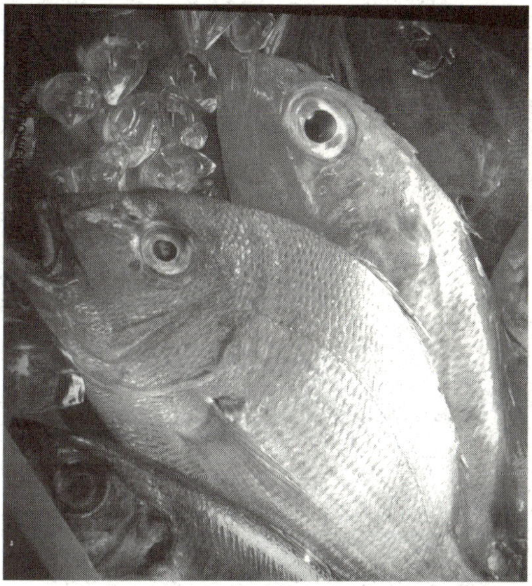

**性味**

性平，味甘。

**功效**

黄鱼含有丰富的蛋白质、微量元素和维生素，对人体有很好的补益作用，对体质虚弱和中老年人来说，食用黄鱼会收到很好的食疗效果。黄鱼含有丰富的微量元素硒，能清除人体代谢产生的自由基，能延缓衰老，并对各种癌症有防治功效。中医认为，黄鱼有健脾升胃、安神止痢、益气填精之功效，对贫血、失眠、头晕、食欲不振及妇女产后体虚有良好疗效。

### 78．鸭肉

人们常言“鸡鸭鱼肉”四大荤，可见鸭肉在人们生活中的地位不低。以鸭肉为原料制成的北京烤鸭、南京板鸭、江南香酥鸭等，均为国宴中所不可缺少的名菜。

**功效**

鸭肉中的蛋白质含量约16%~25%，比畜肉含量高得多。鸭肉中的脂肪含量适中，并分布较均匀，脂肪酸主要是不饱和脂肪酸和低碳饱和脂肪酸，因此，溶点低，易于消化。有报道称，居住在法国西南部的加斯科尼人，祖祖辈辈习惯于用鸭、鹅的脂肪代替牛油烹饪菜肴，当地人很少患有心脏病。究其原因，可能是鸭鹅脂肪是类似于橄榄油的食用油，几乎不增加机体的胆固醇含量。

B族维生素是抗脚气病、抗神经炎、抗多种炎症的维生素，在生长期、妊娠期及哺乳期的人比一般人需要量更大。维生素 E 是人体多余自由基的清除剂，在抗衰老过程中起着重要的作用。鸭肉是含 B 族维生素和维生素 E 比较多的肉类，吃鸭肉有很好的补充作用。

烟酸作为构成人体内两种重要辅酶的成分之一，在细胞呼吸过程中起作用。鸭肉中含有较为丰富的烟酸，对心肌梗死等心脏病人有保护作用。

# 第六编 健康饮食新观念

## 一、健康饮食 6 + 1

六减，就是减盐、减糖、减脂肪、减烟、减酒、减热量。一加，就是排，就是加快排毒！

排毒对养生饮食十分重要，人为什么要排毒呢？人体的毒素来自五个方面：

1. 自身产生的毒素，人体的消化道是人体长度的 12 倍，也就是说一位 1.76m 的身高的人，他的消化道全长是 21 米。食物进入人体后，要在这 21 米长的消化道中正常蠕动 24 小时，才能将废弃物排出。正常酸、甜、苦、辣食物进入人体，经 30 多度的体温再加上长时间的消化，就会腐败变质、变臭、产生毒素。

2. 空气中的汽车尾气、家中的刷墙、门窗的油漆、甲醛、吊白块。这些空气中的有害物质，污染后的毒素通过呼吸系统吸入体内。

3. 食品原料中的农药残留，化肥残留，化学品残留，重金属污染。在烹调前没有清洗处理掉，会吃进体内。

4. 食物中的添加剂、防腐剂、干货加工中的福尔马林、火碱等有害物质，吃进人体内产生的毒素。

5. 食物搭配不当，烟、酒、糖、茶调料中的有害物质——毒素。食用油变质、焦糊反应，久存放的食物，腐败的食物，垃圾食品，带入人体内的毒素。

这些毒素不及时排出就会导致疾病，常见的癌症就是毒素在体内中的集中爆发。中医称为“气滞血瘀”就是毒素没能及时排出。排毒有三大步骤：

1. 多喝水、常喝水、喝好水、喝绿茶，不能以酒代水，不能以饮料代水，不能汤代喝水，特别是饭前、饭后，睡觉前喝水尤其重要。我们许多人，怕晚上起床，在睡觉前不喝水，这是一种很不健康的陋习。睡觉时大脑进入休眠而人体的其他器官均在正常运转，需要水份进来支撑，消化系统、循环系统、内分泌系统等离不开水，而缺水就有可能使毒素滞留在体内。小便是排毒的重要途径。

2. 多吃一些凉性、碱性食物。除了冬季寒冷季节，那些“三高”人群，高血脂、高血压、高血糖、肥胖症的人多吃凉性食物有利于排毒。

3. 中草药排毒——清热解毒汤

根据祖传秘方参照中药大典《本草纲目》等经典文献：我研制了以：槐米5克，甘草4克，大青叶3克，板蓝根3克，金银花2克，红花1克，加水1公斤，用砂锅炖煮，45分钟后，饮服，平常的健康人，每周喝一次（一天），有病之人一周喝三次（三天）。喝时忌生冷、忌辛辣、忌茶水。不喝清热解毒汤时，喝茶水，喝此汤的日子不喝茶水，茶能解药的功效。

现在社会上有林林总总的排毒清肠药，也有一定的效果。但是我们试想一下，他们在加工、运输、储存、销售中要经过多少环节、经多少人的手？到你手中时最快也是一个月以后的产品，有的更长时间。其次他们为了让产品不变质，就要添加防腐剂等食品添加剂。而我们自己选购的原料，亲自加工，趁热饮服，功效要比他们的产品好百倍，同时价格也很低廉。他们的产品要加广告费、运输费、包装费等，你花大钱买来的产品，其价值多半花在产品之外。而自己加工，安全、廉价、高效。

## 二、健康饮食六减

### 减盐

盐是百味之首，又称百味之王，其基本味型咸味，咸味是本味。盐是人类健康不可缺少的营养类——矿物质。盐是食用的矿物质，主要由动物体内不可缺少的氯化钠构成，但对大部分陆地植物有毒。盐的味道是基础味道之一，也是一个重要的防腐剂和深受欢迎的食物调料。

人类消费的盐有不同的形式，包括粗盐（海盐）、精盐（食盐）加碘盐。盐是白色、淡红色或浇灰色的结晶固体，通常来自海水或岩石矿物。因为矿物成分的原因，可食用的岩盐微带灰色。

盐是由两个主要成份构成，氯化物和钠离子对于所有动物的生存都是必需的，包括人类。盐涉及调节人体的水含量（体液平衡）。盐的迫切需要或许是由微量无机物的不足以及氯化钠自身的缺乏引起的。反之，盐的过度消耗增加了健康的风险，包括高血压、冠心病等。

咸味主肾，阴阳五行中属水与颜色中的黑色相对应，是人的生命之本、精源之本的体现。但是物极必反，一切事物的发展都是有一利，必有一弊。盐能养肾且盈水、生精补血，但摄入盐过量就会损伤肾脏，加重肾的排量负担，起到相反的作用。

现实生活中我们许多人盐的摄取量超标，严重地损害着健康，从而引发出高血压、心脏病、痛风（尿酸）、糖尿病等的系统疾病。

导致这一现象出现有两种原因：一是计算有误。例如，在 20 世纪 50 年代、60 年代人们的饮食水平低，吃馒头、窝头、粗米饭多，吃副食品少，咸菜、腌菜是主打菜。一碗大米饭一个菜，猪肉炖粉条是好菜，因此口重，才能吃出滋味，主食与副食的比例是 8∶2；而现在生活好了，副食品多了，鱼鸭鸡肉是家常便饭，而主食的食用量在大大减低，倒成了主食与副食的比例是 3∶7，在每顿饭吃 70% 的副食情况下，盐的含量累计起来就多了。二是许多人的味蕾部分（舌头尖部）在学生时代就被破坏了，吃急饭、吃热饭，烫坏了味蕾，口中总感觉不到咸味，但等觉到咸味了，就已经过量了。我在 2002 年出版的《烟台家常菜谱》中谈到烟台人与山西人的寿命问题时讲：烟台的自然条件好，寿命却没有山西人高，山西自然条件差（煤、铁污染重），寿命却比烟台人高，其原因就是烟台人吃咸、吃盐量过高，山西人吃醋，心血管发病率低，吕梁山区出现了许多吃山药蛋和五谷杂粮的百岁老人。

现代食品工业在盐中加进了营养成份，例如：加碘盐、加砷盐、多元盐、精细盐、调汤盐等。

盐不可不吃，也不可多吃。保持一个合理的用量关键：世界发达国家人的用盐量：英国人每天食盐量是 4.8 克；美国人每天食盐量 5.8 克；法国人每天食盐量 5.5 克；而在我国据统计：北京人食盐量是 12.5 克；东南沿海地区食盐量是 16.6 克，远远超过国际水平。成年男人，一天一人吃 5~6 克，根据不同的工种，不同的年龄，性别可以略减或略加。例如重体力劳动者、运动员等运动量大，消耗体力，重者可以适当加1～2克盐，以补充出汗流失的盐份；轻体力工作，例如医生、教师、文员就可以减少一点。妇女、儿童更应以此为基础减少用盐量，减盐要适当，适量，切不可断盐。2011年3月11日，日本发生9级大地震后，中国人抢购食盐，多吃食盐是很荒唐之事，没有科学依据。

**减糖**

糖是甜味，是人类最喜爱的口味之一，同时也是害人最深的调味品。人类从母乳中品尝到的第一口感就是甜味，这种营养成份叫乳糖，这一口味常常记在每个人的心底中，并伴随人的一生。

糖的化学名称叫碳水化合物，是由碳、氢、氧3种元素组成，是补充人体热量的重要营养素。糖类分布于各类食物中，植物中淀粉糖、葡萄糖、果糖。动物中的乳糖等。

糖类按分子组成的大小（化学结构的繁简）和能否被水解，又可分为单糖、双糖、多糖三大类。

1. **单糖**。单糖是分子结构最简单并且不能水解的糖类。单糖为结晶物质，一般无色，有甜味和还原性，易溶于水，不经消化过程就可为人体吸收利用。其中以葡萄糖、果糖、半乳糖对人体最为重要。

（1）葡萄糖：广泛分布在植物和动物之中。在植物性食品中含量最丰富，葡萄中含量高达20%，所以称为葡萄糖。在动物的血液、肝脏、肌肉中也含有少量的葡萄糖。葡萄糖是人体血液中不可缺少的成分，也是双糖、多糖的组成部分。

（2）果糖：存在于水果和蜂蜜中，为白色晶体，是糖类中最甜的一种。食物中的果糖在人体内转化为肝糖，然后分解为葡萄糖。

（3）半乳糖：在自然中单独存在的较少。它是乳糖经消化后，一半转变为半乳糖，一半转变为葡萄糖。半乳糖稍具甜味，白色晶体，在人体内可转变成肝糖。它是神经组织的重要成分，琼脂（冻粉）的主要成分就是浓缩半乳糖。半乳糖的醛酸是植物中的果胶和半纤维素的成分之一。软骨蛋白中也含有半乳糖的化合物。

2. **双糖**。双糖是由两分子单糖失去一分子水缩合而成的化合物，水解后能生成两分子单糖。双糖多为结晶体而溶于水，不能直接为人体吸收。必须经过酸或酶的水解作用，生成单糖后，才能为人体吸收。与人们日常生活关系密切的有3种，即蔗糖、麦芽糖、乳糖。

（1）蔗糖：它是一个分子的葡萄糖和一个分子果糖化合失去一个水分子所组成，为白色晶体，易溶于水，加热至200℃时变成黑色焦糖。烹调中的红烧类菜肴的酱红色，就是利用这一性质将白糖炒成焦糖着色而成。蔗糖可被酵母发酵，或被酸、酶水解生成一分子葡萄糖和一分子果糖。甘蔗和甜菜中含蔗糖最多，果实中也含有蔗糖。蔗糖味甜。

糖类不都是很甜的，各种糖的甜度也不相同。通常以蔗糖的甜度为100作标准，葡萄糖为74.3，半乳糖为32.1，果糖为173.3，麦芽糖为32.5。

（2）麦芽糖：麦子在发芽时产生的淀粉酶，能将淀粉水解并生成中间产物的麦芽糖。麦芽糖是由两个葡萄糖分子所组成，为针状晶体，易溶于水。唾液、胰液中含有淀粉酶，也能将淀粉水解为麦芽糖。我们在食用含淀粉类的食物（如米、面制品）慢慢咀嚼时感到有甜味，就是唾液淀粉酶将淀粉水解生成麦芽糖的缘故。麦芽糖是饴糖的主要成分，而饴糖是常用的烹饪原料，如烤鸭、烧饼等食品在制作时常用饴糖。饴糖加热时，随温度的升高而产生不同色泽，即由浅黄－红黄－酱红－焦黑。

（3）乳糖：乳糖存在于哺乳动物的乳汁中，是由一分子葡萄糖和一分子半乳糖所组成，为白色晶体，溶于水。人乳中约含5%～8%，牛乳中约含4%～5%，羊乳中约含4.5%～5%。

3. **多糖**。多糖是由多个单糖分子去水组合而成的，如淀粉、植物纤维、动物淀粉（肝脏淀粉和肌肉淀粉）等都是多糖。

我们从以上简述中可以看出糖类在食物中分布极广泛，再加上口味甜美，所以被人们所喜爱，糖类产生的热量是维持人体常温的重要营养成份。我国每年进口大量的糖满足市场的供应。

糖是人类八大营养素之一，但是也是慢性病的第一杀手。糖用的适量、适当是营养品，过多过滥就是慢性毒药，是导致糖尿病、高血脂、高血糖、肥胖症的原凶。西方营养专家证实，导致以上慢性病及血糖增高的原因不是鱼、鸭、蛋、肉，而是“三白食品”（白米、白糖、白面）。这三种食物含糖量最高，摄取量大，是导致了血糖高、脂肪多的重要原因。

许多人偏食，就是爱吃甜食，小儿厌食也是因甜食吃多了，热量过剩导致厌食。要减糖，首先是改变观念和口味，保持营养平衡、合理搭配。把每天谷物主食的500～800克，减到200～300克食用量。

糖瘾，许多人每天都要吃甜味食品，不吃糖就咽不下饭。我在2009年9月10日在河北遵化宾馆路对面一家风味小吃店中见到一名典型“糖瘾”较大的妇女，她30多岁，点了4道菜，两道具有甜味的，吃一大碗米饭，还要在白米饭中加白糖。而她的体形确是腰宽体胖、五大三粗。象这样糖瘾大，不吃糖就不能吃饭，不吃糖就一天难熬，这样的人长年受糖的困惑，对健康影响很大。

用水果、乳糖、蔬菜来补充糖，同时多喝水排毒就会获得健康的体质。

糖瘾这里强调两点：一是改变观念，把吃甜、吃糖体现着陈旧的不健康观念放弃与改变，就会有新的观念产生。

二是要改变口味，许多人不愿吃苦味、辣味、酸味等食物，若用百味之美，百味能美容，百味是雅气，百味有营养，百味应当健全等新的逻辑思维来衡量和正确饮食，走出甜味的误区，就会健康快乐每一天。

**减脂肪**

我们日常食用的猪油、羊油、豆油、花生油、芝麻油、菜籽油等都是脂肪。猪油、羊油、牛油等为动物性脂肪，含饱和脂肪酸；豆油、花生油、菜籽油等称为植物性脂肪，含不饱和脂肪酸，脂肪是人们饮食中不可缺少的营养素。此外，还有属于脂肪一类的物质，称为类脂物，它们的营养价值和脂肪一样，其性质与脂肪也很相似。

脂肪是由脂肪酸和甘油所组成，所含的元素有碳、氢、氧。但是脂肪所含碳、氢的比例比糖类要多，而氧的比例要小，因此脂肪比糖的发热量高。当脂肪经酸、碱、酶或热的作用水解后，可分解出一分子的甘油与三分子的脂肪酸，故脂肪亦称甘油三酯，简称甘油酯。甘油对人体没有营养价值，而对人体有用的部分只是脂肪酸，能被人体吸收为营养。脂肪酸有若干种，一般分为两类：一类叫做饱和脂肪酸，另一类叫做不饱和脂肪酸。这两类中，每一类又有若干种，如硬脂、软脂、油脂等。我们所食用的油脂和食品中所含的脂肪是许多种甘油三酯的混合物，因此甘油酯又分为混合甘油脂与单纯甘油酯两类。在这两类的每一类中又分若干种，如三油酸甘油酯、三软脂酸甘油脂、三硬脂酸甘油脂。

油脂的性质与其中所含脂肪酸的种类关系甚大，主要的脂肪酸有下列几种：

1. 低级饱和脂肪酸（挥发性脂肪酸）。低分子量的脂肪酸，分子中碳的原子在10个以下，为挥发性的脂肪酸，如酪酸、乙酸、辛酸等。这些脂肪酸在奶油及椰子油中较多。

2. 高级饱和脂肪酸（固体脂肪酸）。分子中含有10个以上碳原子、在常温下呈固体的为固体脂肪酸，如月桂酸、豆蔻酸等。

3. 不饱和脂肪酸。在分子结构中有一个以上双键脂肪酸为不饱和脂肪酸，通常为液体。

有一个双键的主要有：十二碳烯酸，奶油中有微量；十四碳烯酸，含于奶油、鱼油中；十六碳烯酸，含于鲸油、鱼油、豚脂、牛脂、羊脂、奶油、鸟类脂肪、两栖类脂肪和植物油中；油酸，各种动植物油中均含有；二十碳烯酸，含于水产脂肪中；菜油酸，含于芥菜种子油中。

有两个以上双键的主要有；亚油酸，含于动植物油脂（人体必需脂肪酸）中；次亚油酸（亚麻油烯酸），含于亚麻仁油、棉子油、大豆油、人体必需脂肪酸中；十八碳四烯酸，含于鱼肝油中；二十碳四烯酸（花生油烯酸），含于猪脂、牛脂、羊脂、奶油（人体必需脂肪酸）中；二十二碳烯酸，许多水产类油中均含有。

脂肪一般不溶于水，比重也小于水，故能浮在水的表面。含不饱和脂肪酸较多的脂肪，在普通室温下是液体，如各种植物油类；反之，含不饱和脂肪酸较少者，在常温下多呈现固体状态，如猪油、牛油、羊油。

这是因为前者熔点低，后者熔点高。脂肪虽不溶于水，但经胆汁、盐的作用，变成微小的粒状，可以和水混合均匀，形成乳白色的混合液。生成乳状液的这一过程，称为乳化作用。脂肪的消化要先经过乳化作用，后被脂肪酶水解才便于吸收利用。脂肪的消化率与熔点有密切的关系。凡熔点低于人的体温（37℃）者，就比较容易为人体所吸收。例如，花生油、芝麻油，熔点都低于37℃，其消化率高达98%；而羊脂的熔点为50℃，其消化率只为88%；牛油熔点是45℃，消化率是93%。

类脂物也是由碳、氢、氧所组成，有的还含有磷、硫等元素，例如，卵磷脂含有碳、氢、氧、氮、磷5种元素。卵磷脂是组成动植物细胞的重要成分。另外，胆固醇也是由碳、氢、氧等元素组成的。这类物质在神经组织和肌肉里的分布极广，在营养上也很重要。

**脂肪的生理功用**

1. 供给热量。脂肪经过消化，到了小肠就会被分解为甘油和脂肪酸。脂肪酸经吸收后，一部分会再变成脂肪，储藏在体内；另一部分则被吸收入血液，并输送到肝脏及其他细胞内，经氧化发生热能。其化学反应式如下：

脂肪酸+氧→二氧化碳+水+热

每克脂肪能产生9.3千卡的热，比糖类和蛋白质的发热量高得多（约为糖的2倍）。

2. 组成机体细胞。脂肪是构成人体内细胞的一种主要成分，脂肪在细胞中主要以油滴状的微粒存于胞浆中，类脂是细胞膜的基本原料，体内所含的脂肪称为体脂。体脂在生理上是很重要的，因为它不传热，故可防止热量的过分外散。胖人体内脂肪多，冬天较不怕冷而夏天怕热，就是这个道理。脂肪还有保护和固定体内器官以及滑润的作用。

3. 溶解营养素。脂肪是脂溶性维生素A、D、E、K及胡萝卜素等的溶剂。上述维生素只有溶解于脂肪才能被人体吸收，而且脂肪中也常含有脂溶性维生素。

4. 调节生理机能。在不饱和脂肪酸中有亚油酸（亚麻油酸）、亚麻酸（亚麻油烯酸）、花生四烯酸（花生油烯酸）3种脂酸，对维持正常机体的生理功能很重要，但人体内不能合成，必须由食物中供给，称为“必需脂肪酸”。动物实验表明，缺乏这些脂肪酸，会产生皮肤病、生育反常等。食物中的胆固醇经吸收后与必需脂肪酸结合，才能在体内进行正常代谢。必需脂肪酸能促进发育，能增强皮肤微血管壁的活力，阻止其脆性增加，对皮肤有保护作用，能增加乳汁分泌，还可防止放射线照射所引起的损伤。必需脂肪酸还有降低血小板的粘附性作用。必需脂肪酸缺乏可引起皮炎。

此外，卵磷脂是构成细胞膜和原生质及神经组织的重要成分，有防止内脏脂肪堆积过多的作用，是人体生长、发育的重要营养素。

一个普通的工作者，每天摄入20~35克脂肪（包括食物中所含的脂肪在内），在营养上就不会发生严重问题。重体力劳动者，当然要多吃一点。脂肪不能吃得太多，太多会妨碍肠胃的分泌及活动，引起消化不良。过多的脂肪还会储藏在体内，储藏过多了，就会得肥胖病、高血压病和心脏病等疾病。

脂肪不仅是人体所需的基本营养成份，而且脂肪酸还协助蛋白质的转化与吸收，也是卵磷脂、胆固醇在体内转化生成的重要来源。但是我们以前的教科书和营养学教材提出的人体每天摄取脂肪的标准是50克，与现在提出的20克相比减少了60%，这个数据听起来很少，（只有半两，一两是50克），但在现实生活中稍不注意就会超标，例如：炒菜须放油，炖肉、红烧肉时放油，一般情况下，我们购进的猪肉、羊肉、牛肉、鸡肉等都带有30%的动物性脂肪，而在烹调中你没有减去，这些脂肪的含量又加进了植物油，就会超标。另外中国传统的观念中有油多好炒菜，礼多人不怪之说。许多人把多用油，视为好吃。殊不知：油乎乎、黏乎乎的食物已经是不健康的食物。油炸食品、油浸鱼、滑溜油肉片都是油量过大的菜肴。

最近我编写的《原生态饮食》（2009年10月中国物资出版社出版）书中，就提倡炒菜后放油，炖菜不加油的新理念、新技法，为普及健康饮食提供了具体的细则和实施方法。

脂肪的减少还有一点要强调，就是要减少坏脂肪反式脂肪酸的摄入量。什么是坏脂肪？就是变质了、没有营养价值的脂肪，例如：油脂存放时间过长、有异味（哈喽味）黄油、高温加热后冒青烟、糊焦了的油脂肪都是坏脂肪。有一种更坏的脂肪是不法分子将饭馆、酒楼中的泔水、下水道排出污水的浮油捞起，提炼出的食用油（俗称地沟油），这种油没有营养价值，对人体更有害，半点都不能食用！好脂肪、坏脂肪都是脂肪，要健康，吃营养，选择用量，把住病从口入关，脂肪很关键！

**减酒**

无酒不成宴席，酒是穿肠的毒药。因酒能成事，酒能败事。酒的度数、理化指标测试的含量内容主要是酒精，酒精的化学名称是乙醇。乙醇可以使人兴奋，增加血液循环，刺激人的中枢神经。过量的饮酒会造成神经麻痹，处于醉酒状态，同时，长期饮酒也会增加肝脏、心脏的负担，造成肝的线条粗、酒精肝、肝硬化等。

酒是液体状态进入人体后再进入循环系统，浸入血液之中，随着血液的循环再进入肝脏、心脏等人体重要器官内，把干净、纯洁的血液变成含有乙醇很高的酒精血，长期这样对人体损害很大。

现在国际上流行喝的葡萄酒、果酒、清酒、黄酒、黑糯米酒等都是水果、粮食酿造而成，酒精含量低、含糖也较低，适当饮用有益于健康。西方国家经过试验得出结论，葡萄酒不仅能软化血管，排除体内自由基，而且还有预防艾滋病、心血管疾病的作用。美酒一杯浪漫情怀，健康生活。

而高度的白酒、烈酒对人体损害较重。减酒，首先要减酒度，减少酒精对身体的危害！减酒的另一个概念就是改变饮酒陋习，文明喝酒，适当喝，文明饮，陶冶情操，健康饮食。而狂饮、不醉不休喝酒，不多喝点怕让别人瞧不起，把别人灌醉才解气，划拳、行令都是饮食的不良习俗，应当加以改进和限制。减酒的第三个含义是要减少饮酒次数，不要把酒当饭吃当水喝，有高兴事、朋友聚会、家人团圆，适当喝酒，喝酒前后一定要饮水。

白酒、红酒都是酒，啤酒、黄酒也是酒。现在禁止酒后开车，对每位司机来讲更要认真对待，做到喝酒不开车，开车不饮酒。酒逢知己千杯少，饮酒驾车半口多！

**减味**

中国菜，百菜百味，味是菜的灵魂。在全世界饮食中，西方人用眼看，凭颜色，选择食物；日本人用鼻子闻，凭气味来确认菜的优劣。而中国人用舌头来品味菜的内涵——味道。众口难调，适上者珍！

中国人在饮食生活中，对口味的要求很高，能品味菜的质量和味道，这是中华文明的体现，也是炎黄子孙的美食水平的高度概括。口味有基本味，又称单一口味为：苦、辣、酸、甜、咸、鲜、香。复合味就是将两种以上调味品混合使用而产生出的新口味，例如：香辣味、甜酸味、咸鲜味、麻辣味、五香味、怪味等，这些口味丰富了人们的饮食生活。口味是美味，也是营养，使用得当就会产生健康的美食，造福人类。使用不当就会损害健康。乱用调味品，把调料放得越多越好，实际上就是一种不文明之举。乱味就乱性，乱性就得病。

我们常用的葱、姜、蒜、大料、桂皮、花椒，五味调料、油、盐、酱、醋就是基本调料、原生态调料。而有些厨师为了哗众取宠，乱用调料，把口味从五味变成十八香、二十五香。有种麻辣鸭脖，在全国热卖，我问“发明人”都有什么秘方，他说要 300 元钱，就告诉我。他说出的配方有 28 种调料，内中还有当归、白芷、草果等中草药，这些调料混在一起炖，其营养价值会有多高？而对身体所起反面作用的会有多少？我们许多人没有去考虑这一点，而只图满足口福，忘记了损伤五脏六腑。

现在市场上更可怕的一些调味品不是天然生长的植物性调料，这些调味品中有的打着国际品牌的名誉到处推广，让专业厨师和食品厂使用，这些化工添加剂调味品，含有很多对人体有害的激素和化学成份，过量、多吃那会对身体造成危害。美味的危害谁也没认识！

目前，我国慢性病的人口日益增多，据相关报道，冠心病、高血压、糖尿病、痛风（尿酸病）、高血糖、高血脂等心血管疾病的患者总人数已超过 2.6 亿人（也有报道说 4.1 亿人）。总之，现在医院人满为患，对国家和社会造成了很大的压力和负担。据美国的研究发现慢性病与长期的不良饮食习惯有直接的关系。特别是滥用食品添加剂、调味剂造成的隐患很重。

日本人 1908 年发明了味精，并向全世界推广。可是他们在 1978 年也就是 60 年以后发现许多慢性病、心血管疾病与吃味精有直接的关系，特别是痛风病是日本人发现并命名的病种。他们发现此病因后，从 80 年代开始就禁止食用味精，但是对外保密，其目的是要坑害更多的中国人，并且可以继续向发展中国家推广，出售味精生产设备和技术，获取更高的利润。新加坡驻日本大使馆商务参赞发现问题后及时向国内汇报，美国人在日本冲绳有基地也通过情报组织及时向国内汇报。现在日本、美国、新加坡都已经禁止使用味精，他们居民的身体素质在不断的提高，慢性病的发病率逐渐降低。特别是日本国民健康状况 2006 年还受到了联合国世界卫生组织的表扬。而我们还在食用味精和保持一些不健康的生活习惯，困惑着国民。我国人民在 60 年代以前很少吃味精，老百姓也买不起味精。那时候，人们患病只是常见病和传染病，例如；肺结核（痨气）、霍乱、血吸虫病（大肚子病），这些疾病通过医疗条件的提高基本得到控制和根治。而当时没有这么多的慢性病、心血管疾病，医院也没有这么多，医疗开支也没有这么高，可是现在生活好了，患病的人群却在不断的提高、扩大。

调味的目的是调出美味、丰富美味、增加营养的健康美食。

调味的步骤是去掉异味、增加美味、确定口味。

调味的方法有：加热前调味、加热中调味、加热后调味！为此我已经编写出版了六本关于调味的图书，专门讲鲜调味知识，在此就不多讲调味常识问题。

但是要说明一点就是要把住病从口入关，回归自然，推广使用原味、本味、提倡原生态饮食调味就会吃出健康、吃出美丽。

辣乎乎、麻酥酥不是美味，更不利于健康，美味以清淡、无异味适口为宜，才有益健康。

**减热量**

低碳生活，从饮食上讲就要减热量，据数据显示，北京市民肉类的年均消费为 60 千克，其中 20% 的人群达到 70 千克，而与消费大量肉类并存的不仅是各种病患的增多，还有温室气体的大量排放。

应从减碳举措和产业优化入手，制定有利于“低碳”社会的农牧业产业政策。“每吃素一天每人就可减排二氧化碳 4. 1 千克，相当于 180 棵树一天吸收的二氧化碳量。”

现代人不是缺乏营养，而是营养过剩。由此而造成的糖瘾、酒瘾、烟瘾、味精中毒、蛋白质中毒、食盐中毒并引发的高血糖、高血压、高血脂等慢性病困惑着人们。我们在此提倡减热量！减热量具体做法有五个方面，供读者参考和试用。

**1．减少饮食的总热量**

每周有两至三天吃素食，例如，吃豆类、绿豆芽、花生米、黄豆、青豆、蚕豆（水发后做菜），海带、紫菜、冬笋、玉兰片、粉丝、粉皮、拌菜、水果、蔬菜、坚果。吃这些食品，不仅低碳还可以清热解毒，减少体内油脂、血脂、糖类的增高。

**2．冰箱里的库存减少**

我们家庭冰箱，主要是储存鲜鱼、鲜肉、鸡肉、鸭肉、罐头类、乳品类食物。如果减少冰箱的存储量，每周清理一次冰箱，停电两到三天，冰箱里又干净卫生，又减少了排热排碳，食品还干净、新鲜。空冰箱时吃素食——北方的冬天利用天然冰箱，将食物装箱密封好后放阳台户外。

**3．降低饮食的温度**

热菜、热饭在烹调好后，不要马上就吃，又烫又热，吃了有损食道、胃肠，降到35～40℃，再吃。有的食物不要反复加热，如馒头、花卷、火腿等，冷藏或密封保鲜、凉吃。蔬菜类食物，断生即可食用，凉拌或汤。粥在密封保存4小时之内，不要反复加热。反复加热饭菜容易引起酸败或损失营养。

**4．烹调时减热量**

在烹调中采用微火慢炖食物，特别是动物性质原料的牛肉、羊肉、猪肉、鸡肉、鸭肉、鹅肉等急火猛炒耗热量大，有时食物中的水份、细菌没炒透、没被杀灭或存在对人体有害的因素，如果用微火炖到40分钟、半小时左右就会溶解营养，杀灭有害健康的因素，可制出更美味，更有营养的食物。同时食品也用减少油炸、烤、烙、消耗热量大的方法。在烹调分类中，蒸、煮、炖属于水烹，利用水的传热功能致热熟食，在低碳饮食中应倡导水烹。另有许多低碳妙招，我要专门编写一本《做饭妙招》来详细介绍。

**5．选用节能炊具**

古人讲“工欲善其事，必先利其器。”也就是讲工具、武器是致胜的重要因素。在低碳节能生活中也是如此。我们已进入了电器化时代，许多耗能大、陈旧的炊事用具应淘汰掉，取而代之的是现代节能的炊具和工具。许多先进节省的炊具表面看贵了点，但它长年节省的电费、煤气费就会均衡掉投资成本，并且还快捷、时尚、干净、卫生。现代生活就要配备现代电器和炊具。

## 三、健康饮食重在排毒

### 1．加快排毒

一加，就是加快排毒！排出毒素，一身轻松。

排毒十分重要，人为什么要排毒呢？人体的毒素来自五个方面：

（1）自身产生的毒素，人体的消化道是人体长度的12倍，也就是说一位1.76m的身高的人，他的消化道全长是21米。食物进入人体后，要在这21米长的消化道中正常蠕动24小时，才能将废弃物排出。正常酸、甜、苦、辣食物进入人体，30多度的体温再加上长时间的消化，就会腐败变质，变臭、产生毒素。

（2）空气中的汽车尾气、家中的刷墙、门窗的油漆、甲醛。这些空气中的有害物质，污染后的毒素通过呼吸系统吸入体内。

（3）食品原料中的农药残留，化肥残留，化学品残留，重金属污染。在烹调前没有清洗处理掉，会吃进体内。

（4）食物中的添加剂、防腐剂、干货加工中的福尔马林、火碱等有害物质，吃进人体内产生的毒素。

（5）食物搭配不当，烟、酒、糖、茶调料中的有害物质——毒素。食用油变质、焦糊反应，过久存放的食物，腐败的食物，垃圾食品，带入人体内的毒素。

这些毒素不及时排出就会导致疾病，常见的癌症就是毒素在体内集中爆发。中医称为“气滞血瘀”，就是毒素没能及时排出。排毒有三大步骤：

（1）多喝水、常喝水、喝好水、喝绿茶，不能以酒代水，以饮料代水，汤代喝水，特别是饭前、饭后，睡觉前喝水尤其重要。我们许多人，怕晚上起床，在睡觉前不喝水，这是一种很不健康的陋习。睡觉时大脑进入休眠而人体的其他器官均在正常运转，需要水份进来支撑，消化系统、循环系统、内分泌系统等离不开水，而缺水就有可能使毒素滞留在体内。小便是排毒的重要器官和途径。

（2）多吃一些凉性、碱性食物。除了冬季寒冷季节，那些“三高”人群，高血脂、高血压、高血糖、肥胖症的人多吃凉性食物有利于排毒。

2. 改变陋习

危害人类健康的两大饮食陋习是：贪糖和缺水。贪糖就是喜欢吃甜食，从婴儿开始尝到的第一口乳汁是甜蜜的，从此就与甜食结缘，喜欢甜食是多数人的饮食陋习，也是引发糖尿病的隐患。糖又名碳水化合物，大量的碳进入体内就会增加热量，发胖，发热，脂肪增厚，血液变稠，五脏拥挤，循环缓慢，少儿厌食，大人胖喘，埋下病患。

饮水少，怕麻烦，夜晚睡觉怕起床不方便，因此就少喝水，不喝汤，这样减少了体内的含水量，营养成份分解消化吸收受阻，体内毒素不能及时排出体外，对健康不利。经测验婴儿出生时身体含水量是85%，而随着身体和年龄的增长，含水量在逐年地减少，到60岁身体内的含水量就降到了65%，如果不及时地补充水，人体的含水量就会更低，皱纹更多，皮肤松弛无光泽。通过阅读此书，试做各种汤类和低碳饮食，就会对您的健康有利，从中找到乐处，吃出健康，喝出美丽。

3. 饮水排毒

生命来于水，水参与人体内新陈代谢全过程。水的溶解力很强，又有一定的电解力，在人体的消化、吸收、排泄中，可加速营养物质的运输和废物的排泄，让体内的吐故纳新能顺利进行。

水使人体保持一定的血容量，人体的血液中有80%是水，一旦大量失水，则会产生低血压，影响到心、脑、肾的活动。水能调节体温。每1千克水升高（降低）1℃就需1000卡热量，由于人体内含有大量的水，在代谢中产生的热能，使体温不飙升。水的蒸发热能约580卡/克，故人体只要蒸发少量的水就可散热，维持正常体温。

水是最廉价的医药，是养生保健的三大法宝之一，人生病大多由体内各种毒素所造成，加速排毒，就是急需排除病原代谢废物及多余毒素，据世界卫生组织的调查报告显示，对成年人而言，最常见的不适症状不是发热、咳嗽和头痛，而是体内的毒素多、自由基泛滥，而局部的瘙痒、异味等也是毒素的表现。在健康网的调查中，29.83%的人曾患过感染，在各类疾病中居首位，体内毒素贯穿人的一生。

尿液对膀胱和尿道起着冲洗作用，最好每2~3小时排尿一次，有利于排出细菌，是预防感染最实用的方法。建议每天至少饮水2000毫升，尤其是富含维生素C的饮料，它能提高尿液酸度。对于排毒养颜、健康能起到积极的作用。

4．汤茶排毒

喝汤能够补充体内的水份，营养吸收快，并协助其他食物的消化吸收，是健康饮食的首选。

邓拓先生是“文革”的牺牲品，他曾经写过一篇《白开水最好喝》的文章，“文革”之初成为被批判的《燕山夜话》的重点篇目。理由是作者借题发挥，“攻击”社会主义制度，“污蔑”人民的穷困，只能喝白开水。实际上，该文只是讲喝白开水的“益处”，文章不仅从科学角度，而且从“道德”层面，旁征博引，讲述饮水对于人的生命的重要性。从文章的科学性、知识性、趣味性、生动性等方面评判，足以使时下众多讲养生的专家兴叹。

“饮水”问题是养生的焦点。尽管对饮水的重要性一致认同，而饮什么水，如何饮，却成了一笔糊涂账。如不少人多年前就听说早晨起来要先喝一杯凉白开，这样有利于健胃、化痰，甚至防感冒，而近年又有专家提出早晨第一次喝水不是起床后，而是午夜后第一次醒来时，并且不应该喝凉白开，而是要喝水开后再煮沸5分钟的温水，此水古籍中叫“太和汤”，是一味“药”，功效甚佳。

绿茶、青茶更是具有排毒功能的第一饮品。古时侯，神农氏、李时珍，用嘴去品尝野花野草的滋味，研制花草，而花卉中的毒素所造成口干麻辣，而解毒的唯一方法就是饮茶水。

茶叶含有较为丰富的维生素，尤其是维生素A、维生素C、维生素P、维生素K和B族维生素含量较高。

茶叶能通过饮茶被人体直接吸收利用的水溶性蛋白质含量约为2%，大部分蛋白质为不溶性物质，存在于茶渣内。茶叶中的氨基酸种类丰富，多达25种。这些氨基酸在茶叶中的含量虽不高，但可作为人体日需量不足的补充。

茶叶中含有丰富的微量元素，尤其是钙、钾、铁、镁、锌含量较高。

在盛夏酷暑、口渴难忍之时，饮上清茶一杯，会感到满口生津，遍体凉爽。这是茶汤中的化学成分如糖类果胶、氨基酸等与口中涎液发生了化学反应，使口腔得以滋润，产生清凉的感觉，加上咖啡碱控制内部体温中枢，调节体温，并刺激肾脏，促进排泄，使体内大量热量和污物得以排泄，新陈代谢取得新的生理平衡。

饮茶解渴不同于汽水、果汁等清凉饮料。汽水、果汁只有在它们的内含物（包含二氧化碳、芳香油等）挥发时，吸收一些热量，起清凉和生津作用，并没有根本解决受热、脱水、体温平衡紊乱等问题。而饮茶则从两方面对人体进行了体温的调节，既治表，又治本，从根本上起着解热止渴的作用。

油腻食品不易消化，泡饮一杯浓茶，是防止油腻积滞的最好方法。这首先是咖啡碱的作用，它能兴奋中枢补缀系统，影响全身的生理机能，促进胃液的分泌和食物的消化。其次，茶水中的肌醇、叶酸、泛酸等多种化合物，都有调节脂肪代谢的功能。

此外，茶叶中的芳香物质也有溶解脂肪、帮助消化和消除口中腥膻的作用，而且芳香物质能给人兴奋和愉快的感觉，能提高胃液分泌量，促进蛋白质、脂肪的消化。特别是新茶热饮，效果更好。

**5．中草药排毒**

利用中草药的性能、功效排毒是很好的加强排毒的药方。根据祖传秘方参照中药大典《本草纲目》等经典文献，我研制了以槐米 5 克，甘草 4 克，大青叶 3 克，板蓝根 3 克，金银花 2 克，红花 1 克，加水 1 公斤，用砂锅炖煮，90 分钟后饮服。平常的健康人，每周喝一次（一天），有病之人一周喝三次（三天）。喝时忌生冷、忌辛辣、忌茶水。不喝清热解毒汤时，喝茶水，喝此汤的日子不喝茶水，茶能解药的功效。

现在社会上有林林总总的排毒，清肠药，也有一定的效果。但是我们试想一下，他们在加工、运输、储存、销售中要经过多少环节？经多少人的手？到你手中时最快也是一个月以后的产品，有的更长时间。其次他们为了让产品不变质，就要添加防腐剂等食品添加剂。而我们自己选购的原料，亲自加工、趁热饮服、功效要比他们的产品好百倍。同时价格也很低廉。他们的产品要加广告费、运输费、包装费等，你花大钱买来的产品，其价值多半花在产品之外。而自己加工，安全、廉价、高效。

槐米，就是北方槐树开花前的花蕾，像米粒一样，采制后晒干制成的养生保健珍品，味苦，性平，无毒。

李时珍说：按《太清草木方》载，槐是虚星的精华。十月上巳日采子服用，可去百病，长寿通神。《梁书》说庾肩吾经常服用槐果子，年龄已七十几岁了，发鬓仍是黑的，眼睛能看小字，这是槐子产生的。

主治五脏邪热，久服耳聪明目、轻身，使人肌肤润泽，精力旺盛，不易衰老，益气，头发不白，延年益寿。

以上两段话是载自《本草纲目》原文，内中有三点可以引起我们的注意：第一，槐是虚星精华，精华就是植物中的精品、上品。第二，可去百病，在中药中我们的先人是很严谨的，他不会轻易地说出“治百病”的名词。第三，延年益寿，什么东西能比延年益寿更好呢？我们的幸福生活要健康，要幸福就是要延年益寿。

但是，槐米的最大缺点是味苦，但是古人也说了，“良药苦口利于病，忠言逆耳利于行。”我们进行加工后，就可去掉苦味，起到祛病强身的作用。

我根据《本草纲目》《中华药典》等条目中的内容，经过精心研究，吸取古代名医验方，列出了三种制作槐米汤的配方，可以起到排毒解热，养颜乌发、强身健体的作用。

（1）大枣槐米汤：槐米10克，大枣4~6粒，加水1500毫升，用砂锅微火煮30分钟后饮服。

（2）山楂槐米汤：槐米15克，山楂5粒（干山楂5克），加水1000毫升，用砂锅微火煮30分钟后服用。

### 6．低碳生活人人有责

低碳生活不仅仅是饮食，而且关系到生活的方方面面。人类为了控制地球变热，于2009年12月7~18日在丹麦首都哥本哈根召开了联合国气候大会，对此人类掀起了一股低碳生活热潮。各个环保网站推出的“碳排放计算器”也受到了前所未有的关注和热捧，北京人不仅开始“算计”自己的碳排放，还身体力行地实践着“减碳行动”。

“用笔记本三个半个小时，排碳0.05千克；买2件衣服，排碳11.4千克；看电视一小时，排碳0.096千克……”每晚临睡前，张琳都要上网做到一次“全面扫描”，计算自己一天的排碳量。

市民开始严格自律：如无特殊情况，绝不开车；尽量爬楼梯；随时切断电器的电源；拒绝使用一次性筷子；自带购物袋进超市；少吃肉，少买衣服。每天都算一算自己的碳排放，特有成就感。

在天涯、豆瓣等知名论坛上，网友们不仅争“晒”低碳日记，还大秀各自的“减碳心经”。网友“以小见大”说手机更换不要太勤，衣服买得不要太多，车不用天天开，衣食住行都“小气”点。“人人爱环保”则分享了她的低碳秘笈：多用电邮、MSN等即时通讯工具，少用打印机和传真机；开车不要急行急停，浪费燃料；用淘米、洗菜的水浇花；洗澡水冲厕所；每次洗衣，都尽量把洗衣机塞满，不要空转。

环保专家表示，人们平常用电、驾车、乘电梯、过度使用空调、浪费纸张等行为，都会产生二氧化碳的排放。而“低碳生活”提倡大家从自己的生活习惯做起，将个人的二氧化碳排放量减至最小。

“低碳生活”并不是让大家降低现有的生活水平，而是选择科学合理的生活方式。比如：每天减少3分钟的冰箱开门时间，一年下来约可省下30度电，相应减少二氧化碳排放30千克；及时给冰箱除霜，每年节电184度，相应减少二氧化碳排放177千克。此外，减少吸烟也能减排，1天少抽1支烟，每人每年可节能约0.14千克标准煤，相应减排二氧化碳0.37千克。“低碳生活”就在我们身边，而且从我做起，人人有责。

## 四、健康饮食好心情

饮食是科学，是文化，是中华五千年的重要组成部分。食物原料是饮食的基础，它具有很丰富的营养价值和性、味、型等特点，使用得当可以强身健体，延年益寿，使用不当就会像毒药残害人体，造成生病和死亡！偏食、食用某种食物过量和缺少某种食物所导致的危害是一样的。

古人讲：“上医治未病”，也就是说好医生、上等的医生，会教你如何防病，不得病——“末病”。健康养生不得病是古今中外专家、学者研究的重要课题，也是人类的共同心愿！如何防病不得病？科学饮食是关键！现在生活好了，而医院的病人却多了，医院看病的病号人满为患……谁是上医？好的医生在那里？他就在你身边，就是你、我、他！就是懂得生活，善于烹调、懂得营养的厨师和家庭主妇。

新世纪人类关注的头等大事——健康，健康是财富，健康是幸福，健康是现代人追求的时尚，健康从科学饮食、合理膳食、平衡心理、注重小节等方面入手，不吃药，不打针，科学饮食是防百病的健康养生新方法。传播保健、健康饮食之道，让更多的人摆脱病痛之苦，免受病魔之患，远离药品，远离医院，愿天下热爱生命的人，有一种新的健康理念，这就是科学饮食防百病、不患病、不吃药、不进医院，健康幸福的生活是太平盛世、和谐社会的体现。

**1．改变旧观念**

世界观的转变是根本的转变，我们讲健康推广新的科学饮食方法，许多时候不被人们所接受，为什么呢？就是人们对此没有认识——没有认识到不利的事物的关键是旧观念。现在医院人满为患，医院的楼越盖越大，床位越增越多，设备不断更新换代，甚至进口许多国际上先进的医疗设备，但是还满足不了患者看病就医的需要。在北京许多著名的大医院，早晨5点就有人排队挂号，外地人到北京三天挂不上号，或急于就诊就从“号贩子”（以倒卖挂号为业者）手中花200～300元钱买个号看病，这些怪现象说明了什么？说明了人们的思想观念很落后，旧观念造成的恶果。

（1）迷信医院

人吃五谷杂粮，生活在天地之间，不免会得这样那样的小病，小病早发现就能在控制饮食、科学饮食方面加以控制。世界卫生组织专家研究发现80%以上的疾病是因不良生活习惯和饮食习惯而致。得病后不从根本上找原因而是快上医院，医疗费有人报销，吃药、打针不用自己掏钱，不去白不去，有便宜谁不沾。这一跑医院就与医院结上了缘——排队、挂号、就医，医生说先吃些我给你开的药试试，再过五天你再来，我给你仔细检查一下，过了五天他又回来了，又检查，又化验，花了两三千，结论是你的病情很重，需要住院。现在床位紧张，帮你与住院部协调一下，让你尽快住院，这几天你回家准备住院的费用和衣服、洗漱用具等——住院又是一两个月。

有个外地在北京打工的女孩感冒了，到医院就诊，医生问她，是公费还是自费？答曰：自费。上“三险”了吗？上了。带了多少钱来看病？答曰：800 元！医生给她开了 780 元的药。她这点感冒如果用本书所介绍的“七仙汤”、“热毒净汤”只需花费 3 ~ 5 元即可祛病。

（2）只认药品，不知食疗。

古人讲“食药同源”，如果多痰、咳嗽使用大萝卜、白萝卜、梨、蜂蜜、枇杷煮水，生吃均可见效。多者花费 10 元至 20 元，而到医院就诊，那药费就无法计算。许多西药是双刃剑，在治胃病的同时伤害着你的肾；在降血压的同时也伤害着你的心脏、心肌；在治疗你心脏病的同时，也伤害着你的肝脏等。而食品、蔬菜、水果不存在这些毒副作用。

（3）喜欢打吊瓶

现代医疗技术发达了，设备技术都很先进，例如：吊瓶输液、B 超、彩超、CT、核磁共振、透析、化疗等都是先进的医疗技术和设备。别的暂不说，只讲一下吊瓶，人体静脉输液，人的静脉与心脏、肝脏紧密相连，血管的血液流入肝脏，再由心脏排向全身，因此心跳与脉搏相符，西医称为循环系统。正常情况下流动的是纯正的血液，而血液中加进了生理盐水、葡萄糖、抗生素、消炎药、止痛药等，心脏、肝脏的负担就重了，直接危害心脏，也就危害人类的生命！因此，输液死亡、输液后四个小时以内死亡的病历很多。就是没有死亡，也会对心脏、肝脏造成损害或损伤。

西方人发明静脉输液的目的是为抢救危重病人，在病人处于昏迷、不能进食的状况下输入葡萄糖营养液来维持生命。现在医生什么药都敢往输液里加，所以对生命造成的危害很大。正确的方法就是科学饮食，防病不得病，远离药品和医院。

（4）省钱买药吃

平日省吃俭用，买菜买最便宜的。什么绿色食品、有机食品、健康食品太贵不能买，不能吃。海参、海产品，不能吃太贵。剩饭全包，酸了的粥加点碱煮一煮再喝。

蒸一锅馒头或花卷、豆包等吃 3～5 天，就是一次多做，几天食用。这种饮食方法，很不值得提倡。食物制做好后在存放过程中会腐烂变质。虽然馒头等主食，肉眼看不到它有什么特殊的变化，但它内在质量已经在变化，在西方制做好的食品 4 小时之内卖不完或吃不了的应倒掉，做垃圾处理。而我们的食物存放几天后，照吃不误。

吃出毛病后到医院打针吃药，就很舍得花钱了，医生要多少，他掏多少，从不吝啬。如果从健康饮食、科学饮食而言，并且从采购原料，选优选正品，绿色有机的好食品，吃出健康、吃出快乐就是最大的节约。健康才是财富！

（5）偏听偏信

听说鸡蛋里含有胆固醇多就不吃鸡蛋了，听说肥肉含脂肪多就不吃肥肉了。其实都是偏听偏信，不加分析与探索。鸡蛋中含有丰富的蛋白质和卵磷脂，是生命中最宝贵的两种物质。它所含的胆固醇，对人体根本不造成危害。再说胆固醇是什么？它是人体中重要的营养成份，能使人有力量，在血液中不可缺少！肥肉中的脂肪酸能帮助体内的蛋白质转化成氨基酸，起到很好的媒介作用和溶解作用。人体的肥胖不是肥肉所造成，而是摄入了大量的碳水化合物所致，例如：大米、白面、白糖、淀粉中的糖分，热量导致人体营养失衡发肥。

我们现在提倡少吃盐——低盐、低糖、低热量。如果不吃盐比多吃盐的危害更大。人离不了食盐，让你少吃就是从一天 16 克降到 6 克或者是 4～5克，而不能走极端。

食物多吃，偏食的危害与不吃、缺乏的结果是相等的。把握科学饮食方法，做到：

我的汤羹我的饭，
我的饮食我说算。
健康饮食数第一，
我的健康我做主！

**2．戒陋习保健康**

在不良的观念作用下就会产生许多错误的做法，长期按照不正确的方法行事，就会养成一种不良的生活习惯——俗称陋习。陋习再进化一步就是恶习。在此之前我已写过《陋习与矫正》《危险饮食》《戒陋习保健康》等图书。效果不是很大。在此再简述一下，饮食陋习与健康的关系。

（1）发面时间太长

我们通常用的是老酵母发面又称老酵、酵种、发面头、面头、面根、引子、面肥等。这是利用发透的面团，加到新面粉中去，在新面团中起发酵作用。一般用量是：5 千克面粉加 2.5 千克温水，加老酵母 500～1000 克。用法是：先把老酵用温水泡开加到面团中揉匀，放到盆中，经过一定时间的发酵就成发酵面团。由于此法较简单，所以被广泛使用、长期使用。许多家庭和餐饮企业的厨师，是头天晚上将面发上，到第二天，早晨做饭时，面粉已发酵了 10～12 小时。面团发酵后，由于部分单糖（葡萄糖）变成乳酸，部分单糖变成乙醇之后又变成醋酸，而使面团带有酸味，因此，要加入适当的碱面，使其与酸中和。食碱的成分是碳酸钠，与乳酸、醋酸中和反应后生成乙酸钠、丙酸和二氧化碳。此时的面团已经变酸，再加碱中和，去酸。碱的主要成分是碳酸钠，长期食用加碱的馒头花卷后，大量的碳酸钠进入血液中循环，会产生高血压、高血脂、高血糖及冠心病等恶果。

（2）用化学剂做发面

在我们的日常生活中常见的膨松发面方法，利用化学剂来制做的比较常见。例如：使用小苏打、食碱、明矾、酒酿、泡打粉等方法。这些方法的使用存在两大缺陷。第一，将化学剂吃入人体后会对血液、心脑造成负担和破坏，不利于健康饮食。小苏打的化学名称是：碳酸氢钠，碱的成分是碳酸钠，明矾又称白矾，其成分是：硫酸铝钾，这些化学物质对人体都会产生危害和毒副作用。第二，发酵时间太长，容易造成污染，使面团变酸、变质，用以上方法制作发面最快的 6 个小时，最慢的 12 小时，在发酵存放过程中就遭到污染和面粉变质，费时费力吃不到香甜可口的美食。如果使用营养酵母来发酵，就避免了这些化学剂的使用，确保健康饮食。

（3）随地吐痰

随地吐痰是最常见的生活陋习之一，是极不文明的行为。在日常生活中，人的生理现象普遍存在，口中有痰，如何处置，做到文明、礼貌，不失大雅，不伤风化。遵守好社会公德是每个人必须思考和经常面对的问题。

痰是由人体的肺、气管、支气管所产生的分泌物。对于健康人来说，这些分泌物每日仅为少量的白色黏液痰，由于空气中含有大量的灰尘、细菌等污染物，气管中的黏液会对吸入的空气起到净化和过滤作用，从而使得吸入肺部的空气清新、干净。

对人体来讲，肺与皮肤一样属于直接接触外界环境的器官之一，因此肺部也极容易感染细菌，发生病变。所以，在医学上，痰的颜色、气味和性状等，是诊断某些呼吸道疾病的依据之一。黏液脓性痰——极有可能患有急慢性支气管炎继发感染、支气管扩张、肺脓疡等疾病；黄色黏痰——可能是肺部感染，因存在大量脓细胞而造成的；绿色痰——可能是患绿脓杆菌引起的肺炎消散期、肺癌、支气管扩张等疾病；棕色痰——可能是肺梗死、心脏病引起的慢性被动性淤血所造成的；铁锈色痰——可能患有大叶性肺炎。

痰的颜色不同，提醒我们要有针对性地注意身体的健康。咳的痰如果是粉红色，可能是肺水肿的信号。肺气肿病患者是吐痰大军中的主要成员，该病有26种诱发因素，其中吸烟居于各因素的首位。

痰是疾病传染之源。必须根除随地吐痰的“陋习”。如今，我国各地及世界上对随地吐痰都施行了处罚制度，每个人应自觉约束自己，带好头，在全社会形成爱护公共环境卫生的好习惯。

根除吐痰陋习是每个人的健康权，如同人格权、财产权、知识产权一样属于基本人权，每个人都有权利向随地吐痰说“不”！

（4）饭前不洗手

我们的手与外界接触最多，当手接触外界各种物质时，极易沾染上这样或那样的病毒、细菌，再通过手传播到食物上进入体内，就会引起感染，导致生病。“非典”时期专家强调洗手的重要性，普遍引起人们的重视，取得了良好的效果。而“非典”过后，许多人就淡忘洗手习惯，这样很容易引发肠道疾病或其他传染病。

在日常生活中许多人饭前不洗手。他们哪里知道，在他们手上、指甲沟与指甲盖边缘，有可能携带几十万乃至几千万个细菌。有些人的指甲又长又黑，里边的细菌就更多了。几乎所有引发肠道传染病的细菌手上都可能有。痢疾、食物中毒、传染性肝炎、伤寒、霍乱等都可能经手传染。很多肠道寄生虫病（蛔虫病、蛲虫病、鞭虫病等），即使是呼吸道传染病，如肺结核、流感等，也都可能通过手传染。所以，养成饭前洗手的良好习惯，是防病强身不可忽视的重要一环。

有的人提出“不干不净，吃了没病”的歪理，饭前、便后也不洗手，这样很容易传染疾病，对身体造成危害。

（5）家庭碗筷不消毒

受传统习惯的影响，碗筷消毒至今没有引起人们的足够重视。

碗筷必须消毒，因为碗筷极易被致病菌污染，如果碗筷得不到彻底的清洗和消毒，很有可能使致病菌大量繁殖，从而引起食物中毒或消化道污染，损坏身体组织。

现在有很多用于家庭的消毒设备，如紫外线消毒柜、蒸汽消毒柜等，都是家庭中很好的消毒用具。如果家中没有专门的消毒设备，可以使用高压锅进行热力消毒，只要将碗筷放入高压锅内沸煮10分钟以上，即可达到消毒效果，农村家庭可用大锅烧开水消毒。但是一定要记住不要使用化学洗涤剂或含氯制剂，以免造成重复污染。

不良陋习还有很多，本书就不一一举例了，这些陋习直接危害健康，为传染疾病埋下了隐患，要健康就要与陋习决裂，换一种新的生活方式。

健康关系到你我他，

防病卫生靠大家！

**3．疾病与饮食**

我国是世界上人口最多的国家，人口总量占世界人口的五分之一。健康是新世纪人类所关注的头等大事。

可是新世纪新人类，在物质生活达到了一定的丰富程度以后，人类却不会吃了。六十年代我们没啥可吃，进入新世纪人类都出现了不会吃、不知吃什么、怎么吃的悲剧，因此出现了许多因饮食不当而导致的疾病发生。我国居民因饮食不当、营养失衡导致的体重超标的肥胖人口是2.6亿人，因脂肪、食盐过量导致的患高血压的有1.6亿人，因饮酒、饮食不当造成血脂异常的是1.6亿人，高血糖、血糖受损的有4000万人。脱穷致富、奔小康的新世纪，中国人成了全球第一的“肥胖”大国。国际称为“死亡四重奏”的内容是“三高”（高血压、高血脂、高血糖）加肥胖症。把糖尿病、心脏病和癌症称为“三病”，又称三种慢性病。肥胖加三高加三病合称为“代谢综合征”，国人给它一个美妙的名宁叫“富贵病”。富了得病，贵体欠安，激活了医疗行业，许多医院、药厂应运而生，各种假药、庸医泛滥成灾，严重危害着人们的身体健康，在某种程度上起到了火上浇油，趁火打劫的作用。现在社会上发财最快的除了拦路抢劫，就是卖药的。2009年7至9月份中央电视台每晚新闻联播之后的天气预报节目，以34个省市自治区、特别行政区为背景的广告背景宣传中，药品、药厂、医疗机构的广告占了25个，可以说医疗宣传铺天盖地。老百姓说他们发财的途径最快。医药定货会，也越搞越大，药厂的利润大得惊人。有的媒体也推波助澜，北京有家媒体搞“健康活动”就是向读者介绍医院、医疗机构和药厂、药品，医院假医假药的案例到处泛滥，严重损害了广大人民的利益和健康。

病从口入，祸从口出，中国的古训，对现代中国人更为重要。由卫生部、科技部和国家统计局2002年8月至2009年12月共同在全国范围内开展的“中国居民营养与健康状况调查”显示，随着国民经济的持续快速发展，最近10年我国城乡居民的膳食、营养状况有了明显改善，营养不良和营养缺乏患病率继续下降。同时我国也面临着营养缺乏与营养结构失衡的双重挑战。

根据此次调查结果，营养过剩所致病，高于营养缺乏所致病。像糖尿病等慢性病的发生率在增高。随着慢性病的快速上升，人们的健康面对着双重挑战，一方面是传染病的危害，另一方面是慢性病的影响。卫生部将根据这一次营养和健康调查的结果，与世界卫生组织一起制定新的慢性病防治规划，逐步增加政府在这方面的投入，更好地控制慢性病对人民健康的危害。

我国成人超重率为22.8%，肥胖率为7.1%，估计现有超重和肥胖人数分别为2亿和6000多万。大城市成人超重率与肥胖率分别高达30.0%和12.3%，儿童肥胖率已达8.1%，应引起高度重视。与1992年全国营养调查资料相比，成人超重率上升39%，肥胖率上升97%。

我国成人血脂异常患病率为18.6%，估计全国血脂异常患病人数1.6亿。值得注意的是，中年人与老年人患病率相近，城乡差别不大。

调查结果还显示，膳食高能量、高脂肪和体力活动少与超重、肥胖、糖尿病和血脂异常的发生密切相关；高盐饮食与高血压的患病风险密切相关；饮酒与高血压和血脂异常的患病危险密切相关。特别应该指出的是脂肪摄入量多而体力活动少的人，患上述各种慢性病的机会较多。

调查显示我国成人高血压患病率为18.8%，估计全国现有患病人数为1.6亿，比1991年增加7000多万。农村高血压患病率上升迅速，城乡差距已不明显；而人群高血压知晓率、治疗率和控制率仅分别为30.2%、24.7%和6.1%，仍处于较差水平。

我国成人糖尿病患病率为2.6%，估计全国糖尿病现患人数2000多万。与1996年糖尿病抽样调查资料相比，大城市20岁以上人群糖尿病患病率由4.6%上升到6.4%。

针对我国居民营养水平一方面在提高，而另一方面慢性病发病率也在快速上升的趋势，群众对于合理营养的意识不强，具备的知识不足。现在特别是城市的居民，进食高热量的食物过多。比方说现在城市居民摄入的植物油过多，植物油的热量非常高，100克植物油的热量要达到899千卡，而100克猪肉的热量是395千卡。中国营养学会推荐合适的每天植物油的摄入量只是25克，而调查显示北京居民每天植物油的摄入量是83克。专家做过测算，如果每天多吃5克的植物油不被消耗的话，十年以后体重就多长20斤。过多的热量造成肥胖，肥胖是导致这些慢性病最主要的因素。脂肪吃多了，再吸脂减肥是错误中的大错，是误区中的焦点。

（1）学习营养知识

目前，我国一些地方营养比较缺乏，尤其是农民的收入比较低，他们没有条件合理营养。知识是非常重要的，在农村家庭养鸡，但是孩子的母亲把鸡蛋拿到集市上去卖了，给孩了买点巧克力和糖果回来，而没让孩了去吃鸡蛋。现在的农村缺乏维生素A，但是胡萝卜到处部是，妈妈们不知道让孩了去吃胡萝卜，只要吃了胡萝卜而且膳食里有足够的脂肪，那么就不会缺维生素A。对于一些贫困地区，政府已经实施了一些项目，像维生素 A 胶囊的补充，这个项目的实施，每年使 7 万儿童的生命得以挽救，另外 7 万儿童减少失明。铁缺乏在中国也是一个严重的问题，卫生部和全球营养联盟正在实施一个铁强化酱油的项目。

（2）控制慢性病

我们国家社会正处在社会主义初级阶段的转型时刻，经济水平发展了，非常重要的就是国家、政府怎样给群众以正确的引导，媒体正确的导向。如果我们现在不及时地开展正确的措施，我们会步美国的后尘。超重者中有很大一部分将会发展为肥胖，而肥胖是所有这些重点慢性病的一个最重要的危险因素。一些国际药厂把目光瞄准了中国，他们认为中国将来糖尿病的发生率肯定要超过西方。糖尿病的很多并发症是严重影响健康的，而且会影响我们的劳动生产力。据调查，现在我国 17 岁至 64 岁的劳动人口中间，慢性病的发生率已经达到 52%，死亡已经占了 30%，这将会给经济和社会的发展造成巨大的影响和损失。因此，控制慢性病的发展是当务之急。

（3）养成良好的饮食习惯

现在国家有关部门正在分别制定一些重点慢性病的控制规划，像高血压、糖尿病。另外，针对钙、维生素 A、铁的缺乏，也在制定相应的规划。同时，一些健康冲击项目已经在社区实施，这些项目的实施取得了很好的效果，特别是对一些重点的慢性病。目前的医学技术水平不可能彻底治愈这些慢性病。但是通过健康冲击项目，有可能使这些疾病的病理变化发生改变。

（4）民以食为天

“民以食为天”，饮食的丰富不丰富，好不好，是否科学、合理——就像“天”一样“大”的大事！安排得好——享尽“口福”，而且健康长寿；安排得不好——“病从口入”，既不能保证生活质量，也不能保证生命质量。

在过去，由于知识落后、营养贫乏等原因，人们普遍不太重视陋习和生命之间的关联，健康只能被动地靠先天、靠医生、靠医院、靠休养。如今，21 世纪是科技和文明全面发展的时代，健康的性质和含义也随之而改变。人们越来越认识到，健康要靠自己、靠知识、靠管理、靠习惯、靠合作，健康是福的观念正深入人心。吃得好、吃得科学、吃得健康成了一个时代性的问题。这方面饮食习惯起着巨大的作用。

（5）饮食不当损害身体

中国的经济起飞，举世有目共睹，人们的生活水平，已达百年来的巅峰。但另一方面，由于经济快速发展，也加速了环境的污染，再加上加工食品泛滥、化肥与农药滥用、食品添加物过多、黑心商品充斥市场、错误的饮食习惯、作息紊乱及压力过大，中国人的健康也如同其他现代化国家一样，正在迅速恶化当中，慢性病的罹患率正以惊人的速度在增长。糖尿病、心脏病、中风、肥胖、过敏、自体免疫、癌症和肝病已从罕见疾病悄悄转变成流行病。

要预防或扭转健康持续恶化的现象，必须先了解造成慢性病泛滥的原因究竟为何，从根本做起，才是真正解决问题的方法。换句话说，吃药开刀并非治疗疾病的最好办法，而且往往犯了“头痛医头、脚痛医脚”的弊病。依照我的临床分析归纳，要提升健康，必须从饮食、毒素、作息、压力和运动这五大致病因素着手，而首先，又以饮食营养的调整最为重要，继而改善其他四大致病因素。这五大因素，虽然看似老生常谈，却也是影响人类健康长寿的秘诀。

人体是一部精密复杂的机器，该吃什么，不该吃什么，都有一定的生物化学原理，这是大自然的规律，必须遵循。如果吃错了，当然就会生病。就像汽车一样，不管你开的是多么名贵的汽车，如果不按照车厂的指示，乱加汽油或在加油的同时，加一点水或其他液体，这部车很快就会报销作废。工商业的迅速发展，常使人沉迷在美食、享乐和便利之中，却忽略了背后隐藏的危机，一不小心，就会掉入健康恶化的陷阱里。

**4．管住你的嘴**

管住你的嘴，迈开你的腿，美丽又潇洒，心情伴健康，永远不后悔。古人讲：“病从口入，祸从口出。”管住你的嘴要从五个层面来讲：

（1）管住你的嘴，倡导语言美

人要健康首先要心情健康，没有良好的心情素质，永远也不会健康！因此在本书中讲语言美和不论他人非是相关的知识。我们国家倡导文明语言，提出了：您好！谢谢！没关系！对不起！再见！等12字文明用语，而在我们现实生活中很多人，缺乏文明认识，开嘴骂骂咧咧，肮话连篇，不骂人不讲话。八十年代有句流行语是“身披黄大衣，腰里别着BB机，一下汽车就他妈的，一看就是个副县级。”而现代社会与国际接轨还骂人，不文明，就显得很没有档次也影响和谐与安定。

（2）管住你的嘴，不论他人非

静坐常思己过，闲论不议人非。这是中国人民的传统美德。在西方现代管理中把“愚昧，自私、懒惰、野心”列为现代企业的四大要毒，必须清理和限制。而“野心”就是拨弄是非，挑拨离间，背后说人的坏话，诽谤他人。这些恶习根子从嘴而出，如果能认识到这是丑恶的一面，对人类健康不利，很快就会被社会淘汰，使文明社会更进步。

（3）管住你的嘴，脏烂不入胃

我们吃饭的目的是为了增加营养，维持生命，以求健康。而没有营养，腐烂变质的食物你照吃不误，势必对人体造成危害。人的胃是重要的消化器官，是消化系统的重要组成部分，而不是垃圾桶。如果我们整天把臭鱼烂虾，残羹剩饭往嘴里划拉，照吃不误，长期下去就会对胃造成危害。现在研究发现患癌症的病人中，患胃癌的占52%，这充分说明，没有管住自己的嘴，吃出了毛病。

（4）管住你的嘴，美味不超标

古人“美味不可多用”，爽口之物必伤身，爽口之物咽喉过，贪什么？贪是人的本性，也是陋习。食物再好，再美适可而止，才能消化吸收。若贪多无厌就会对身体造成危害。多吃了食物，不仅不能消化吸收（有80%以上的营养被排泄掉）反而会增加体内负担，自由基多，大脑缺氧倦困、疲劳。长期下去就会生病。

举一个动物饮食的例子，是否能起到警示作用？牛是食草的动物，它每天耕地、拉车、挤奶很辛苦。饲养员在它食草的基础上给它增加点细料——花生饼、大豆、白薯干、玉米粒、小麦、麸子等，它生活得挺好，膘肥、体壮、毛顺光亮。如果不给它草吃，连续喂它三天的细料，第四天牛就会卧地不起肚胀如鼓，什么样的药也救不了它，只有剖腹或等待死亡。它的这种死亡被称为“结死”或“撑死”。

（5）管住你的嘴，饥饿能减肥

人们传统的观念是“闲饥难忍”，许多人经不住肚子咕噜，肚子一响就忍不住了，一定要吃，并且吃个满嘴流油。吃伤了肚，吃伤了胃，吃的寿命健康大倒退。我们再观察一下家畜中饲养的动物，猪与狗的饮食，从中受到启示。

我们在探索人类健康饮食的时候，根据现代流行饮食的新概念等问题，我联想到常见的两种动物饮食，可以分析借鉴，使我们从中得到启示。

猪：猪吃糖化饲料，多吃多睡，又肥又胖；狗啃骨头，吃食物的精华，又苗条又聪明。

农村养的肥猪，饲养员每天要喂它玉米面、花生饼以及热量大、甜蜜蜜的糖化饲料，它每次吃食要吃到很饱，肚子撑得大大圆圆的，吃饱后倒头就睡，体内不断产生自由基，越睡越香，饿了就叫唤，饲养员再喂，再吃再睡，结果是身宽体胖，肥壮的它很快找到了自己的归宿——屠宰场。

狗是狼的变种，有狼的血统，我们近几年讲狼图腾、狼文化，狼的团结精神和拼搏精神，而没有人去研究它的饮食。狗的采食量很少，一天最多吃两次食物，它选择蛋白质高，有营养价值的食物吃，有时啃几块骨头就满足了自己的需求。平时睡觉很少，一般情况下，晚上 23 点以后入睡，早晨 5 点以前即起，睡觉时也很惊觉，耳朵贴在地面上，一有动静就立即觉醒，而且善解人意，忠于主人。它的自然寿命能活 18 年，而猪最多活 12 年，大部分两年之内就被宰杀掉。

通过以上两种动物饮食的对比，我们不难看出，饮食结构对体质的影响程度，好的体质、聪明的大脑是吃出来的。

作者的经验是“减肥的肚子会唱歌”，减肥要有毅力、有目标、有信心、肯吃苦，敢拼搏才能减少多余的脂肪保持苗条健康的体魄！例如：早饭吃饱，吃好，大约吃七成饱，而到中午 12 点之前肚子就开始叫唤了——饥肠响如鼓，如果你的身体不胖，可以正常用午餐，若较胖、太胖，就以水果和蔬菜来充饥，减少糖、热量的摄入。到晚饭时又是咕噜响，不要急于吃，等 1 小时左右，18 点～19 点再吃，大约五成饱到 22 点～23 点睡觉时肚子又唱歌了，喝点水，吃点水果蔬菜，充饥即可。从七成饱，减到五成饱，常年坚持，身材才会苗条健康！管住自己的嘴，才会健康，坚持60岁前不得病，轻松活到100岁、120岁不是梦！

减肥要把握以下三项基本原则：

（1）要缓慢减、逐渐减，不能急减恶减，一般要用2~3个月到半年的时间把身体上多余肥肉减掉，还一个苗条健康的体魄。

（2）减热量不减营养。就是在减肥时，减少大米饭，白面制做的馒头包子、花卷，白糖，淀粉类制品，也称“三白食品”的摄入量，例如以前吃三碗白米饭，减到两碗、一碗，而蛋、肉、奶、水产品、海产品、水果、蔬菜的摄入量不减，以保持营养，健康饮食。

（3）减肥不能缺水，对饮料、茶水、粥羹汤，要搭配合理，保持水平衡，不口干，不舌燥，血气充盈，精力充沛，体态良好。管住你的嘴，减肥的肚子会唱歌，要科学合理，不能以损害身体为代价来减肥。

什么样的体重为标准体重？也就是说减肥减到多少为达标呢，根据国际通用的标准是成人身高减一米乘以2。例如：一位身高1.75cm的男人，减去一米的计算数据，75×2=150斤，这就是标准体重，多了就偏胖，低了就偏瘦，防止营养不良或低血糖，体重标准不能太低。以标准上下1~2公斤为好。

**5．慢性病与饮食**

美国哈佛大学营养食品系的专家利用了10年的时间，花费了2亿美元（国家拨款的科研课题），研究出人类慢性病的成因，患病时间和食物结构等原因，总结出了三条经验或者称为三大结论：

（1）不良生活习惯导致慢性病

慢性病是因为长期的不良的饮食生活习惯而造成的，潜伏期在10~20年，多则达30年。不良的饮食生活习惯会侵害人的肌体和内脏，从而逐渐损害身体，并在10年以后发病。

（2）三白食品致人肥胖

引起慢性病的主要原因不是大鱼大肉，也不是肥肉，而是“三白食品”（白面、白米、白糖），这些食品含糖量高、热量大，长期食用对人体会造成严重的危害。

（3）饮食新观念

提出新的饮食观念，低碳水化合物、低热量、低盐全面营养的饮食指导。

而在我们现实的生活中，慢性病比较突出的高血压、糖尿病、高血脂、冠心病都与食盐过量有关。据统计，北京人每天的食盐量在13.6克，东南沿海地区的居民每天的食盐量在15~16克之间，最高达18克。大量的食盐进入人体的循环系统后，食盐中的钠离子被人体过量吸收，会破坏人体细胞的钠/钾平衡，是造成心脏病、高血压和肾病等的重要原因。所以，世界卫生组织推荐正常的每天每人食盐摄入量是6克。

（4）味与舌

为什么人们的口味那么重呢？根据我们研究发现，许多人的舌尖味蕾部分被热水、热饭给烫坏了（有的是青年学生时期已经遭到破坏），而在舌尖最敏感的部分尝不到盐的咸味，而到了舌中或舌根部分，咸味就已经很重了，他们才能感觉到，因此越吃越咸。味精的鲜味也是要多了以后，才能感觉到。食盐加味精满足了部分人的口感，这些人多数是美食家，会吃会品味，所以他们对味觉要求很高，而在不经意之中摄入食盐和味精中（味精中也含12%多的钠离子）的过多钠离子却损害了自己的身体，留下了慢性病的隐患。

（5）鱼精新产品

而我们最近所推广的海鲜鱼精调味料（低盐调味品）就解决了口重与口感的矛盾。鱼精中鲜美的口味，进入口腔后直接达到舌中和舌根，满足了人们的味感和对鲜味的追求，起到了健康饮食的作用。鱼精是健康美味的调味品，是新一代营养型鲜味调味料。如果说要进行一次调味革命，就要推广使用营养型鲜味调味料，让更多的人享受健康饮食而带来的美味与健康。

什么是鱼精？鱼精有什么作用？为此，浙江省高新技术企业宁波超星海洋生物制品有限公司叶再府董事长做了如下的介绍：

海鲜鱼精调味料和海鲜鱼露是国内营养型鲜味调味料的领跑产品，是浙江省高新技术企业宁波超星海洋生物制品有限公司和华南理工大学等率先研制成功的。海鲜鱼精调味料和海鲜鱼露以中国六大渔港——宁波石浦港的产地新鲜海鲜为原料，经过去头、尾、内脏的清洗处理，再经过现代生物工程技术提取、多重介质过滤脱腥脱杂质和浓缩等工序精制而成。

倡导科学饮食方法，推广鱼精新产品，困难重重，最大的难点就是不认识其价值，嫌其价格高。实际计算一下使用的健康功效，您就不会感到贵了。健康无价幸福无价，生命无价。

健康饮食的另一大作用就是提高“免疫力”，提高身体素质，这才是我们的讨论主题和最终目的！

播下一个行动，收获一种习惯；

播下一种习惯，收获一种性格；

播下一种性格，收获一种命运；

播下一种命运，收获一种健康。

饮食养生，本书为读者以科学饮食、健康饮食的方法来防病、治病，增强体质，增加免疫力。我们所提供的饮食菜例技术，有病时可以起到食疗、食补作用，没病时可以健身防病、增强体质，起到养生保健的作用。愿我们的努力，能为读者撑起一片健康饮食的蓝天，祝愿我们的读者健康快乐每一天！

# 后　记

养生时代已到来，养生不是神话，从2009年到2010年5月份中国养生市场波澜壮阔，奇事奇人不断。从大乱达到大治，从不正规走向正规，需要实践的检验，法规的健全。中国的养生市场现在有三大特点：

一、市场很大。人们需要养生、追求养生，养生保健成为新时尚，是生活的新亮点。

二、养生专业知识还很缺乏。绿豆能清热、解毒，茄子能排除体内多余的脂肪，起到刮油减肥排毒的功效，这些都是基本的常识。在明朝出版的《本草纲目》中都已经讲得很明白，而我们许多读者对此一无所知，被忽悠，被蒙骗。

三、要使养生市场向正规发展就要立法。规范专业培训、技能考核、持证上岗，这是最起码的条件。从2010年下半年开始，作者分别参加了国家中医药管理局下属中国药膳研究会举办的中国药膳大师、中国药膳国家级评委，从11月4日至8日参加了社会保障部中国就业指导中心举办的养生管理师、讲师培训班。从而增加了专业知识，提高了写作本书的专业水平。

本书中原料介绍的第三编是冯宏来大师用五年时间研究写成的原稿。冯大师原是《人民铁道报》的高级记者并任经营部主任，他利用退休后的时间，查阅大量资料写成此书，很珍贵，很值得一读。原文的格律采用竹枝词的格律来书写。竹枝词原为巴渝（今四川东部）民歌。唐代诗人刘禹锡曾频编名篇，用以歌咏三峡风光和儿女恋情，广为盛行。此形式多为七言绝句，语言通俗，音调清醇，不求对仗，但讲有辙韵。尤其讲究以词叙事，寓教于乐，生动活泼，琅琅上口，易于传播，自唐季始，多有竹枝名篇传世。无独有偶，在法国巴黎有一位著名的作家名字叫Philippe Roman，他就是用诗歌的形式创作了许多歌颂美食，讲述美食生活的诗篇，并且于2011年3月2日在法国巴黎举行的世界美食图书大奖赛颁奖大会上朗颂表演受到广泛关注和好评。

我们在饮食与文化间探索，研究人类的第一需求——吃的学问！

希望此书的出版发行能为广大民众养生、保健、幸福生活增添光彩。丰富养生知识，以食疗食补为基础，健康全人类。

书中的不尽事宜或需要咨询的话题，我们免费提供服务。

咨询电话：010－63513132　13601369075

电子信箱：qishan5212@163. com　52532050@qq. com

同时更欢迎业内的朋友，多提宝贵意见，我们共同努力出好书，出精品，普及科学，造福人类。

张仁庆

2011年春节于北京

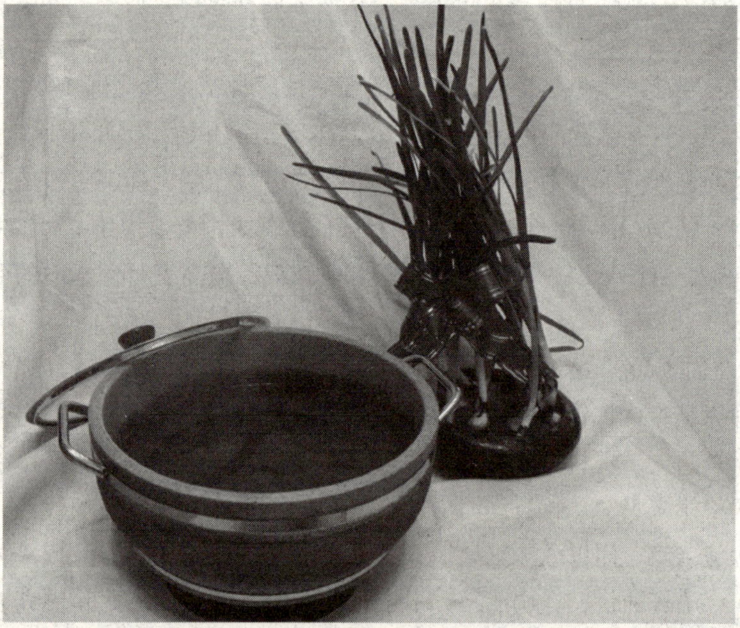

养生石锅使用天然火山石制作而成，含有丰富的钙、磷、钾、铁、镁等人体所需的微量元素，经过加水加热炖制后微量元素融解于水中，容易被人体所吸引，有助于骨骼、血液的生长发育。

# 附录　健康食品推荐

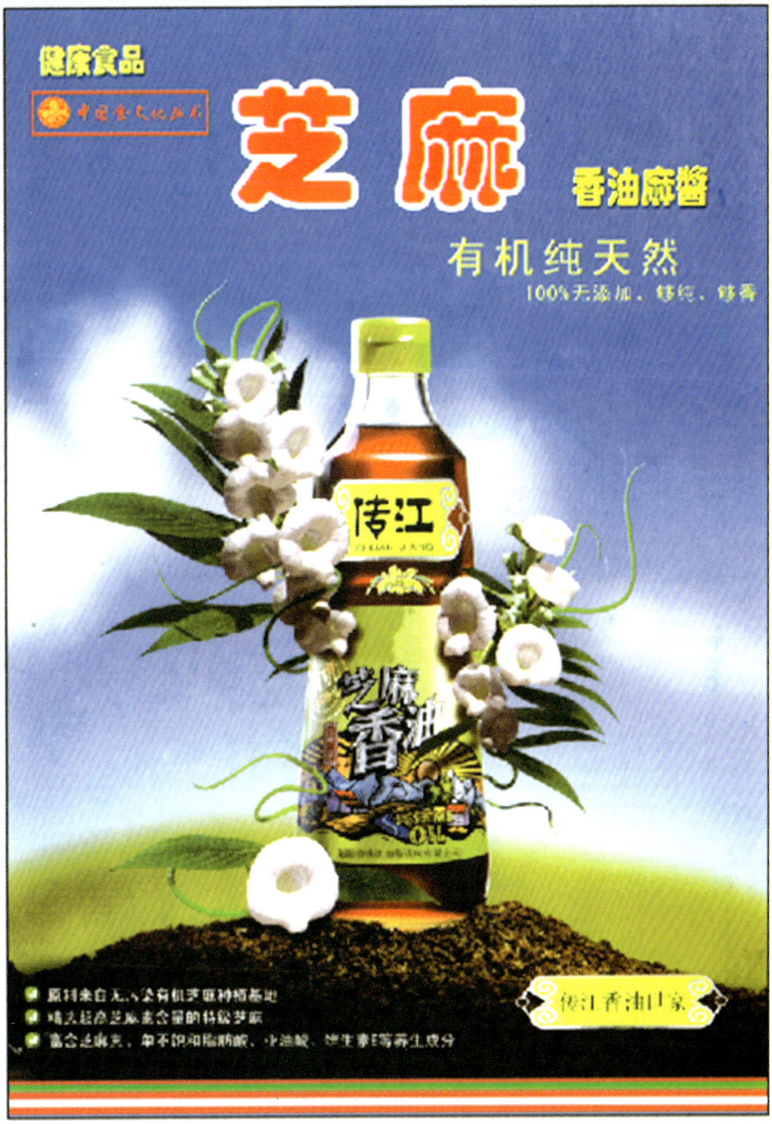

# 芝麻的营养及妙用

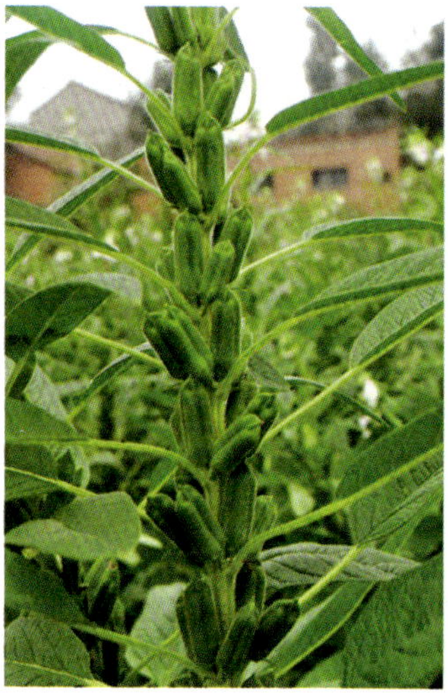

芝麻是我们常见的食物，它既是食物又是调味品而且还是营养价值很高的营养品。芝麻在《本草纲目》中排列第一。据《本草纲目》介绍，芝麻又称油麻，即胡麻、脂麻或世胜。油麻为五谷之一，居五谷之首。古时中原只有大麻，而芝麻又称胡麻，以与大麻相区分。油麻在胡地很多，两种，有黑、白、红三种颜色，它的茎杆都呈方形，秋季开白花，也有艳紫色花的。它每节都结角，长的有一寸多。角有四棱和六棱的仔房小米少；七棱八棱的仔房大且米子多，这都是由土质的肥瘠而决定的。油麻雌雄同种，生长迅速，长势茂盛。《本事》中有诗说：胡麻好种无人种，正是归时君不归。味甘，性平，无毒。主伤中虚亏，补五脏，益气力，长肌肉，增智力。长期服用，轻身不老，使人筋骨强壮，耳聪目明，耐饥渴，延年益寿。能治疗金疮痛，以及伤寒温疟呕吐后身体虚热羸弱。能润养五脏，滋补肺气，止心惊，利大小肠，耐寒暑，驱逐湿气、游风、头风，能催生，使胞衣尽快剥离，补产后体虚疲乏。将它研成细末涂抹在头发上，可以使头发生长。将油麻和白蜜蒸成糕饼，可治百病。用它来炒着吃，使人不生风病。中风病人长期食用，则会步履矫健，语言流利不謇涩。将它嚼烂涂抹在小孩的头疮上，有一定疗效。也可将它煎成汤用来洗浴恶疮和妇女的阴道炎。

白油麻即白芝麻。味甘，性大寒，无毒。可治虚劳病，通利肠胃，疏经络，通血脉，去除头皮屑，滋润肌肤。饭后吃一合生胡麻，终身坚持这样做，获益定然很大。将它给正在哺乳的母亲服用，可以使孩子永不生病。将它做成汁饮用，可治外来邪热。生嚼胡麻，用它敷治小孩头上的各种疮，都很有效果。道家常将白芝麻蒸食以辟谷。苏东坡在给程正辅信中说：凡患有痔疮的人，宜禁吃酒肉、盐酪、酱菜、味大的食物和粳米饭，只宜于吃淡面和九蒸的胡麻（即黑脂麻）和去皮的茯苓，再加入少许白糖，做成面吃。现在的人将脂麻捣烂除去渣滓，加在绿豆粉中作成豆腐吃。这种豆腐性平滑，对老人最有益。

大豆营养的不足部分，是完全可以用芝麻来加以补充的。如果将芝麻和大豆按 1 ∶ 1 的比例一起食用的话，氨基酸的组成是最为理想的。

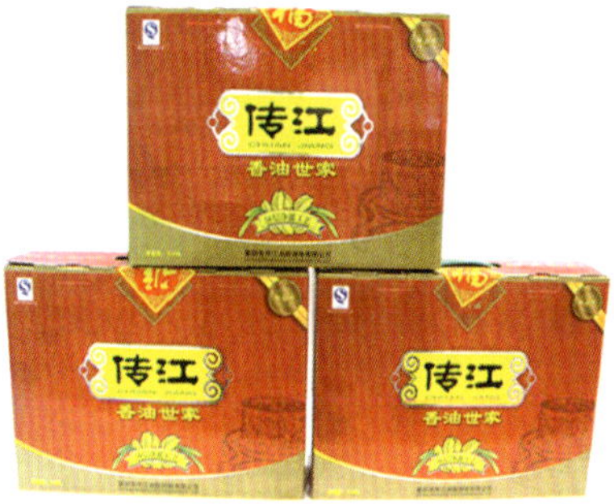

传江香油世家

芝麻中所含的亚油酸和油酸都属于不饱和脂肪酸，是一种能被血液有效吸收，能使细胞活化的“好”的脂肪。如果仅仅是不饱和脂肪酸，会很快酸化，并转化成为过酸化物质，对身体有害。芝麻中微量成分的维生素 E 却能成功防止酸化。芝麻中的维生素 E 中，98% 具有很强的抗酸化物质，而科学又在芝麻中发现了其他的抗酸化物质。

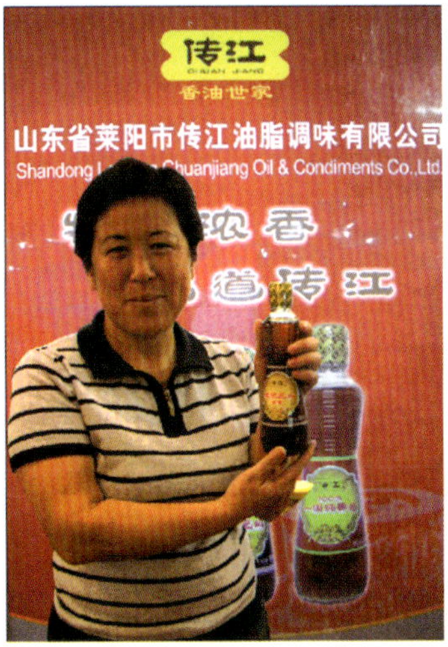


芝麻中含有微量的芝麻素、芝麻酚、芝麻醇配糖体。芝麻酚具有促进肝功能和酒精分解的作用。芝麻醇配糖体能分解肠内的细菌而转化为芝麻醇，芝麻醇具有极强的抗酸化能力。还有油酸具有抑制大肠癌、降低中性脂及胆固醇的作用。鱼油中含量较多的是 EPA 或 DHA 等和亚油酸不同类的脂肪酸，对于人体也很重要，因此，用芝麻油炸鱼用芝麻油拌鱼，更有助于人体均衡地摄取各类脂肪酸。

推荐品牌：传江牌香油芝麻酱系列产品。

推荐理由：①选用天然绿色，无污染的芝麻原料，科学压榨。②各种规格，重量包装，从200克到20公斤，适合家庭、宾馆、饭店食品加工厂使用。③礼品包装可用于超市、团购、馈赠友人和社会交流传递香美的爱心。

## 海参的营养与食补

张仁庆　文/摄影

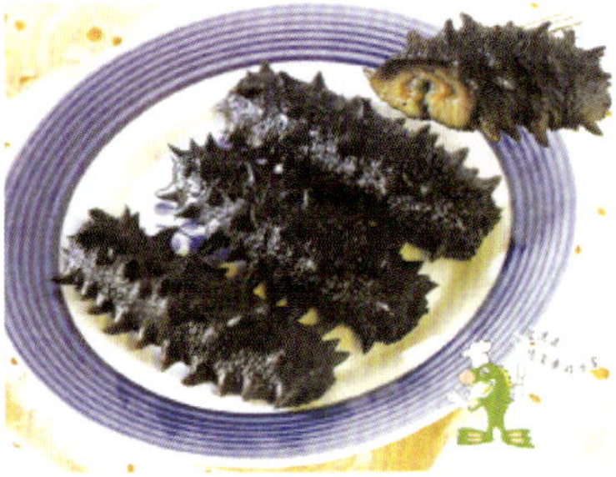

海参（Holothurians），又名沙哩、海鼠、刺参，以黄海、渤海出产的刺参为名贵上品。海参作为养生食品源远流长，据《本草纲目拾遗》记载：海参，味甘咸、补肾经、益精髓、利小便、壮阳疗痿，其性温补，足抵人参，故名曰海参。海参属于腔肠动物，市场上出售的是经过干制的海参成品，是一种较名贵的海味品。海参经常栖息于海底的岩石上面，体制柔软。它的背部肉较厚，腹部肉较薄。春冬两季为海参的盛产季节。海参多在海底潜行，在浅水中捕的较小，在较深处捕到的海参较大。干制品以干燥、形状完整、色泽光洁、盐味小、大小均匀的为好。

在营养方面，研究人员分析认为海参是高营养、高蛋白、低胆固醇的健康食品，其干燥体壁的有机成份中，蛋白质高达90%，脂质约占4%，多糖在6%左右。

在药理方面，近几年的研究发现海参具有抗肿瘤作用，具有提高机体免疫力、耐缺氧、抗疲劳的作用，还具有生血、养血、抗血栓、降血脂及治疗肝炎的作用。

随着人们生活水平的提高，日食海参一只已成为一种健康时尚有利于人类祛病强身益寿延年的健康秘诀。